当代名中医专科专病经方
薪传临证绝技丛书

名中医

男科经方薪传临证绝技

主编

洪志明 杨振 陈志成

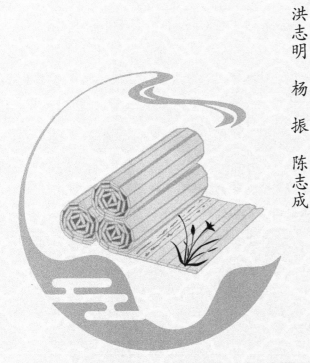

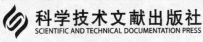
科学技术文献出版社
SCIENTIFIC AND TECHNICAL DOCUMENTATION PRESS

·北京·

图书在版编目（CIP）数据

名中医男科经方薪传临证绝技 / 洪志明，杨振，陈志成主编. —北京：科学技术文献出版社，2024.12

（当代名中医专科专病经方薪传临证绝技丛书）

ISBN 978-7-5235-0691-2

Ⅰ.①名… Ⅱ.①洪… ②杨… ③陈… Ⅲ.①中医男科学—中医临床—经验—中国—现代 Ⅳ.① R277.57

中国国家版本馆 CIP 数据核字（2023）第 163152 号

名中医男科经方薪传临证绝技

策划编辑:薛士滨 责任编辑:郭 蓉 樊梦玉 责任校对:张吲哚 责任出版:张志平

出 版 者	科学技术文献出版社	
地 址	北京市复兴路15号 邮编 100038	
编 务 部	(010) 58882938，58882087 (传真)	
发 行 部	(010) 58882868，58882870 (传真)	
邮 购 部	(010) 58882873	
官 方 网 址	www.stdp.com.cn	
发 行 者	科学技术文献出版社发行 全国各地新华书店经销	
印 刷 者	北京虎彩文化传播有限公司	
版 次	2024 年 12 月第 1 版 2024 年 12 月第 1 次印刷	
开 本	710×1000 1/16	
字 数	370千	
印 张	23 彩插2面	
书 号	ISBN 978-7-5235-0691-2	
定 价	68.00元	

《当代名中医专科专病经方薪传临证绝技》丛书
编 委 会

协编单位　中国中医药研究促进会仲景星火工程分会

中国中医药信息学会人才信息分会

中国针灸学会中医针灸技师工作委员会

世界中医药学会联合会中医疗养研究专业委员会

中国民间中医医药研究开发协会中医膏方养生分会

中关村炎黄中医药科技创新联盟

中华中医药中和医派杨建宇京畿豫医工作室

世界中医药协会国际中和医派研究总会

北京世中联中和国际医学研究院

《名中医男科经方薪传临证绝技》编委会

主　编

洪志明　深圳市中医院

杨　振　北京中医医院顺义医院

陈志成　香港大学专业进修学院

副主编

张　强　吉林省吉林中西医结合医院

卢宗林　北京中医药大学东直门医院洛阳医院（洛阳市中医院）

苏　军　四川大学华西第二医院成华妇女儿童医院（成都市成
　　　　华区妇幼保健院）

吴耿旭　深圳市龙岗中心医院

江龙凤　深圳市罗湖区中医院（上海中医药大学深圳医院）

董洪坦　北京丰台中西医结合医院

陶淑贞　克拉玛依市中西医结合医院

王芊沣　成都市诚康堂中医诊所

张　芳　河南省中医院（河南中医药大学第二附属医院）

编　委（按姓氏笔画排序）

王丽娟　北京中联国康医学研究院

王军琦　通渭县人民医院

王明凯　云南省临沧市临翔区聚医诊所

宋金久　营口市人民医院

张丽萍　郑州市管城中医院

陈军辉　德康易道医疗投资有限公司

杨嘉楠　吉林市中医院

郑黎明　新昌县天姥中医博物馆

董芳伶　营口市人民医院

雷贵仙　江西省井冈山市柏露乡上坊村卫生室

洪志明，副主任中医师，医学博士，硕士研究生导师，副教授。深圳市中医院男科负责人，后备学科带头人、男科教研室主任，中国中西医结合学会男科青年名医，广东省第二批名中医学术继承人。

2010年研究生毕业于广州中医药大学。现任中华中医药学会男科分会、生殖医学分会委员，广东省中西医结合学会男科专业委员会常务委员，广东省中医药学会男性学专业委员会、生殖医学专业委员会委员，深圳市中医男科医疗技术专业联盟常务副理事长，深圳市中医药学会整合生殖医学专业委

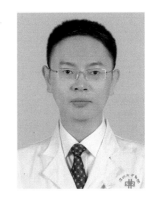

员会副主任委员、男科专业委员会委员兼秘书，深圳市医学会性医学专业委员会副主任委员、男科专业委员会常务委员，深圳市中西医结合学会男科专业委员会常务委员等。

对于中、西医诊治男性不育症（少弱精子症、畸形精子症、精索静脉曲张、精液液化不全等）、慢性前列腺炎、性功能障碍（阳痿、早泄等）、泌尿生殖系感染（支原体、衣原体、淋病、生殖器疱疹、尖锐湿疣、包皮龟头炎等）及男科杂病（血精、不射精、逆行射精）有独到的心得与体会。

发表"从五脏相关学说试论阳痿的辨治""前痛定方对Ⅲb型CP患者血浆中单胺类神经递质影响""加味聚精食疗方对DS动物模型精子质量及睾丸组织中CR16表达的影响"等学术论文17篇，其中SCI收录论文4篇；申报省级、市级课题10余项；主编、参编《前列腺疾病诊治专家谈》《男科病》等男科学专著5部；授权发明专利3项，实用新型专利13项，获中国中医药研究促进会科学技术进步奖三等奖、深圳市卫生健康委员会"2020年深圳市优秀医师"等荣誉。

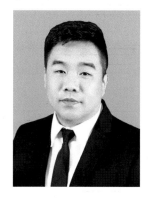

杨振, 北京中医医院顺义医院男科主治医师,李曰庆全国名老中医药专家传承工作室顺义分工作室秘书,北京中西医结合学会男科专业委员会青年委员,北京中医药学会男科专业委员会青年委员。

擅长运用中医治疗各种男科疾病,对男性勃起功能障碍、早泄、男性不育症、精索静脉曲张、前列腺增生、慢性前列腺炎、包皮龟头炎等疾病的治疗经验丰富。

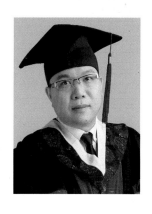

陈志成, 医学博士,香港注册中医师,香港大学专业进修学院中医课程导师、教授,元朗中医专科中心主任医师,南方医科大学香港校友会理事长,香港经络医学会总监,侨港中医师公会副理事长,侨港中医学院教授。

师承国医大师韦贵康教授、全国名中医罗颂平教授、香港岭南草药专家杨根锚老中医。长期从事脊柱相关疾病与生殖医学研究,主编、参编《不孕不育诊疗学》《岭南民间草药应用》《韦氏子午流注手法》《脊柱相关疾病学》等专著。临床擅长中医生殖疾病的针灸治疗,如男性不育等。

助推"经方热""经药热"
学术化、规范化、专科化！

《当代名中医专科专病经方薪传临证绝技》丛书终于要出版了！可喜可贺！

这是《医圣仲景文库》系列的成果！

也是我们中和医派中华国医专科专病经方大师研修班的成果！

更是中关村炎黄中医药科技创新联盟中医药国际"一带一路"经方行的成果！

又是中华中医药中和医派杨建宇京畿豫医工作室倡导推动的"经药理论体系"的成果！

也是每年10月21日"世界中医经方日"活动推动的抓手！

而关键所在，《当代名中医专科专病经方薪传临证绝技》丛书有助于推动"经方热""经药热"的学术化、规范化、专科化的发展！

不忘初心，砥砺前行！

重温中医药经典，找回中医药灵魂，再塑中医药伟大，成了中医药人的重要共识与努力导向。提升中医药经典研学力道，钻研中医药经方，以及共同推广普及经方临床应用，成了弘扬中医药经典理论，提高中医药临床服务能力的捷径，成了中医药临床疗效的保障。著名中医药经方大师——黄煌教授，宣讲经方应用，在全球范围内推广普及、规范推进经方的临床应用，助推全球中医"经方热"澎湃前行，是大家公认的挖掘经方宝藏的"兵工团长"。2014年我们中和医派第三代传人王丽娟，主持开展的中华国医专科专病经方大师研修班系列，在北京、南阳、郑州、成都、宁夏、深圳逐次展开，继推至海外。2017年，以黄煌教授为总指挥的中医药国际"一带一路"经方行活动，确定了每年10月21日作为"世界中医经方日"，将全球"经方热"推向新的辉煌！继而，在中和医派"经方""精方"基础上，倡导"道地药材""精准用药"，强调"动态辨证"，推出"经药"概念，创新"经药理论体系"，得到"当代神农""中药泰斗"祝之友教授的认可，并以国家中医药管理局全国名老中医药专家祝之友传承工作室的中医临床中药学学科传承的重要内容为导向，大力开展有关中医药"经药"的学术研讨和"经药理论体系"的创新构建，以神农本草经研修班和采药识药班为抓手，以纪念祝之友老教授从事中医药50周年活动为契机，在全国各地乃至港澳台地区、东南亚地区开展中医临床、中药学学术活动及"经药理论"研讨。

祝之友杨建宇经药传承研究室在印度尼西亚巴淡岛挂牌，确定每年农历四月二十六日为"世界中医经药日"。教材专著、专业论文持续出版发表，网络课堂、全球会议持续进行，助推中医"经药热"与"经方热"，相得益彰，携手共进，在中医药时代的大潮中，奔涌前进！

近来，仲景书院经方精英传人、中国中医科学院何庆勇教授，在全国各地开展何庆勇经方经药专题研修班、讲习班，这不但是祝之友教授和我在仲景书院反复宣讲"经药概念"和"经药理论体系"的成果之一，更是"北京－河南－南阳"仲景书院的重大学术成果之一，因为以后还会有更多像何庆勇教授这样的仲景学术精英、"经方""经药"传人，竭力开展"经方""经药"学术传承。再推中医药"经方热""经药热"新高潮，再续中医药"经方热""经药热"新辉煌！

"精研经典弘扬国粹，创新汉方惠泽苍生。"这是国医大师孙光荣教授的题词，也是《当代名中医专科专病经方薪传临证绝技》丛书所有的编者们数十年如一日在学习与临床实践中遵守的准则。熟读中医药经典，夯实中医药基础理论，传承《神农本草经》华夏先民原创治病用药经验精华，探解《黄帝内经》中医药道法自然、天人合一的奥旨，规范在《伤寒杂病论》指导下经方理法方药的临床诊病疗病用药体系，重塑中医药独特的临床辨证思维和优势显著的特色疗法的灵魂，重构中医药"经方""经药"理论体系在中医药理论和临床中的支撑与引领，回归中医药"经方""经药"的学术化发展，规范化推广及其专病专科化应用，促进中医药"经方热""经药热"回归主流中医医院的专病专科科室，成为中医药各专科最普遍的诊疗方式和首要选择，同时，提升中医药学术发展和规范化拓展与应用。而《当代名中医专科专病经方薪传临证绝技》丛书就是围绕各专科专病之优势病种，汇编总结临床卓有成就的各地著名中医专家、临床大家在临床中应用"经方""经药"理论的实践经验和妙招绝技，旨在给年轻中医药学者提供学习"经方""经药"的临床验案及理论精要，更重要的是通过各专病专科的"经方""经药"的汇总，促进临床中各专病专科医师明了各自常用的"经方""经药"，并从中汲取名老中医的临床经验，从而在整体上提升中医药服务大众健康的能力和水平，使中医药"经方热""经药热"走向学术化、规范化、专科化更有理论意义和现实意义，促进中医药事业大发展、大繁荣！

《当代名中医专科专病经方薪传临证绝技》丛书共计30册，是在名誉主编国医大师唐祖宣教授的具体指导下，在各分册主编带领编委会的努力下，历经3年，大家一边干好本职工作，一边积极抗击疫情，利用休息时间，编写稿子，十分辛苦，十分不易，在此给大家道一声"您辛苦啦！大家都是人民的健康卫士！大家都是优秀的抗疫英雄！促进中医药'经方热''经药热'学术化、规范化、专科化发展，大家都是功臣！历史一定会铭记，中医药人不会忘记"。另外，还要感谢科学技术文献出版社对这套书的大力支持和帮助，从选题策划论证，到书稿的编撰排版，无不映衬体现着出版社领导、编辑的辛苦劳动和付出！在此一并表示衷心的感谢和深深的感恩！

最后，仍用我恩师孙光荣国医大师的话来结尾：

美丽中国有中医！

中医万岁！

杨建宇

2022.10.21·世界中医经方日·明医中和斋

注：杨建宇　教授、执业中医师、研究员

光明中医杂志社主编

中国中医药现代远程教育杂志社主编

中国中医药研究促进会仲景医学研究分会副会长兼秘书长

中关村炎黄中医药科技创新联盟执行主席

中华中医药中和医派创始人·掌门人

中医药国际"一带一路"经方行总干事

目录

第三章 泌尿疾病 …………………………………………………… *163*

第一节 尿路感染 …………………………………………………… 163

第二节 尿失禁 ……………………………………………………… 167

第三节 膀胱炎 ……………………………………………………… 172

第四节 附睾炎 ……………………………………………………… 177

第五节 尿　血 ……………………………………………………… 180

第一章　男性不育

第一节　精液异常

孙自学辨治精液不液化经验

【名医简介】

孙自学教授系河南省中医院生殖男科主任、河南省首届名中医。孙自学教授治疗本病经验丰富，以辨证论治为基础，灵活用药，临床疗效显著。

【经典名方】

右归丸（源于《景岳全书》）

组成：熟地黄 250 g，山药（炒）120 g，山茱萸（微炒）90 g，枸杞子（微炒）120 g，鹿角胶（炒珠）120 g，菟丝子（制）120 g，杜仲（姜汤炒）120 g，当归（便溏勿用）90 g，肉桂 60 g（可渐加至 120 g），制附子 60 g（可渐加至 150 ~ 160 g）。

调护：上为细末，先将熟地黄蒸烂杵膏，加炼蜜为丸，如弹子大。亦可水煎服，用量按原方比例酌减。

【学术思想】

孙教授认为精液不液化属于本虚标实，主要与肾虚、湿热、痰浊、血瘀等有关，临证治疗本病采用辨证思维，在"滋肾阴、煦肾阳"的基础上兼以清利湿热、健脾化痰、活血通络等以扶正祛邪。

【诊断思路】

孙教授认为，精液属于阴津，精液的正常液化功能有赖于阳气的气化作用，而阳气的气化作用又依赖阴阳的相互协调。精液不液化多为虚实夹杂，在诊治本病时，首先要辨别虚实寒热，明确病变部位。根据其发病特点及病因病机，"精滞病"虚者多为肾虚，实者多以湿热、痰浊、血瘀等为主。因此，本病的中医治疗关键在于平衡肾之阴阳、扶正祛邪，肾虚当以扶正，包括温肾阳、滋肾阴，邪实当以祛邪，根据证型可选用祛痰化浊、清利湿热和活血化瘀等方法。

【治疗方法】

1. 肾虚与精液不液化

孙教授认为从肾论治精液不液化，应以平衡阴阳为本。肾阳虚者，应以温肾壮阳为主，常用右归丸随证加减，药用菟丝子、鹿角胶、枸杞子、杜仲、淫羊藿、仙茅、熟地黄、制首乌等以温肾散寒，以助气化。肾阴亏虚者，则以滋阴降火为法，多用知柏地黄丸加减以滋阴清热，清滋并行，肾阴充足，则相火自熄，精液得以液化。方药配伍为生地黄、熟地黄各 20 g，生山药、山萸肉、女贞子、墨旱莲各 15 g，知母、黄柏各 6 g，牡丹皮 12 g，川牛膝 20 g，乌梅 12 g。若精子活力低，可去知母、黄柏，加玄参、麦冬。除此之外，孙自学教授强调，善补阴阳者，必阴中求阳、阳中求阴，因此，补阴时可酌情加入一些助阳药物，补阳时可适量加入一些滋阴药物。用药时也切记不要过于寒凉或燥热，以免影响阴阳的动态平衡。

2. 湿热与精液不液化

对于湿热下注型精液不液化患者，孙教授临床上多选用萆薢分清饮加减以清利湿热。方药组成为萆薢、益智仁、石菖蒲、栀子、黄芩、龙胆草、车前子、薏苡仁、败酱草、金银花等。湿偏重者，可加白术、苍术、茯苓以健脾化湿；热偏重者，可加黄柏、知母以清热泻火；湿热夹瘀者可加赤芍、牡丹皮凉血散瘀。王琦教授也认为，精液不液化多为湿热蕴结下焦所致，主张以萆薢分清饮加减：萆薢、白蔻仁各 15 g，黄柏、知母各 12 g，生薏苡仁、车前子（布包）、败酱草各 20 g，土茯苓、虎杖、赤芍、菟丝子各 15 g，淫羊藿 10 g。并嘱患者禁食辛辣刺激性食物，临床疗效显著。

3. 痰邪与精液不液化

精液不液化之胶着难化的状态符合中医学"痰"的特性，不液化的状态也是"痰邪"最明显的直观感受，临床治疗痰邪引起的精液不液化时，可辨证以化痰散结药进行治疗，如贝母、半夏、陈皮、白芥子、夏枯草等，常以二陈汤随证加减。基于"脾为生痰之源"理论，孙教授认为，脾位于中焦，主运化，若脾运化功能失调，则蕴湿生痰。在液化过程中，脾土功能的强弱是影响精液液化状态的重要因素。因此，针对痰湿型精液不液化治疗时，在祛痰化湿以治标的基础上，应注重脾的功能，加入炒白术、炒山药、苍术、焦建曲等以健脾，做到治病求其本。若患者长期处于生活、工作压力中，情志不遂，郁郁寡欢，可辅以疏肝理气化痰，酌加柴胡、香附、薄荷等，常获得满意疗效。

4. 血瘀与精液不液化

对于血瘀型精液不液化患者，以活血化瘀通络为基本治法，孙教授临床常选用川芎、当归、桃仁、红花、牡丹皮、赤芍、丹参、水蛭、三棱、莪术等药物活血化瘀通络，方选桃红四物汤加减，以改善精室循环和精子的生成环境。其中，水蛭功善破血逐瘀，不仅能阻滞血凝，同时善破冲任之瘀，能有效地液化精液，现代研究也表明，水蛭能有效降低精液 pH，升高前列腺特异性抗原（prostate specific antigen，PSA）含量，缓解前列腺炎，同时通过阻止凝血酶分泌，能有效改善精液的液化功能。对于病情反复，久病出现痰瘀互结者，应化痰除湿、活血通络，方药为当归 12 g，桃仁 10 g，红花 12 g，陈皮 10 g，茯苓 15 g，白芥子 6 g，皂角刺 12 g，路路通 15 g，丹参 30 g，生薏苡仁 20 g，临床疗效确切。

【治疗绝技】

孙教授认为，治疗精液不液化，应辨证与辨病相结合。现代研究表明，精液不液化与前列腺炎关系密切，有文献报道，在精液不液化患者中，生殖道感染因素占一半以上，其中又有 43.2% 是前列腺炎。炎症的表现多属于中医的下焦湿热或热毒，在辨证治疗精液不液化的同时，可针对慢性前列腺炎使用一些药物或疗法，也可根据情况运用治疗前列腺炎的栓剂纳肛，可提高临床疗效。孙教授在治疗精液不液化时，也常运用一些溶酶之物，如鸡内金、山楂、麦芽、神曲等，这些药物能调节全身酶的活性，促进酶的分解，有利于精液的液化。其中，麦芽行气消食、健脾开胃，现代研究表明麦芽含有麦角胺、维生素 B_6、生物碱、α-溴隐亭移行成分而抑制催乳素的分泌，因此，对于精液不液化伴高催乳素血症的男性不育患者，可加入麦芽治疗。

【验案赏析】

患者，男，25 岁，2018 年 5 月 11 日初诊。主诉：结婚 2 年未避孕未育。女方相关检查正常。患者来诊时诉时有腰酸乏力，小腹坠胀不适，久坐后加重，勃起硬度差，纳差，寐可，二便调。舌质暗，有瘀斑，苔薄白，脉沉涩。精液分析结果为"量 3.6 mL，pH：7.3，不液化，精子前向运动（PR）：26.12%，精子总活力（PR+NP）：34.93%，密度：33.62×10^6/mL，白细胞：0.5×10^6/mL"。体格检查：睾丸、附睾、输精管、精索静脉均未见明显异常。西医诊断：男性不育；精液不液化；弱精子症。中医诊断：无子病。辨证为肾虚瘀阻证。治法：补肾生精，活血通络。选方：右归丸加减。处方：菟丝子 20 g，枸杞子 15 g，黄芪 30 g，熟地黄 15 g，淫羊藿 15 g，丹参 30 g，赤芍 15 g，车前子 15 g，山楂 15 g，鸡内金 12 g，焦建曲 15 g，陈皮 12 g，烫水蛭 6 g。10 剂，水煎服，每日 1 剂，早晚分服。

2018 年 5 月 21 日二诊：腰酸乏力、小腹坠胀均有所减轻，勃起功能较前改善，舌质淡，有瘀点，苔薄黄，脉沉。上方加炒白术 15 g，红景天 15 g 以补气健脾，嘱患者下次来诊复查精液分析。

2018 年 6 月 1 日三诊：各症状均较前明显缓解，勃起功能明显改善，食欲明显增加，舌质淡，苔薄黄，脉沉。复查精液分析结果为"完全液化，PR：35.17%，PR+NP：46.72%"。效不更方，上方继续巩固治疗。

【按语】

本例患者考虑为肾精亏虚、瘀血阻络，故治疗时以补肾生精、活血通络为法。方中菟丝子、枸杞子、熟地黄补肾填精；淫羊藿温肾助阳，阴中求阳，阳中求阴，使阴阳互生；赤芍、丹参、烫水蛭活血化瘀通络；黄芪补气；陈皮化痰；车前子清热渗湿，以防温补太过燥热；同时选用鸡内金、山楂、焦建曲以助液化。各药合用，以达改善液化时间、提高精子活力之效。

【参考文献】

［1］何鑫，孙自学，张云山，等.孙自学辨治精液不液化经验［J］.中医药通报，2019，18（4）：15-17，27.

谭新华教授治疗精液不液化临证经验

【名医简介】

谭新华为湖南中医药大学第一附属医院中医外科学教授，主任医师，博士研究生导师，第一、第三批全国老中医药专家学术经验继承工作指导老师，湖南省名中医，享受国务院政府特殊津贴。从事中医外科教学、临床、科研60余年，擅长外科疑难杂病的诊治，尤其对男科疾病有着丰富的治疗经验，疗效显著。

【经典名方】

1. 金铃子散（源于《素问病机气宜保命集》）

组成：金铃子、延胡索各30 g。

调护：上药为细末，每服9 g，酒调下。

2. 丹栀逍遥散（源于《内科摘要》）

组成：柴胡10 g，当归12 g，白芍30 g，白术12 g，茯苓15 g，甘草6 g，牡丹皮12 g，焦栀子10 g。加薄荷、生姜，水煎服。

【学术思想】

谭教授认为，精液不液化的基本病机包括阴阳失衡、气化失司，肾气亏虚、邪气停滞，情志失宜、肝郁精凝；在治疗上病证结合，并将精液不液化分为阴虚火旺、肾阳不足、痰瘀阻滞、肝郁气滞四型；用药精巧，酌加健脾助运、活血祛瘀之品。

【诊断思路】

1. 阴阳失衡，气化失司

谭教授认为精液不液化乃阴阳失调所致，所谓"阳化气、阴成形"，阳主动而散，可促进万物的气化；阴主静而凝，可促进万物的成形，阴阳平衡使得精液能正常孕育胚胎，正如《医贯》云："无阳则阴无以生，无阴则阳无以化。"精液为肾所属，故与肾的气化功能密切相关。凡阳不足，肾之阴阳失调，或湿热之邪，或痰瘀阻滞，或阴虚火旺，或肝郁气滞，阻遏气机，均可导致气化失常，因而出现精液不液化。

2. 肾气亏虚，邪气停滞

肾为先天之本，主生殖。《素问·上古天真论》载：男子"二八肾气盛，天癸至，精气溢泻，阴阳和，故能有子"，表明男子肾气充足、阴阳调和是正常生育的首要条件。谭教授认为精液的液化有赖于肾阳的温煦激发和肾阴的凉润调控。肾气是津液运行的动力，若肾气亏虚则不能推动津液的运行，津液的停滞导致湿邪为聚，湿性趋下停聚精室，湿郁化热，则成湿热，湿热之邪伤津耗液从而导致精液不液化。肾中阳气亏虚，不能温煦精液，精液寒则凝固不化。

3. 情志失宜，肝郁精凝

人的精神情志与肝密切相关，肝藏血，肾藏精，精血互化；肝主疏泄，肾主封藏，肝肾同源，二者相辅相成，共同维持人体生殖系统的正常功能。只有肝气疏泄功能正常，气机条畅，人体气血才能平和。《丹溪心法》云："郁者，结聚而不得发越也，当升者不得升，当降者不得降，当变化者不得变化也，传化失常。"谭教授认为随着现代社会压力的增大，焦虑、抑郁等情志失宜，精神郁闷，肝失疏泄，致肝郁气结，肝失条达，气血失调，肝血不能充养肾精，气机郁结，致精液凝固不化。

【治疗方法】

1. 阴虚火旺型

证候：精液黏稠不液化，五心烦热，口干咽燥，耳鸣眩晕，失眠多梦，腰膝酸软，性欲旺盛但易早泄，甚者阳强不痿；舌红少苔或剥，脉细数。本证型亦可合并有前列腺炎、支原体感染。

治法：滋阴降火，养阴助化。

方药：知柏地黄汤加减。方中盐黄柏泻相火，坚真阴；盐知母上清肺热，下滋肾阴；熟地黄、山茱萸滋补肾阴；牡丹皮、泽泻清虚热、泻肾火，又防滋腻太过。浮火旺者可加玄参泄浮游之肾火；阴虚甚者加女贞子、墨旱莲、枸杞子滋阴填精。

2. 肾阳不足型

证候：精液黏稠不液化，畏寒肢冷，腰膝酸软，头晕耳鸣，小便清长，阳痿或性欲低下；舌淡苔白，脉沉迟或沉细无力。

治法：补肾填精，温阳助化。

方药：右归丸加减。方中附子、肉桂、杜仲温补肾阳，益火之源；菟丝子补肝肾；当归活血补血；熟地黄、山茱萸、山药、枸杞子补肾精，以养阴血，取"善补阳者，必于阴中求阳，则阳得阴助而生化无穷"之意。若肾阳虚损较甚则加淫羊藿、仙茅温肾阳；若头晕乏力、少气懒言加黄芪、龟板胶益气填精。

3. 痰瘀阻滞型

证候：精液黏稠不液化，会阴、少腹部隐痛，胸脘痞闷，头身困重、神疲乏力，排尿不畅、滴沥不尽，射精不畅；舌质淡紫、边有瘀斑，苔腻，脉细滑或细弦。本证型多见于合并有精索静脉曲张、前列腺增生患者。

治法：燥湿化瘀，通经助化。

方药：二陈汤合失笑散加减。方中半夏、陈皮燥湿化痰；茯苓健脾渗湿；蒲黄、五灵脂活血祛瘀、散结止痛。瘀血明显者加丹参、当归、川芎活血化瘀；痰浊甚者加用石菖蒲、僵蚕祛痰通络。

4. 肝郁气滞型

证候：精液黏稠不液化，情志不遂，精神郁闷，善太息，胸胁、少腹胀满疼痛，走窜不定，睾丸胀痛，阴茎痿软不举，或坚而不久；舌红苔黄，脉弦数。

治法：疏肝解郁，调气助化。

方药：金铃子散合丹栀逍遥散加减。方中金铃子、延胡索清肝泄热；牡丹皮、栀子清肝中郁火；柴胡、薄荷疏肝解郁；当归、白芍养血敛阴柔肝；茯苓、白术健脾利湿。若见睾丸冷痛属寒滞肝脉，症见睾丸紧缩冷痛，脉紧，舌淡紫，治宜暖肝温肾、行气止痛，方选暖肝煎加减。另谭教授擅长加用白蒺藜疏肝兴阳，白蒺藜入肝肾经，补益肝肾、疏利气血之功与诸药配伍能直达病所，更显疏肝益肾之功。

【治疗绝技】

精液不液化从西医学的角度来讲，主要是因为促使精液液化的酶类的缺乏，如蛋白水解酶、纤维蛋白酶、类糜蛋白酶等酶类，这些酶类主要来自前列腺。而在临床中慢性前列腺炎可以导致精液不液化，但并不是慢性前列腺炎患者都有精液不液化，说明这些酶类的缺乏，不一定都是炎症因子所致。谭教授认为精液不液化与痰、瘀、湿、虚均有密切联系，根据"脾为生痰之源""脾主运化""久病多虚多瘀"理论指导精巧用药，在治疗上多采用健脾助运、活血祛瘀之品，如麦芽、鸡内金、神曲、山楂、水蛭、地龙。现代研究表明鸡内金、麦芽、神曲、山楂等助脾胃化生之品，可以调节全身酶的活性，促进酶的分解作用，有利于精液的液化；因此谭教授也将麦芽、鸡内金、神曲、山楂称之为"酶类"药物。

【验案赏析】

伍某，男，32 岁，2017 年 5 月 25 日初诊。情志抑郁，胸胁胀痛，喜太息，神疲乏力，不易勃起，性欲较低，舌红，苔薄白，脉沉弱。查精液常规：量 2 mL，120 分钟不液化，A 级精子 21%，B 级精子 29%，精子存活率为 55%。辨病为精液不液化，证属肝郁气滞，治以疏肝解郁、理气助化。方用：金铃子散合丹栀逍遥散加减。处方：柴胡 10 g，香附 10 g，郁金 10 g，橘叶 6 g，桑白皮 10 g，菟丝子 10 g，枸杞子 15 g，山楂 10 g，沙苑子 15 g，丹参 10 g，白蒺藜 10 g，僵蚕 20 g，淫羊藿 20 g，黄芪 15 g，当归 10 g，神曲 10 g。15 剂，水煎服，日 1 剂，早晚分服。

2017 年 6 月 15 日二诊：自述勃起功能稍有改善，神疲乏力感减轻，腰部酸痛，舌红，苔薄白，脉沉。复查精液常规：量 2 mL，30 分钟完全液化，A 级精子 27%，B 级精子 36%，精子存活率为 67%。治以补肾壮阳，填精益气。处方：熟地黄 15 g，山茱萸 10 g，山药 20 g，菟丝子 15 g，枸杞子 15 g，沙苑子 15 g，淫羊藿 30 g，独活 10 g，牛膝 10 g，续断 15 g，当归 10 g，巴戟天 20 g，红景天 10 g，金银花 15 g，15 剂。

【按语】

本例患者初诊时情志抑郁、喜太息，表现为明显的肝郁症状，肝主疏泄、主藏血，精液的液化也有赖于气的调控、脾的运化作用，治以疏肝解郁，另加山楂、丹参、神曲等健脾活血通瘀之品，促进精液液化。复诊时复查精液液化时间正常，本病的根本在于肾虚，治病必求于本，故治以补肾壮阳、益气填精巩固疗效。从本案可知，肝郁气滞导致的精液不液化初期宜疏肝解郁为主，后期以补肾填精为要。治疗时应察明病机、补泻兼施、标本兼治、综合调理，方能取得满意的疗效。

【参考文献】

［1］李波男，何清湖，周青，等.谭新华教授治疗精液不液化临证经验［J］.湖南中医药大学学报，2018，38（10）：1143-1145.

王权胜应用续断种子方治疗少弱精子症经验

【名医简介】

王权胜教授，博士研究生导师，经过长期的临床和实验研究，基于岳甫嘉《妙一斋医学正印种子编》之"盖精神气血，皆脾土之所化生"，提出以"种子土壤学说"论治男性不育。

【经典名方】

续断种子方（源于《妙一斋医学正印种子编》）

组成：菟丝子15 g，女贞子10 g，枸杞子10 g，杜仲15 g，续断15 g，骨碎补15 g，牛膝15 g，党参15 g，白术10 g，山药15 g，红藤15 g。

【学术思想】

王教授认为"乏先后天之精，失阴阳之平衡"为本病主要病因病机，治以"得种子生息之元"的续断种子方，串联"种子"与"土壤"的中介联系，立足中医整体观，将调和人体五脏阴阳的统一与人和自然的统一相结合。

【诊断思路】

人与自然的统一表现在人体内存在与自然同理的阴阳环境。天地阴阳的交感变化产生了万物，人体阴阳的升降运动也保证了机体生命的运转与变化。阳本位在上，阴本位在下，若均守本位则无生机，而阴阳本身互根互用，只有阴向上交于阳，阳向下交于阴，阴阳交感才能生生不息，同理也适用于人身的阴阳变化，反之则出现阳在上、阴在下的不交和状态。《灵枢·刺节真邪》曰："上热下寒，视其虚脉而陷之于经络者取之，气下乃止。此所谓引而下之者也。"治疗此病的根本不在于清上热、补下虚，而是平衡阴阳、引火归元。王教授基于以上理论，认为少弱精子症的病因病机不仅在于物质基础——先后天之精匮乏，还有动力基础——阴阳失衡。

【治疗方法】

王教授认为，脾为中宫之土，而土为万物之母。脾与人体的关系就如土与万物的关系。万物生发离不开土壤滋育，人类胚胎的发育亦不能缺少脾土的充养。《景岳全书·论脾胃》曰："人之始生本乎精血之源，人之既生，由乎水谷之养，非精血无以立形体之基，非水谷无以成形体之壮。"决定生精细胞发育的关键不仅是先天精血之基，也赖后天水谷之充，两者缺一不可。一方面，"种子"为原生植物的直接产物，属"先天"，"土壤"为种子生根发芽及繁育的环境，属"后天"。维持"微环境"的稳态与完整性，即填补先后天之精的匮乏。续断种子方之"补"，其意在于补先后天之精也。另一方面，"种子"与"土壤"的关系又如药物的定向作用，选择性补给能使药物在固定部位发挥作用，上热下寒的病理状态单用补火助阳之药难以直达病所，且恐耗伤阴液而助上热症状，唯有将"种子"（补阳药）引至合适的"土壤"（下焦元阳）才能促进种子发芽。这就是"引"药的要义。

"续断种子方"源于明代岳甫嘉《妙一斋医学正印种子编》，岳氏称本方为补肾健脾、益气种子兼方。精神气血，皆由脾土所化生，且此方得种子生息之元，生精最速，阳事易举。服用本方，应当适当节欲，存养精气，则有利于生育，即所谓"若能节欲，生子更易。真方之王道而神奇者"。续断种子方：方中续断、党参为君药，重取健脾益肾，兼顾先后天之本，以滋先后天之精。白术、山药，归脾经，取其"培土"之意，配合菟丝子、枸杞子、女贞子，三子并用，符合方名"种子"之说。其意有二，一为本方运用植物种子及果实；二为"土"与"子"相结合，则可生生不息，符合"种子"的动态过程。五药共为臣药，助君药补脾益肾生精之效。牛膝、红藤善行，杜仲、骨碎补善补，四药共为佐药，助君臣益肾生精，引药下行。益气与活血并行，可使药物功效直达病所。诸药合用，共奏生精种子、调和阴阳之功效。续断及益气活血类中药可增加睾丸对药物的吸收，增加睾丸局部血液供应，促进代谢产物排出，对睾丸、附睾组织起抗氧化保护作用，从而抑制生精细胞的凋亡。前期研究表明，续断种子方能通过调控抗氧化酶活性、提高生精细胞氧化损伤的修复能力、抑制细胞凋亡、恢复支持细胞旁分泌功能等途径，改善睾丸生精微环境，从而促进精子发生发育。

古往今来用肉桂治疗元阳虚衰的药方多不胜数，如《景岳全书》中右归丸以肉桂配附子，温壮元阳，治疗命门火衰型不育。《太平惠民和剂局方》中苏子降气汤，以紫苏子之降、肉桂之纳、紫苏叶之宣，降上逆之气，温下元之虚，以治疗上实下虚之喘证，总的病因病机皆是元阳不足。王权胜教授认为"下虚"病机的根本原因为元阳火衰，单纯用补火助阳的药物不能直达病所，且恐耗伤阴液而不能尽其效，因此需要肉桂、紫苏梗之"引"，将"种子"带入"土壤"，以发挥"点火"作用。

【治疗绝技】

王教授基于少弱精子症的相关病因病机，提出治疗少弱精子症不育的重要治则，即用"补"来顾护脾肾、益先后天之精，用"引"来引火归元、平衡阴阳，故选续断种子方加肉桂、紫苏叶（或紫苏梗）。

【验案赏析】

患者，男，37岁，长居广西防城港，2020年12月10日就诊。主诉：婚后未避孕2年3个月未育。患者诉平素精神欠佳，心情烦躁，易发脾气，腰酸腰胀明显，汗出多，口干口苦，勃起硬度差，勃起硬度级数：2～3级，性生活时间稍短，射精潜伏时间：3～5分钟，性欲减退，畏寒肢冷以下体为甚，乏力劳动后甚，食少纳呆，夜间睡眠差，夜尿1次，大便溏烂，1日2～3行。舌淡，苔白，脉沉细无力，余无特殊不适。既往有"慢性咽炎"病史5年。抽烟10余年，2日1包，喜食生冷冰冻食物。性生活时间不规律，末次同房时间：2020年12月5日。适龄结婚，妻子检查未见异常。专科检查：生殖器发育正常，无包皮过长，阴毛分布均匀；双侧睾丸体积约13 mL，软硬适中，有弹性；双侧附睾质地软硬适中，未触及结节肿块，无触痛；阴囊皮肤无皮疹、潮湿，阴囊内未触及迂曲增粗的精索静脉。精液分析结果示精液体积：3.8 mL，精子浓度：7.9×10^6/mL，PR：10.5%，非前向运动精子（NP）：19%，PR+NP：29.5%；性激素五项显示睾酮：0.83 ng/mL，其余四项正常；尿常规、肾功能、甲状腺功能、泌尿生殖系统彩超检查均未见异常；人型支原体、解脲支原体、沙眼衣原体、淋病奈瑟球菌均阴性。西医诊断：少弱精子症。中医诊断：不育；辨证：脾肾两虚证。治法：健脾补肾，生精种子，调和阴阳。拟方续断种子方加减（免煎中药颗粒），处方：菟丝子 15 g，女贞子 10 g，枸杞子 10 g，杜仲 15 g，续断 15 g，骨碎补 15 g，牛膝 15 g，党参 15 g，白术 10 g，山药 15 g，红藤 15 g，紫苏梗 6 g，肉桂 2 g。14 剂，开水冲服，2 次/日。嘱患者禁食生冷冰冻食物，适度运动，规律性生活，放松心态。

2020 年 12 月 24 日二诊：患者诉服药后精神状态改善，勃起硬度较前提高，勃起硬度级数：3 级，性欲尚可，食欲稍好转，仍食少，偶便溏，夜间畏寒肢冷甚，舌淡红，苔白，脉沉细，较前有力。余症状同前。复查精液分析结果显示精液体积：4.3 mL，精子浓度：19.7×10^6/mL，PR：27.5%，PR+NP：38.9%。精液分析结果较前好转，精子浓度已达正常值，而 PR 及 PR+NP 仍在正常值以下。予原方改肉桂用量至 6 g，余药不变。14 剂，开水冲服，2 次/日。嘱患者继续保持健康饮食，忌熬夜，规律性生活。

2021 年 1 月 12 日三诊：患者诉性欲明显提升，精神可，腰酸腰胀、汗出、口干、畏寒肢冷等症状较前明显缓解，勃起硬度级数可维持 4 级，射精潜伏时间：8～15 分钟，纳寐尚可，二便调。舌淡红，苔薄白，脉细稍沉。复查精液分析结果显示精液体积：5.8 mL，精子浓度：81.7×10^6/mL，PR：34.3%，PR+NP：50.6%。睾酮：3.97 ng/mL。继予原方 14 剂，开水冲服，2 次/日。嘱患者保持规律性生活，妻子排卵期可适当增加次数，放松心态，注意饮食，加强营养。

2021 年 2 月 25 日电话回访，患者诉妻子已怀孕，遂无复诊。

【按语】

患者主诉婚后未避孕 2 年 3 个月未育，女方检查未见明显异常，诊断为男性不育，结合精液分析结果，西医诊断为少弱精子症。患者性生活时间不规律，平素精神欠佳，腰酸腰胀，汗出多，勃起硬度差，性生活时间稍短，性欲减退，夜尿，一派虚象，脏腑定位主要责之于肾。且患者喜食生冷，自觉乏力，劳动后甚，食少纳呆，便溏，辨证为脾肾两虚证。患者不仅表现出畏寒肢冷以下体为甚、勃起硬度差、夜尿、便溏等"下虚"症状，且出现性情急躁、汗出多、口干口苦等"上炎之火"的表现，此乃寒热易位、阴阳不交和所致的离绝状态，治以益气生精、调和阴阳，方选续断种子方。方中续断、杜仲、菟丝子、骨碎补合用以益肾生精，补先天之不足。党参、山药、白术合用以补益中焦脾胃，补土顾后天之不足，以后天滋先天，则先后天之精可及时充盈，弥补了物质基础的匮乏。牛膝引药下行，加之红藤活血通络，善行之力可通气机、畅精道，引药物直达病所。配伍肉桂、紫苏梗之"引"，一能将上浮的阳气归于下焦，引火归元，调和阴阳；二能温壮元阳，治疗命门火衰的病理状态，从而解决了动力基础的不足。再配伍女贞子、枸杞子补肝肾而偏滋阴，可避免肉桂、紫苏梗味辛耗阴。诸药同用，则生精最速，阴阳调和也。

【参考文献】

[1] 郑翼驰，赵权，王权胜，等.王权胜应用续断种子方治疗少弱精子症经验[J].中医药导报，2022，28（4）：143-145，151.

苏军中医辨证治疗弱精子症

【名医简介】

苏军医师为世界中医药学会联合会男科分会常务理事、中华中医药学会男科学会委员、四川省男科学会青年常委。发表论文10余篇，其中核心期刊论文2篇，发表男科学术学术专著2部。毕业于成都中医药大学，从事临床10余年，师从全国名老中医现任国际中医男科学会副主席、著名男科学专家王久源教授，系四川省第五批名医学术继承人。虔心研究继承学术思想，以中医整体观为核心，临床灵活运用西医诊断，中医辨证施治，擅长治疗免疫性不育、弱精子症、前列腺炎、早泄、勃起功能障碍、精囊炎、性病等常见男科疾病。

【经典名方】

五子衍宗丸（源于《摄生众妙方》）

配方最早可追溯到唐代《悬解录》中记载的"守仙五子丸"，后正式记载于明代张时彻的《摄生众妙方》。

组成：枸杞子20 g，菟丝子20 g，覆盆子15 g，五味子15 g，车前子20 g。湿胜者重草解；热甚者重用黄柏15 g，路路通、穿山甲各10 g疏通经络；少腹胀痛明显者，加川楝子15 g，延胡索15 g，台乌药15 g，赤芍20 g；

会阴或茎中刺痛者，加炙乳香 10 g，炙没药 10 g，失笑散水煎服，每 2 日 1 剂。1 个月为 1 个疗程。

【学术思想】

苏军医师认为弱精子症中医治疗的学术思想是一个庞大而复杂的体系深邃且广泛的领域，它融合了中医基础理论、辨证施治、药物配伍及临床实践经验及现代医学的研究成果。中医治疗弱精子症遵循"辨证施治"的原则，即根据患者的具体病情和体质特点，分析病因病机，制定相应的治疗方案。总体而言，治疗原则可概括为"补肾填精、疏肝解郁、健脾养血、清热利湿、活血化瘀"。同时，注重整体调节，平衡阴阳，调和气血，以恢复机体的正常生理功能。

【诊断思路】

弱精子症作为影响男性生育能力的一种病症，在中医诊疗中有着独特的思路和方法是一个涉及多脏腑、多因素的综合性疾病。中医通过望、闻、问、切四诊合参，结合患者的具体症状、体征及舌脉象，进行辨证施治。中医认为，弱精子症的发生与人体脏腑功能失调、气血不和、经络不畅等因素密切相关。弱精子症在中医上多被归类为"精冷""精薄"等范畴，强调从整体观念出发，通过辨证施治的方法进行治疗。

1. **辨证分型**

中医诊疗弱精子症的第一步是辨证分型。根据患者的具体症状、体征及舌脉象，结合中医理论进行辨证分型。常见的证型包括肾精亏虚型、肾阳虚衰型、肝郁气滞型、血瘀阻络型、湿热下注型等。每种证型都有其特定的病因病机和治疗原则。

2. **诊断方法**

四诊合参：中医通过望（观察患者的神色、形态、舌苔等）、闻（听患者的声音、气味等）、问（询问患者的病史、症状等）、切（切脉诊察脉象）四种方法，全面收集患者的信息。

精液分析：虽然中医没有直接的检测手段，但可以参考现代医学的精液分析结果，了解患者的精子质量情况。

3. **体格检查**

检查重点是全身情况和外生殖器。如体形、发育营养状况，胡须、喉结、腋毛，阴毛分布，乳房发育等情况；阴茎发育，睾丸位置及其大小，质地，有无肿物或压痛，附睾、输精管有无结节、压痛或缺如，精索静脉有无曲张，部分可见睾丸发育不良，或有附睾僵硬肿大结节，或有精索静脉曲张，或有隐睾。

4.辅助检查

如精液分析、性激素检查、前列腺液、支原体衣原体检查、免疫学检查、精浆生化检查、彩超检查等。

在综合观察患者的临床表现、体质特征及中医理论辨证的基础上，进行综合分析判断。明确患者属于哪种中医证候类型，如肾精亏虚型、命门火衰型、气血亏虚型、湿热下注型或瘀血阻滞型等。然后，根据辨证结果制定相应的治疗方案，包括中药内服等中医治疗方法。

需要注意的是，中医诊断弱精子症时还需结合现代医学的检查结果和治疗手段，以全面评估患者的病情和制定个性化的治疗方案。同时，中医强调整体观念和辨证施治原则，在治疗过程中注重调整患者的整体体质和生活习惯，以提高治疗效果和预防复发。

【治疗方法】

弱精子症作为男性不育症的重要原因之一，其中医治疗是一个综合且个体化、复杂而细致的过程，涉及多个方面，包括药物治疗、针灸治疗、推拿治疗及食疗与调养等。

1辨证施治

中医强调辨证施治，即根据患者的具体症状、体质、舌象、脉象等综合分析，确定证型，然后选用相应的中药方剂进行治疗。这种个性化的治疗方法能够更准确地针对患者的病因病机进行治疗。

2整体调理

中医治疗不仅关注精子的数量和活力，还关注患者的全身症状和生活习惯。通过调节脏腑功能、改善气血运行等方式，提高机体的整体健康水平，从而为精子的生成和发育提供有利的环境。

3综合治疗

中医治疗弱精子症时，常采用多种治疗手段相结合的综合治疗方法。包括药物治疗、针灸治疗、推拿治疗、食疗与调养等，以达到最佳的治疗效果。

中医治疗弱精子症分型中医辨证论治基本病机为脾肾亏虚。临床辨治应以补肾健脾法作为基本治则，在辨证论治的基础上，兼以清利湿热、疏肝、活血、益气、补血等。常见提高精子活力的中成药如生精胶囊、生精片、五子衍宗丸、麒麟丸、左归丸、肾宝胶囊、龟龄集等。此外，还有一些单方、验方如鹿茸、肉苁蓉、淫羊藿等，也常被用于弱精子症的治疗中。这些中药具有补肾益精、提高精子活力的作用，可以根据患者的具体情况进行选择和搭配使用。

中医认为"药食同源"，合理的饮食调养对于弱精子症患者来说也是非常重要的。可以多吃一些具有补肾益精作用的食物，如核桃、黑芝麻、黑豆、枸杞、羊肉等。这些食物富含多种营养成分和微量元素，对精子的生成和发育有积极作用。同时要注意饮食均衡、营养全面，避免偏食、挑食等不良习惯；避免食用辛辣刺激性食物及烟酒等；保持规律作息，避免熬夜、劳累过度等不良生活习惯；适当进行体育锻炼，增强体质，提高免疫力等。这些措施都有助于改善患者的身体状况和提高精子的质量。

【治疗绝技】

苏军医师认为弱精子症的中医治疗绝技，是中医在长期临床实践中积累起来的宝贵经验，它融合了中医的辨证施治、整体观念及中药的独特疗效，为众多患者提供了有效的治疗途径。中医治疗强调个体化差异和整体调理，根据现有的中医理论和临床实践，概述中医治疗弱精子症的一些常用方法和思路。当今社会经济发展进入快车道、生活物质条件显著改善，但是受饮食不节、生活不规律、环境污染、电离辐射、工作压力、熬夜等因素影响，男性生育能力下降，特别是不育症、弱精子症比较普遍，发病率升高，其致病因素较多，单纯肾虚引起的弱精子症在临床上比较少见，中医认为，弱精子症多与肾、肝、脾三脏的功能失调有关。肾为先天之本，主藏精，生髓，主生长发育与生殖。肝主疏泄，调畅气机，与生殖功能密切相关。脾为后天之本，气血生化之源，对于精子的生成和活力也有重要影响。因此，中医治疗弱精子症时，多从补益肾精、疏肝解郁、健脾益气等方面入手，中医强调整体观，辨证论治，一人一方，个体化治疗。在传统中医智慧的基础上，现代中医对弱精子症的治疗融入了更多创新元素，形成了独特的诊疗绝技。

【验案赏析】

赵某，男，37岁，已婚，就诊时间：2022年6月15日。主诉：育前检查，禁欲 4 天。现病史：婚后 3 年，平均性生活频率每 2 周 1 次，性欲减退，勃起硬度不坚，射精无力，射精快及腰酸腿软 1 年，近 2 年未采取避孕措施。精液检查，精子活力低下，院外诊断为弱精子症，服用左卡尼汀及维生素 E、辅酶 Q10、锌硒宝及生精胶囊 3 个月，复查精子活力未见明显好转，遂来院就诊。精神尚可，舌质红，少苔，脉沉细，无其他不适症状。体格检查：未见异常；解脲脲原体：阴性；精液常规分析：精液黏稠不化，A 级精子 6%，B 级精子 10%，检测精子个数 200 个，正常精子形态 4%，正常形态精子个数 8 个；男性性激素及肝肾功能检查正常；精浆生化：果糖 2.50 g/L，α-GLU 44 U/mL，ACP 125 U/mL。中医诊断：弱精子症（**肾虚精亏**）；西医诊断：弱精子症。处方：枸杞子 20 g，菟丝子 20 g，覆盆子 15 g，五味子 15 g，车前子 20 g，淫羊藿 20 g，菟丝子 20 g，黄芪 20 g，熟地黄 20 g，当归 15 g，川芎 12 g，续断 15 g，杜仲 15 g。14 剂，水煎服，2 日 1 剂，每日服用 3 次，饭后半小时温服 200 mL。

2022 年 7 月 15 日二诊：勃起硬度及腰酸软症状好转舌脉同前。以原方加韭菜籽 20 g。复查精液常规检查，禁欲 4 天，精液完全液化，A 级精子 10%，B 级精子 20%，检测精子个数 200 个，正常精子形态 6%，正常形态精子个数 12 个。

2022 年 8 月 16 日三诊：今取精液 3.9 mL，25 分钟液化，A 级精子 20%，B 级精子 20%，检测精子个数 200 个，正常精子形态 7%，正常形态精子个数 14 个，久服温阳之品，耗伤阴津，加之天气转热，湿气加重，且易汗出，湿热滞碍，精血不从正化，方药加生地黄滋阴养血，少入滋腻为佳。

2022 年 9 月 20 日 4 诊：今取精液 3.5 mL，25 分钟液化，pH 7.6，A 级精子 25%，B 级精子 35%，检测精子个数 200 个，正常精子形态 10%，正常形态精子个数 20 个。此方服用近 2 个月，勃起硬度、早泄及腰酸软症状好转，身体无不适，舌脉同前。原方加五子衍宗丸补肾生精。2022 年 11 月 20 日回访，告之其妻已怀孕。

【按语】

肾精亏虚是弱精子症的主要病机。肾精是肾气的根本，对精子的生成和活力具有决定性作用。当肾精不足时，肾气亦随之虚弱，无法推动精子的生成和运动，导致精子数量减少、活力低下、形态异常等弱精子症表现。同时，肾精亏虚还可影响其他脏腑的功能，如肝、脾等，形成复杂的病理变化。针对肾精亏虚导致的弱精子症，五子衍宗丸以其独特的功效和广泛的适用范围，在治疗中发挥着重要作用。主要功效为补肾益精，通过滋养肾脏，提高精子质量和活力。本案病例患者复诊时，结合病史较长及舌脉表现，考虑其病机为肾精亏虚，用五子衍宗丸加减继续治疗。经过连续 2 个月的中药治疗，患者精液检查各项指标均恢复正常，并成功使其妻子受孕。

【参考文献】

［1］史亚磊，张敏建，程宛钧 . 五子衍宗汤与五子衍宗丸治疗弱精子症临床对照研究 [J]. 中国性科学，2017，26（12）：73-75.

蔡钢教授从肝肾论治男性不育经验

【名医简介】

蔡钢教授为享受国务院政府特殊津贴专家，第六批全国老中医药专家学术经验继承工作指导老师，新疆生产建设兵团名老中医，长期致力于不孕不育、肿瘤、消化系统疾病等疾病的中医药治疗和研究，对男性不育的诊治有独到的见解。

【经典名方】

1. 五子衍宗丸（源于《摄生众妙方》）

组成：枸杞子、菟丝子（酒蒸，捣饼）各 240 g，北五味子（研碎）60 g，覆盆子（酒洗，去目）120 g，车前子（扬净）60 g。

调护：上为细末，炼蜜为丸，如梧桐子大。空腹时服 90 丸，睡前服 50 丸，温开水或淡盐汤送下，冬月用温酒送下。

2. 柴胡疏肝散（源于《景岳全书》）

组成：陈皮、柴胡各 6 g，川芎、枳壳、芍药各 4.5 g，甘草（炙）1.5 g，香附 4.5 g。

原文：若外邪未解而兼气逆胁痛者，宜柴胡疏肝散主之……柴胡疏肝散，治胁肋疼痛，寒热往来。

【学术思想】

蔡教授认为男性不育主要是肝肾功能失调，兼有湿热、痰浊、瘀血等，治疗上当肝肾同调以治其本，清热化瘀、祛湿化浊而治其标。

【诊断思路】

1. 肝与男性生殖

肝主疏泄，调畅气机，喜条达而恶抑郁，为泄精之枢纽，男子的排精，依赖肝气的疏泄，疏泄正常，则气机条畅，气血调和，经络通利，冲任协调，使男性生殖功能正常。长期的精神紧张，可引起神经、内分泌、免疫系统功能紊乱，影响下丘脑-垂体-睾丸性腺轴，可影响性腺功能。蔡教授认为人到中年诸事繁多，尤以不育对患者产生巨大压力，易于忧思郁怒，而情志过极则伤肝，肝失疏泄，致气滞血瘀，结于肝经所循行的男性生殖器部位，则易引起生殖病变。

2. 肾与男性生殖

肾为先天之本，主生殖，肾与生殖的重要性，自古以来，一直占主导地位，为众多医家所认同。《诸病源候论·虚劳少精候》言："肾主骨髓，而藏于精。虚劳肾气虚弱，故精液少也。"肾的藏精失调，则可见遗精、滑精、少精、弱精等；先天禀赋不足，或后天五脏虚衰，精血乏源，天癸竭，肾精匮乏，可表现为精子浓度降低和畸形率升高；频繁手淫或纵欲过度，不知持满，则损伤肾气，致肾精亏损，使精源化生不足，命门火衰，致少弱精子症。肾主纳气，可以固摄精液。肾主二阴，司开阖，有利于精液排泄，肾失开阖，则精血排泄障碍。再从经脉循行上来分析，肾为冲任之本，《灵枢·经脉》："肾足少阴之脉……上股内后廉，贯脊属肾，络膀胱。"如足少阴经功能失调，易引起肾精化生不足，致生殖功能减退。

3. 肝肾对男性生殖的重要性

肝肾母子相生，肝藏血，在五行中属木，肾藏精，在五行中属水，水生涵木，《石室秘录》曰："肝为木脏，木生于水，其源从癸。"《类经·藏象类》亦云："肝肾为子母，其气相通也。"肝司阴器、肾主阴器，肝司疏泄、肾主封藏，精能生血，血可化精，精血互化，乙癸同源。蔡教授认为肾虚肝郁是男性不育的重要病机，可兼有湿热、痰浊、瘀血等标实。

【治疗方法】

基于古书《妙一斋医学正印种子编》的观点"生子专责在肾"，蔡教授认为补肾填精是男性不育的主要治法。肝肾同属下焦，肝肾同源，精血同治，蔡教授常以五子衍宗丸为基础，合用柴胡疏肝散加减。五子衍宗丸被赞誉为古今种子第一方，全方由枸杞子、菟丝子、覆盆子、五味子、车前子组成。方中菟丝子甘、温，滋补肝肾、固精缩尿；枸杞子甘、平，滋补肝肾、益肝明目，二者配伍阴阳同调，用药阴中求阳、阳中求阴，为精血的化生提供物质基础。覆盆子、五味子同为补肾固精；车前子清热利尿，泄有形之邪浊，涩中兼通，补而不滞。全方都是果实类药物，味厚质润，含有丰富的维生素与果糖，对延缓衰老、提高生育能力有重要作用，具有补益填精、补肾壮阳之效。大量研究表明五子衍宗丸不仅可促进受损睾丸生精细胞功能恢复，也可改善睾丸支持细胞功能，还可通过调节下丘脑-垂体-睾丸性腺轴，改善生殖腺体功能，提高精子质量。偏于肾阴亏虚，蔡教授常加生地黄、熟地黄、麦冬、天冬以滋阴；偏于肾阳不足，加菟丝子、淫羊藿、锁阳、仙茅温补肾阳。柴胡疏肝散组方有柴胡、川芎、枳壳、陈皮、香附、芍药、炙甘草。方中柴胡功善疏肝解郁，疏泄精液，为君药；香附理气疏肝而止痛，川芎活血行气以止痛，二药相合，助柴胡以解肝经之郁滞，并增行气活血止痛之效，共为臣药；陈皮、枳壳理气行滞，芍药养血敛阴柔肝，为佐药；合炙甘草养血柔肝，缓急止痛。诸药相合，使肝气条达，血脉通畅，精液得泄。

【治疗绝技】

近年来，男性不育的发病率逐渐增高，严重威胁着人类的繁衍和生存。男性不育的发病机制尚未完全阐明，蔡教授强调从肝肾论治，兼顾他症，即治病必求于本，标本同治，谨守病机，治随证转，方能药到病除。对于男女性双方年龄偏大，或日久难愈者，蔡教授衷中参西，强调中医辨证论治应与现代医学方法及手段相结合，还要借助辅助生殖技术，而中医药治疗亦可提高辅助生殖的成功率。

【验案赏析】

张某，男，27岁，2019年3月12日初诊。患者自诉婚后1年半，正常性生活，每周2～3次，女方月经及各项相关检查均未见明确异常，一直未避孕，其妻未受孕。精液常规检查：不完全液化；PR+NP：11.9%；PR：6.55%；精子总数：65.73×10⁶/mL；精子浓度：32.86×10⁶/mL。精子形态分析：正常精子总数 200 个，正常精子百分率为 2.0%。生殖支原体（−），沙眼衣原体（−），抗精子抗体（−）。刻诊：患者神志清，精神欠佳，腰酸困，性欲差，射精无力，精液清稀，睾丸潮湿，偶有坠胀感，饮食可，睡眠欠佳，大便每日 1 行，小便可。舌质淡红，舌苔薄黄，脉细弦。诊断：男性不育。辨证：肝郁肾虚证，兼有湿热。治法：疏肝解郁，补肾养肝，清热利湿解毒。处方：炒韭菜子 30 g，覆盆子 10 g，车前子 20 g，醋五味子 10 g，菟丝子 30 g，枸杞子 10 g，柴胡 10 g，香附 12 g，枳壳 15 g，白芍 10 g，当归 10 g，熟地黄 10 g，蒲公英 10 g，白花蛇舌草 10 g，炙甘草 3 g。14 剂，每日 1 剂，水煎 2 次温服，每次 150～200 mL。嘱其避免进食咖啡，多食含锌食物，少食辛辣刺激之品及鱼腥食物，避免熬夜。

2019 年 3 月 26 日二诊：药后感腰酸困有所减轻，精神可，勃起功能及持续时间略有改善，夜寐仍欠佳，睾丸潮湿感有所减轻，食后胃脘胀满，二便正常，舌质淡红，苔薄白，脉细略弦。治守原方减蒲公英，加炒酸枣仁 20 g，砂仁 6 g，当归改为 15 g。12 剂，水煎服，服法同上。

2019 年 4 月 9 日三诊：患者服药后腰酸困及睾丸潮湿感改善，射精感较前有力，精液较原来稠厚，色乳白。胃纳可，二便调，舌淡红，苔薄微腻，脉细弦，守上方去白花蛇舌草，加淫羊藿 10 g。28 剂，水煎服。

2019 年 6 月 10 日四诊：上方加减治疗后患者诸症皆减，复查精液常规：完全液化；PR+NP：34.08%；PR：26.01%；精子总数：91.84×10⁶/mL；精子浓度：45.92×10⁶/mL。治疗有效，舌质淡红，舌苔薄白，脉弦细。守三诊方加山药 15 g，酒萸肉 12 g。继续口服 28 剂，嘱其保持情绪舒畅，避免熬夜。

2019 年 8 月 20 日五诊：患者服药后无不适，复查精液常规：完全液化；PR+NP：41.59%；PR：34.88%；精子总数：116.05×10⁶/mL；精子浓度：55.26×10⁶/mL。治疗效果显著，继续以上方加减调治，备育，同时给予夫妻双方心理疏导，抓住女方的最佳受孕时机。于 2019 年 11 月得知其妻已成功妊娠。

【按语】

本例患者以性欲差、精子活力降低为主，临床诊断为男性不育；辨为肝郁肾虚，兼有湿热；治以疏肝解郁、补肾养肝、清热利湿解毒。方中炒韭菜子补肝肾、助阳固精；覆盆子、醋五味子、熟地黄补肾固本培元，以资生殖；动则养阳，静则养阴，枸杞子、菟丝子阴阳同调，互根互用，以化生精血；柴胡、香附、枳壳疏肝理气，令其条达；当归、白芍养血柔肝，现代药理研究，柴胡、白芍亦具有多成分、多靶点、多通路抗抑郁作用；车前子利尿泄浊；蒲公英、白花蛇舌草清热解毒利湿；炙甘草调和诸药。二诊时睾丸潮湿感减轻，胃脘胀满，睡眠欠佳，去蒲公英，加炒酸枣仁、当归加强养血安神之效；砂仁温中化湿，健胃消食，以防熟地黄滋腻碍胃。三诊时患者睾丸潮湿感好转，精液质量有所改善，去白花蛇舌草，加淫羊藿以滋补肾阳、强健筋骨，现代研究淫羊藿具备促进性激素分泌、提高性欲等作用。四诊时精液复查报告有所好转，加山药、酒萸肉，与熟地黄三药为六味地黄丸中三补之品，以加强滋阴益精之力。五诊时精液报告较前有明显改善，守四诊方继续加减调治，使生殖之精得以化生，疗效满意。

【参考文献】

［1］杨军用，张志刚，甘霞，等.蔡钢教授从肝肾论治男性不育症经验［J］.光明中医，2022，37（7）：1173-1176.

曹正柳教授运用黄连温胆汤加减治疗弱精子症临床经验

【名医简介】

曹正柳教授是国家第六批全国老中医药专家学术经验继承工作指导老师，江西省名中医，从事男科疾病的诊治多年，临床经验丰富。

【经典名方】

温胆汤（源于《备急千金要方》）

组成：半夏（汤洗7次）、竹茹、枳实（麸炒，去瓤）各60 g，陈皮90 g，甘草（炙）30 g，茯苓45 g。

原文：治大病后虚烦不得眠，此胆寒故也，宜服温胆汤。

【学术思想】

曹教授认为痰、湿、热、郁等是除外肾精气亏虚、阴阳失调的重要致病因素，临床治病应当通过准确辨证，不可拘于病种，曹教授尤其重视患者的中医体质辨识，如湿热质患者当以清利湿热为主，气郁质者当以疏肝利胆解郁为主，若妄投滋补，无异于闭门留寇，使湿热、气郁更甚。

【诊断思路】

曹教授从事临床多年，认为本病患者基本病机大多存在肾精亏虚或肾阳不足，本病不可拘泥于肾，而不顾及其他脏腑。清代陈士铎将男子不育分为六种："一精冷也，一气衰也，一痰多也，一相火盛也，一精少也，一气郁也。"曹教授认为本病基本病机是肾虚为本、湿热瘀毒为标。随着社会的发展，现代人的生活节奏快，工作、生活压力大，许多人都有不同程度的肝胆气郁，疏泄无权，故郁而化火，肝胆火旺易灼伤肾阴；现代人嗜食膏粱厚味，吸烟饮酒，多食少动，易生痰湿，痰湿日久蕴而化热，酿生湿热，湿热之邪下注于肾易损伤肾阴，痰湿之邪黏滞易阻滞精窍使精子活力降低。

【治疗方法】

曹教授认为弱精子症患者多见湿热气郁型，其基本病机是湿热下注、肝胆气郁，而非肾精亏虚，治疗本病当清利湿热、疏肝利胆解郁，黄连温胆汤加减即可清利下焦湿热，又可疏肝利胆解郁，还可助脾胃运化水湿，从而达到治疗湿热气郁引起的弱精子症的目的。

【治疗绝技】

曹教授认为当今社会虽然经济快速发展，生活条件明显改善，但是受饮食不节制、生活不规律、环境污染等因素影响，男性不育特别是弱精子症的发病率不降反增，其致病因素复杂多样，单纯的肾虚引起的弱精子症在临床中少之又少，故强调准确辨证论治及辨识中医体质是治疗本病的关键所在，在临床上多使用温胆汤治疗此类疾病，温胆汤出自《集验方》，由生姜、半夏、竹茹、橘皮、枳实、炙甘草组成，有调理脾胃气机、理气化痰、祛痰利胆、解郁除烦之功效，是治疗胆郁痰扰的古代名方，其加减方治疗抑郁症已被大量临床及实验室研究证实疗效确切，其中黄连温胆汤更被临床广泛用于治疗痰热内扰诱发的各种疾病。

【验案赏析】

张某，男，26岁，2019年3月2日初诊。主诉：结婚同居有规律性生活未避孕3年未育。配偶24岁，妇科检查无异常。患者体形偏胖，稍有晨勃，阴囊潮湿，平时易胸闷心烦，性生活5~6分钟，稍感腰膝酸软，纳可，夜寐差，大便易溏，舌红苔黄腻，脉弦细数。查体：双侧睾丸对称，无精索静脉曲张。精液分析：A级精子8.6%，B级精子12.7%，C级精子54%，精子存活率为46%。根据患者的病史、体征及精液分析，再结合患者平素嗜食膏粱厚味，且工作、生活压力大，诊断为弱精子症，辨证为湿热气郁，治法以清利湿热、解郁除烦、兼补肝肾为主，以黄连温胆汤加减。处方：黄连9g，陈皮10g，半夏10g，茯苓30g，枳实10g，竹茹10g，胆南星10g，白术10g，郁金10g，栀子10g，车前子9g，柴胡10g，甘草5g，夜交藤25g，淫羊藿10g，菟丝子15g，枸杞子15g，丹参12g。水煎服，14剂，每日1剂，水煎服，嘱患者忌食肥甘厚腻及烟酒，舒畅情志。

2019年3月17日二诊：患者诉用上方后阴囊潮湿已除，胸中烦闷改善，舌淡、苔薄黄腻，脉弦细，继续予黄连温胆汤加减。处方：黄连9g，陈皮10g，半夏10g，茯苓20g，枳实10g，竹茹10g，白术10g，郁金10g，柴胡10g，甘草5g，夜交藤25g，淫羊藿10g，菟丝子15g，枸杞子15g，覆盆子15g，丹参12g，仙茅15g，巴戟天15g，阳起石15g，蜈蚣1条。水煎服，30剂，每日1剂，水煎服。

2019年4月20日三诊：患者诉晨勃增加，性生活时间延长，睡眠改善，复查精液分析：A级精子18%，B级精子41%，C级精子27%，精子存活率为66%，予上方去柴胡、郁金、夜交藤，加用生地黄15g，狗肾1条，30剂。之后3个多月继续以该方加减进行治疗，患者2019年11月来电告之其配偶已怀孕。

【按语】

本案例通过精液分析已明确诊断为弱精子症，然而患者初诊时并非单纯肾虚之证，而是以湿热气郁为主要表现，故切不可妄加补肾温阳之品。曹教授根据辨证，明确患者属于湿热气郁，选用黄连温胆汤加减，首诊时先去其湿热、调畅其情志，少加淫羊藿、菟丝子、枸杞子补其肾阳，再予丹参活血化瘀；二诊增加补肾温阳之品：仙茅、巴戟天、阳起石、蜈蚣；三诊时去柴胡、郁金、夜交藤，加用生地黄滋阴助阳、狗肾补肾填精。后续用药随证加减，终获良效。

【参考文献】

［1］徐磊，曹正柳．曹正柳教授运用黄连温胆汤加减治疗弱精子症临床经验［J］．中国民族民间医药，2020，29（16）：75-76.

苏军中医辨证治疗少精子症

【经典名方】

血府逐瘀汤（出自《医林改错》）

组成：桃仁20 g，红花15 g，当归20 g，生地黄20 g，川芎20 g，赤芍20 g，牛膝20 g，桔梗20 g，柴胡15 g，枳壳15 g，甘草10 g。

功效：活血祛瘀，行气止痛。

【学术思想】

苏军医师认为中医治疗少精子症的学术思想，是基于中医整体观念和辨证论治的原则，通过调节人体内部环境，改善生殖系统功能，从而达到治疗少精子症的目的。

【诊断思路】

中医诊断少精子症的思路，主要基于中医的整体观念和辨证论治原则，通过望、闻、问、切四诊合参的方法，综合分析患者的病因、病机、证候及体质特点，从而制定个性化的治疗方案。

1. 望诊

望诊是中医诊断的第一步，通过观察患者的神、色、形、态等外在表现，初步判断其健康状况。面色与神态：少精子症患者可能表现出面色无华、精神疲惫、神情淡漠等气血亏虚的表现。同时，部分患者可能伴有面色潮红、烦躁易怒等阴虚火旺的症状。舌象：少精子症患者的舌象可能表现为舌淡苔白、脉沉细弱（多见于肾精亏虚型），或舌红苔黄腻、脉滑数（多见于湿热下注型）。舌质的颜色、舌苔的厚薄及润燥程度等，均有助于判断患者的证候类型。形体与体态：形体消瘦、腰膝酸软者，多属肾精不足；形体肥胖、面色萎黄者，可能与脾胃虚弱、化源不足有关。此外，患者的体态特征，如坐姿、步态等，也能为诊断提供一定线索。

2. 闻诊

闻诊主要通过听声音和嗅气味来判断患者的健康状况。在诊断少精子症时，闻诊虽然不如望诊和问诊直接，但也能提供一些有价值的信息。声音：患者声音低微、气短懒言者，多为气虚之证；声音洪亮但急躁易怒者，可能伴有阴虚火旺的表现。气味：患者口气重、口苦咽干者，可能与湿热下注有关；而口中无味、食欲缺乏者，则可能与脾胃虚弱、化源不足有关。

3. 问诊

问诊是中医诊断的关键环节，通过详细询问患者的病史、症状及生活习惯等，可以深入了解患者的病情。病史：询问患者是否有生殖系统疾病史、外伤史及手术史等，以排除其他可能影响精子生成的疾病因素。同时，了解患者的家族遗传史，有助于判断是否存在遗传因素导致的少精子症。症状：详细询问患者的症状表现，如婚后不育、精子数量少、精液稀薄或黏稠、腰膝酸软、头晕耳鸣、畏寒肢冷、口苦咽干等。这些症状的表现和程度，对于判断患者的证候类型具有重要意义。生活习惯：了解患者的饮食习惯、作息规律、性生活频率及是否有不良嗜好（如吸烟、饮酒等）等，这些因素都可能影响精子的生成和质量。

4. 切诊

切诊包括脉诊和按诊两部分，是中医诊断的重要手段之一。脉诊：通过切按患者的脉象，可以了解患者的气血运行情况。少精子症患者的脉象可能表现为脉沉细弱（多见于肾精亏虚型）、脉滑数（多见于湿热下注型）等。脉象的变化与患者的证候类型密切相关。按诊：通过按压患者的腹部、腰部等部位，可以了解患者是否有压痛、肿块等体征。对于少精子症患者而言，按压腰部（肾俞穴附近）时可能出现酸痛感或不适感；按压腹部时可能触及精索静脉曲张等体征。

5. 综合判断

在完成望、闻、问、切四诊后，中医医师需要根据患者的临床表现、舌象、脉象及体征等信息，进行综合判断和分析。首先，要明确患者是否存在少精子症及其严重程度；其次，要判断患者的证候类型（如肾精亏虚型、湿热下注型等）；最后，根据患者的具体情况制定个性化的治疗方案。

【治疗方法】

中医治疗少精子症的原则主要包括补肾填精、活血化瘀、健脾益气、清热利湿等。

1. 补肾填精

原理：中医认为"肾藏精，主生殖"，肾精的充盈与否直接关系到生殖系统的功能。补肾填精法通过滋养肾阴、填补肾精，促进精子的生成和成熟。

常用药物：枸杞子、菟丝子、覆盆子、五味子、黄精、熟地黄、山萸肉等。这些药物具有补肾填精、滋养肝肾的作用，能够增强精子的数量和活力。

方剂举例：五子衍宗丸、大补元煎等。这些方剂通过多味中药的配伍，共同发挥补肾填精的作用，适用于肾精亏虚型的少精子症患者。

2. 活血化瘀

原理：中医认为气具有激发和促进人体生长发育和生殖功能的作用，而血则具有营养和滋润全身的作用。血行瘀滞会导致气血不能到达生精组织，造成生精功能下降。活血化瘀法通过改善生殖系统的血液循环，为精子生成和成熟提供良好条件。

常用药物：桃仁、红花、当归、川芎、赤芍等。这些药物具有活血化瘀、疏通经络的作用，能够改善生殖系统的微循环，提高精子的数量和活力。

方剂举例：血府逐瘀汤、桃红四物汤等。这些方剂通过活血化瘀的作用，促进生殖系统的血液循环，为精子生成和成熟提供充足的营养和氧气。

3. 健脾益气

原理：脾为后天之本，气血生化之源。脾虚则气血生化无源，影响精子的生成和成熟。健脾益气法通过增强脾胃的运化功能，促进气血的生成和输布，为精子的生成提供充足的营养支持。

常用药物：黄芪、党参、白术、茯苓等。这些药物具有健脾益气、补中益气的作用，能够增强脾胃的运化功能，促进气血的生成和输布。

方剂举例：补中益气汤等。这些方剂通过健脾益气的作用，改善机体的营养状况，促进精子的生成和成熟。

4.清热利湿

原理：湿热内蕴会导致生殖系统的炎症和感染，影响精子的生成和成熟。清热利湿法通过清除体内的湿热邪气，减轻生殖系统的炎症和感染，为精子的生成提供良好的环境。

常用药物：龙胆草、黄芩、栀子、车前子等。这些药物具有清热利湿、解毒排脓的作用，能够清除体内的湿热邪气，减轻生殖系统的炎症和感染。

方剂举例：龙胆泻肝汤等。这些方剂通过清热利湿的作用，改善生殖系统的微环境，促进精子的生成和成熟。

【治疗绝技】

苏军医师采用"中药复方＋个体化调理"的综合疗法。不仅依据经典方剂补肾填精，更结合现代药理研究，精选对精子生成有促进作用的中药材，如杜仲、肉苁蓉等，科学配伍，提升疗效。同时，引入中医外治法，如中药离子导入、针灸特定穴位等，通过物理手段直接作用于生殖系统，加速药物吸收，促进精子生成与排出。这种创新融合的诊疗绝技，不仅丰富了中医治疗少精子症的手段，也为患者提供了更加全面、个性化的治疗方案，在治疗少精子症领域焕发出新的生机与活力。

【验案赏析】

赵某，男，38 岁，已婚。就诊时间：2022 年 6 月 10 日。主诉：育前检查，禁欲 3 天。现病史：婚后 3 年，平均性生活频率每 2 周 1 次，近 2 年未采取避孕措施。精液检查连查 3 次，精子数量少，院外诊断为少精子症，服用克罗米芬、左卡尼汀及维生素 E、辅酶 Q10、锌硒宝 3 个月，复查精子数量未见明显好转好转，遂来院就诊，精神尚可，失眠多梦，耳鸣，脱发，性欲减退，面色紫暗，皮肤粗糙，少腹不适，阴茎中刺痛，舌暗红有瘀斑，脉弦涩。解脲脲原体：解脲脲原体阴性；精液常规分析：A 级精子 10%，B 级精子 15%，检测精子个数 200 个，正常精子形态 4%，正常形态精子个数 8 个；男性性激素及肝肾功能检查正常；精浆生化：Fru 2.0 g/L，α–GLU 43 U/mL，ACP 128 U/mL。诊断为少精子症。处方：桃仁 15 g，红花 20 g，赤芍 15 g，川芎 20 g，当归 20 g，柴胡 15 g，路路通 20 g，川楝子 15 g，延胡索 20 g，台乌药 15 g，炙乳香 10 g，首乌藤 20 g，合欢皮 15 g，茯神 15 g。14 剂，水煎服，二日1剂，一日3次，饭后半小时温服200 mL。

2022年7月10日二诊：睡眠好转，口干，少腹不适及阴茎中刺痛，舌脉同前。原方加生地黄20 g，以滋阴补血。复查精液常规检查：A级精子15%，B级精子15%，检测精子个数200个，正常精子形态6%，正常形态精子个数12个。

2022年8月12日三诊：取精3.9 mL，25分钟液化，pH 7.6，A级精子16%，B级精子15%，检测精子个数200个，正常精子形态7%，正常形态精子个数14个。久服活血化瘀之品，容易耗血伤气，甚至会造成气血亏虚，加之天气转热，湿气加重，且易汗出，湿热滞碍，精血不从正化，还当利水湿、解热毒、益肾精，活血化瘀。方用六味地黄丸加减。处方：桃仁15 g，红花20 g，赤芍15 g，川芎20 g，当归20 g，柴胡15 g，路路通20 g，生地黄20 g，制萸肉15 g，怀山药20 g，牡丹皮10 g，丹参10 g，茯苓15 g，泽兰10 g，泽泻10 g，薏苡仁15 g，白花蛇舌草15 g，蒲公英15 g，赤芍10 g，白芍15 g，继服14剂。

2022年9月16日四诊：取精3.5 mL，25分钟液化，pH 7.6，A级精子18%，B级精子25%，检测精子个数200个，正常精子形态10%，正常形态精子个数20个。更方以来服近1个月，面色转华，体无不适，舌脉同前。原方加五子衍宗丸继服。2022年12月，告之已怀孕。

【按语】

针对血瘀导致的少精子症，血府逐瘀汤以其独特的功效和广泛的适用范围，展现出了其独特的疗效与魅力。临床病例经过几个月的中药治疗，患者精液质量显著提高，精子浓度和活力均有所提升。四诊时，结合患者病史较长及舌脉表现，考虑其病机为肾精不足兼血瘀，遂改用五子衍宗丸合血府逐瘀汤加减继续治疗。经过连续两个月的中药治疗，患者精液检查各项指标均恢复正常，并最终成功使妻子受孕。

【参考文献】

[1] 郑天贵，张玉兰.血府逐瘀汤加味治疗输精管吻合口狭窄性少精子症36例[J].中国男科学杂志，2003，17（1）：55-55.

[2] 张润民，李艳平.血府逐瘀汤治疗男子不育症验案[J].实用男科杂志，1996，000（002）：116-117.

徐福松教授治疗精子形态异常不育的临床经验

【名医简介】

徐福松教授，从医 50 余载，第四批全国老中医药专家学术经验继承工作指导老师，现代中医男科学奠基人和创始人之一，享受国务院政府特殊津贴。

【经典名方】

水陆二仙丹（源于《洪氏集验方》）

组成：芡实、金樱子各等分。

调护：将芡实研末，金樱子熬膏，拌和制成丸。每服 6～9 g，每日 2次，盐汤送下。

【学术思想】

徐老认为，肾虚和湿热下注是引起精子形态异常过多的常见原因。肾阳为一身阳气的根本，精子的生长、发育和运行，离不开肾阳的温煦；同样，肾阴濡养五脏百骸，称之为真阴，真阴对精子的发生和成长起到了物质保障作用，因此精子的生长和发育，离不开肾之阴精的充养。

【诊断思路】

患者或先天禀赋不足，素体肾气虚弱；或久病及肾，肾阳衰微，温煦失职，阴寒内生；或素体阴虚；或热病后期，耗伤肾阴；或烟酒无度，伤及肾阴，肾阴不能正常滋养睾丸和精子，造成精子畸形。此外，平时嗜食肥甘厚味、辛辣之品，湿热从内而生；或湿热毒邪从外侵袭，湿热蕴结于外肾（睾丸），熏蒸精窍，阻滞精道，精气失于充养，造成畸形。另外，徐老认为，畸形精子症患者的精子往往头部畸形较多，精子"呆头呆脑"，奇形怪状，怪病多痰瘀，故认为痰瘀为其病因病机的主要特点。

精子形态异常与肾、肝、脾关系密切。病因常为先天禀赋不足，肾精亏损；或后天久病失养，脾肾两虚；或多食肥甘厚味，痰浊留恋；或感受湿热邪毒，湿热下注，精室被扰。这些情况均可造成精子在形成过程中发生异常。

【治疗方法】

徐老在针对精子形态异常的临床治疗处方中，常用的治疗思路有健脾补肾、补肾导浊、活血化瘀、清热利湿等。临床上许多此类患者除了不育检查提示精子异常外，常无特殊不适，临床往往无证可辨，徐老常常从痰瘀入手，也曾经用温胆汤加减和红白皂龙汤加减治疗多例，亦收效明显。在徐老的处方中，多用子类药，因子类药入肾，而且富含脂类及微量元素，对于精子的发生、成熟、获能、酶活性都有帮助。

【治疗绝技】

徐老认为，本病当首辨虚实，次辨阴阳。本病虚证多见，凡畸形精子增多伴有腰膝酸软、阳痿早泄、头昏耳鸣、健忘等肾虚证候者属虚证；当畸形精子增多同时伴有少腹会阴疼痛，会阴或阴囊潮湿，排尿不畅，尿道有灼热感者多属实证。虚者以补肾生精为主，根据肾阴虚与肾阳虚之不同，分别采用补肾温阳和滋阴降火的治疗原则；对于湿热下注的患者，则采用清利湿热的方法。另怪病多痰瘀，在临床实践中亦需适当采用化痰药和活血药。

【验案赏析】

沈某，男，30岁，2011年11月24日初诊。婚后4年不育，曾做2次试管婴儿未成。在南京医科大学康本医学检测所查精液，精子计数 $24.9 \times 10^6/mL$，精子存活率为58%，活力可，精子畸形率达94%。查体：双侧睾丸20 mL，无精索静脉曲张。平时腰酸膝软，纳谷欠佳，稍食油腻之品即易便溏。舌淡胖，苔薄，脉细。为脾肾不足，生精乏源。治疗当补脾益肾，以水陆二仙丹加味。处方：金樱子10 g，芡实10 g，猪苓10 g，茯苓10 g，炒薏苡仁30 g，鸡内金10 g，山药20 g，车前子（包）30 g，川续断10 g，石菖蒲5 g，乌药10 g，焦三仙各10 g，补骨脂10 g，炙黄芪10 g，紫河车3 g。水煎服，14剂，每日1剂。

2012年3月6日复诊：诉用药后精神明显好转，舌淡苔薄，脉细。查精液分析：精子计数 $26.8 \times 10^6/mL$，精子存活率为75%，活力可，精子畸形率达84%，较前明显好转。前方加淫羊藿10 g。14剂，日服1剂，巩固疗效。

【按语】

徐老认为，精子的正常形成，依赖先天之精的充足和后天水谷精微的充养。肾为先天之本，肾精充足是精子生成和保持正常形态的基础。肾阳是一身阳气的根本，肾阳的温煦作用，是精子生长发育和形成的动力。脾胃是后天之本、气血生化之源，共同化生水谷之精，以充养先天之精。方中金樱子、补骨脂、川续断、紫河车补肾填精；芡实、炙黄芪、山药益气健脾；猪苓、茯苓、炒薏苡仁、石菖蒲、车前子健脾化湿；乌药、焦三仙、鸡内金理气健脾。诸药合用，共奏先后天之功。

【参考文献】

［1］唐志安，景涛，欧桌荣，等.徐福松教授治疗精子形态异常不育的临床经验［J］.南京中医药大学学报，2013，29（6）：588-590.

郭军教授从脾胃论治少弱畸形精子症经验

【名医简介】

郭军教授，博士研究生导师，中国中医科学院西苑医院男科主任，中国中西医结合学会男科专业委员会副主任委员，擅长治疗各种泌尿男科疾病。

【经典名方】

1. 二陈汤（源于《太平惠民和剂局方》）

组成：半夏（汤洗7次）、橘红各150 g，白茯苓90 g，甘草（炙）45 g。

调护：上药吹咀，每服12 g，用水1盏，生姜7片，乌梅1个，同煎六分，去滓，热服，不拘时候。现代用法：加生姜7片，乌梅1个，水煎温服。

2. 资生丸（源于《证治准绳》）

组成：白术（米泔水浸，用山黄土拌，蒸9次，晒9次，去土，切片，焙干）90 g，人参（去芦，人乳浸透，饭锅上蒸热）90 g，白茯苓（去粗皮，水飞，去筋膜，人乳拌，饭锅上蒸，晒干）45 g，橘红、山楂肉（蒸）、神曲（炒）各 60 g，川黄连（姜汁炒）、白豆蔻仁（微炒）、泽泻（去毛，炒）各11 g，桔梗（米泔漫，炒）、真藿香（洗）、甘草（蜜炙，去皮）各 15 g，白扁豆（炒，去壳）、莲肉（去心）各 30 g，薏苡仁（淘净，炒）90 g，干山药（炒）、麦芽面（炒）、芡实（净肉炒）各 45 g。

调护：上药研末，炼蜜丸，每丸重 6 g。每服 1 丸，醉饱后服 2 丸，细嚼，淡姜汤送下。

【学术思想】

郭教授从脾的生理功能、脾与肾的关系出发，认为临床上少弱畸形精子症可以从调理脾胃角度入手治疗，这样既能补其后天之本以助先天，又能清利湿热和促进补药吸收。

【诊断思路】

在导致男性不育的诸多原因中，精子密度降低（少精子症）、活力减弱（弱精子症）及精子形态异常（畸形精子症）是常见因素，三者常同时出现，统称为少弱畸形精子症。肾藏精，主生殖，为先天之本，肾中精气是否充盛，是本病发生与否的关键；而脾为后天之本，生化气血以充先天，二者息息相关。《素问·上古天真论》曰肾是"受五脏六腑之精而藏之"。肾中之精气，除直接有赖于脾胃化生的水谷精微，即后天之精的充养外，还接受脾胃之外的其他脏腑之精而藏之。而各脏腑之精又无非是由于"食气入胃，游溢精气，上输于脾，脾气散精"所转化而成，因此脾胃功能对肾精的盛衰起着直接和间接的双重作用，故陈修园云："人之既生……全赖中宫输精及肾，而后肾得以补益。"

【治疗方法】

1. 脾为后天之本，健运脾胃，酌以益肾

郭教授认为若要肾精充足，先要脾胃健运。只有脾胃健运，脏腑之精充盛，肾精充盈，才能"精气溢泻"而繁衍后代。从现代医学角度看，增强消化吸收功能，也能使精浆所需的微量元素、维生素、氨基酸等物质更好地吸收和利用。

郭教授认为，临床上具有气短懒言，四肢倦怠，食欲不佳，大便不实，腰、少腹及会阴部下坠，舌胖边有齿印，或苔白腻，脉沉缓无力等症状的患

者属于脾肾两虚证。治疗上应运用健脾益气、补肾填精的治法，方用益气强精汤：生黄芪 15 g，党参 10 g，白术 10 g，茯苓 12 g，山药 15 g，当归 12 g，熟地黄 10 g，枸杞子 12 g，五味子 10 g，菟丝子 15 g，陈皮 10 g。方中生黄芪、党参、白术、茯苓益气健脾以助化源；山药补脾益肾；当归、熟地黄、枸杞子、菟丝子滋阴补肾固精；陈皮行气健脾，补而不腻。

2. 补肾药滋腻碍脾，健脾和胃，补而不腻

男性不育自古多以肾论治，以肾虚表现为主，而脾胃功能尚属正常的患者，用偏于滋腻的补肾填精的中药，易于碍胃，在补肾的同时酌情配用理气开胃药以助脾运，促进补肾药物的吸收。脾肾两虚的患者，于补肾同时调理脾胃，可以增强补肾药提高精液质量的作用，其机制可能是通过影响血清及精浆卵泡刺激素、黄体生成素及睾酮的水平，从而改善生精功能。

郭教授认为补肾药物偏于滋腻，患者久服补肾药物，滋腻碍脾，致使临床上出现易乏力，肢体困倦，头晕心悸，胸闷欲呕，大便黏腻不爽，舌淡胖、苔白腻，脉滑等脾虚湿困的症状。因此，在补肾填精的同时要注意健脾开胃助运，方用六五生精汤合二陈汤：熟地黄 15 g，山药 15 g，山茱萸 15 g，茯苓 20 g，牡丹皮 15 g，菟丝子 30 g，五味子 10 g，枸杞子 20 g，人参 10 g，炒白术 10 g，陈皮 15 g，法半夏 10 g。方中熟地黄、山药、山茱萸、牡丹皮滋阴补肾填精；枸杞子、菟丝子补肾益精；五味子固肾涩精；人参、炒白术、茯苓、陈皮、法半夏健脾利湿、开胃助运。

3. 脾失健运生湿热，健脾以清热利湿

过食肥甘厚味，导致脾失健运，则水谷精微不能输布全身，反聚而为湿、积而成痰，若痰湿内蕴日久，又可郁而化热，湿热下注于肾，扰乱精室，使精窍不利，导致精液稀薄，畸形率高。现代研究表明过量饮酒者的畸形精子百分率高于非饮酒者，精液量低于非饮酒者。血糖的升高也会造成精子超微结构缺陷，出现不成熟精子，异常凋亡，影响精卵的结合。

对于脾胃虚弱日久，酿生湿热，临床上表现出腰膝酸软，两腿沉重，体倦乏力，食少懒言，小便赤涩灼痛，大便溏稀，舌红、苔黄腻，脉滑数。针对上述症状，郭常辨证为脾胃湿热，临床运用健脾和胃、清热利湿的方法治疗，疗效显著，常用自拟健脾生精方：太子参 20 g，白术 15 g，茯苓 15 g，广陈皮 15 g，怀山药 20 g，焦山楂 15 g，炒麦芽 15 g，川黄连 3 g，炒薏苡仁 10 g，芡实 10 g。此方化裁自资生丸，《古今名医方论》云："于以固胎，永无滑堕，丈夫服之，调中养胃，名之资生，信不虚矣。"方中太子参、白术、茯

苓、怀山药益气健脾渗湿；芡实、炒薏苡仁、川黄连祛湿化热；焦山楂、炒麦芽、广陈皮消除食积，兼以开胃增食。

【治疗绝技】

中医多从肾论治男性不育，而郭从临床出发，通过调理脾胃治疗少弱畸形精子症往往收到良好疗效，充分体现了中医学辨证论治的特点和精华。临床上调理脾胃治疗少弱畸形精子症符合脾肾的先后天关系，同时也能解除因脾胃虚弱而引起的各种复杂病因，正如李东垣在《脾胃论·脾胃胜衰论》中所云"其治肝、心、肺、肾，有余不足，或补或泻，惟益脾胃之药为切"。因此，从整体出发，补益后天之本，以促先天，使得先后天能互相促进，进而达到调精、生精、养精的目的。

【验案赏析】

患者，男，35 岁，结婚 5 年未育，于 2014 年 3 月 8 日就诊。患者婚后性生活一直未避孕，其妻未受孕，曾于当地医院诊治，服用补肾填精之品，效果欠佳，女方妇科检查未见异常，遂来本院就诊。平时腰酸膝软，肢体困倦沉重，胸闷欲呕，阴囊潮湿，食欲不佳，大便黏腻不爽，舌淡有齿痕、苔黄腻，脉滑数。追问病史，患者因工作原因，常饮酒，嗜食甘肥油腻。睾丸容积：左睾 15 mL、右睾 16 mL；精液分析：乳白色，量 2.5 mL，60 分钟不液化，pH 7.5；计数 32×10^6/mL，PR+NP 23%，正常精子率为 3.56%。现代医学诊断：少弱畸形精子症。中医诊断：艰嗣。辨证：脾胃湿热。治法：健脾和胃、清热利湿。方用自拟健脾生精方加生地黄 15 g，枸杞子 15 g，五味子 10 g。7 剂，水煎服，每天 1 剂，早晚分服。嘱患者戒酒，增加体育锻炼，避免熬夜，心情舒畅。

2014 年 3 月 15 日二诊：肢体困倦、胸闷欲呕、阴囊潮湿均有所好转，食欲改善，仍感腰酸乏力，近来工作繁忙，睡眠欠佳，舌淡、苔白腻，脉滑。精液常规检查：精液 30 分钟内液化，计数 39×10^6/mL，PR+NP 20%，正常精子率为 4%。患者湿热渐除，但脾肾仍虚，证为脾肾两虚，改用益气健脾、补肾强精，方用益气强精汤加陈皮 15 g，酸枣仁 20 g。30 剂，用法同前。

2014 年 4 月 13 日三诊：患者腰酸乏力减轻，胸闷欲呕、阴囊潮湿等症状均消失，食欲转佳，夜寐稍安，舌淡、苔白腻，脉滑。精液常规检查：精液 30 分钟内液化，计数 42×10^6/mL，PR+NP 38%，正常精子率为 4%。治法：

补肾健脾、开胃助运。方用六五生精汤合二陈汤加淫羊藿 15 g，杜仲 10 g，30 剂。由于外地患者不方便每月来京，嘱患者用完此药，原方再进 30 剂。

2014 年 6 月 2 日四诊：患者来诊，自述坚持服药后诸症皆除，大便成形，复查精液常规正常，嘱患者停药，坚持运动。半年后电话随访育一子。

【按语】

男性不育受多种因素的控制，临床上表现出复杂的症状，单从一个方面辨证论治往往收效不明显，在治疗过程中应该根据症状，灵活变换治疗方案。患者起初因生活习惯导致湿热内蕴，又长期服用补肾药滋腻碍脾，故首诊健脾和胃、清热利湿，以通为补；二诊时湿热渐除，脾肾仍虚，减少清热利湿药，增加健脾药以生化源；三诊时脾虚症状有所缓解，遂增加补肾药量，但不忘健脾开运，以防脾虚湿恋。同时要注意患者生活习惯及影响不育的各种因素，做到整体调节，全面康复。

【参考文献】

[1] 辛重强，王福，高庆和，等.郭军教授从脾胃论治少弱畸精子症经验探析 [J].
环球中医药，2016，9（5）：606-607.

第二节　精索静脉曲张

崔云教授中医论治精索静脉曲张致不育症经验

【名医简介】

崔云教授为中华中医药学会男科分会副主任委员，浙江省名中医，浙江中医药大学博士研究生导师，从事男科疾病临床和科研工作 30 余载，用药思路精巧，颇具特色，临床诊治男性病经验丰富，收效显著。

【经典名方】

桃红四物汤（源于《医宗金鉴》）

组成：当归、熟地黄、川芎、白芍、桃仁、红花各 15 g。

原文：若血多有块，色紫稠黏，乃内有瘀血，用四物汤加桃仁、红花破之，名桃红四物汤。

【学术思想】

崔教授在治疗该症时惯用对药，如常用当归与桑椹配伍，二者配伍，寒温并用，阴阳双补，药性不燥不烈，中正平和，活血补血，滋补肝肾之功尤显。用于治疗该症之肝肾不足型所致的精液异常，颇有良效，或用黄精与威灵仙配伍，二者伍之，宣疏通导，填精生髓之功倍增，对于该症引起的无精、少精子症或精子活力低的治疗，可获奇效，或用秦皮与车前子配伍，二药配对，有相须之妙，其通利精道、益精种子之效尤显。

【诊断思路】

肾藏精、主生殖，肾之生殖之精是人类繁衍的根本条件。肝藏血，肾藏精，精血相互滋生。足少阴之筋结于阴器，肾主二便；足厥阴经脉循阴器，肝主宗筋，因此肝肾亏虚，寒滞厥阴是发病的内在病理基础。日久则瘀血滞留，脉络阻塞，以致脉络扩张、迂曲、显露，是本病的病机特点，如《医林改错》曰："青筋暴露，非筋也，现于皮肤者，血管也，血管青者，内有瘀血也。"

【治疗方法】

1. 活血化瘀，补益肝肾

肾乃人体先天之本，藏精，内寄真阴真阳；肝乃将军之官，主疏泄调达人一身之气机。"精血互生""肝肾同源"，又为母子关系，相互影响。崔云教授认为，该症的发病与肝肾两脏的功能状态关系密切，如先天禀赋不足，肾气不充，或性事过频，房事戕伐，伤肾耗精，精不生血，肝血亏虚，以致筋脉失养、脉络不和而发病。且久病入络，气滞血瘀，脉络瘀阻。临床常表现为阴囊青筋显露，坠胀疼痛，腰膝酸软，失眠多梦，左侧睾丸软小，阳痿，不育；舌暗红，苔薄腻，脉弦细。治以活血化瘀、补益肝肾。方用通精煎加减：丹参 20 g，白术 15 g，山药 20 g，川牛膝 15 g，当归尾 15 g，桃仁 10 g，鸡血藤 30 g，柴胡 10 g，生牡蛎 30 g，菟丝子 20 g，生黄芪 20 g。1 剂/日，水煎服，早、中、晚 3 次分服。

2. 温经通络，散寒导滞

足厥阴之脉绕循阴器，抵少腹，肝主宗筋，阴器乃筋脉所会。崔教授认为，该症的发病，亦与寒滞肝脉密切相关，如久居湿地，或冒雨涉水，或房事后感寒，寒湿之邪内侵，凝滞肝脉，筋脉失养而发病。临床常表现为阴囊坠胀不适，睾丸阴冷酸痛，青筋暴露，精液异常，少精、弱精子症，左腹股沟酸胀，胸闷嗳气，舌暗，苔薄，脉沉细。治以温经通络、理气散寒导滞。方用当归四逆汤加减：当归 15 g，丹参 20 g，桂枝 12 g，通草 5 g，赤芍 15 g，玄参 10 g，红花 8 g，乌药 12 g，小茴香 8 g，桔梗 6 g，细辛 3 g，大枣 10 枚。1 剂/日，水煎服，早、中、晚 3 次分服。

3. 化瘀通络，活血止痛

崔教授认为，该症的发病，总由血瘀为患，瘀血既是一种病理产物，又作为一种致病因素而存在，贯穿于该病的始终。如强力举重，经久站立；或阴部创伤，致筋脉受损；或饮食不节，过食醇酒厚味，损伤脾胃，湿热内生、下注，均可致血络瘀滞而发病。临床常表现为阴囊青筋暴露，盘曲成团，睾丸坠胀、疼痛，伴面色晦暗，精液异常，死精、少精、弱精子症，舌质暗，苔薄，舌底脉络瘀阻，脉弦。治以化瘀通络、活血止痛。方用桃红四物汤加减：桃仁 10 g，红花 8 g，当归 15 g，延胡索 10 g，熟地黄 15 g，白芍 25 g，川芎 8 g，川牛膝 15 g，丹参 15 g，鸡血藤 30 g，大枣 10 枚。1 剂/日，水煎服，早、中、晚 3 次分服。

【治疗绝技】

崔教授根据多年临床实践经验，总结出经验方"通精灵"（崔云教授自拟方），药用：柴胡 8 g，炒露蜂房 5 g，红花 10 g，丹参 20 g，三七粉 6 g，枸杞子 15 g，五加皮 15 g，菟丝子 20 g，煅龙骨 30 g，煅牡蛎 30 g。该方来源于崔教授的多年临床实践，疗效确切。方中红花、丹参活血化瘀、祛瘀生新；柴胡、炒露蜂房入足厥阴肝经，疏肝理气通络；三七粉、枸杞子、五加皮、菟丝子补肾强精；煅龙骨、煅牡蛎入肝经，疏散精道郁结；全方共奏疏肝通络、活血祛瘀、补肾强精之功效。

【验案赏析】

患者，男，28 岁，2012 年 10 月 20 日初诊。因"结婚 4 年一直未避孕，2 年未育"就诊，其妻妇科检查正常。体格检查：外生殖器及第二性征发育正常，左侧精索静脉曲张 Ⅱ 度，可扪及似蚯蚓状的静脉团块，增加腹压时团块增大。卧位消失，立位时可见阴囊皮肤松弛，两侧睾丸高低不对称，精液检查：精液量为 2.9 mL；pH 7.1；精子密度 75.10 × 10^6/mL；液化时间 20 分钟；活力及分级：A 级精子 6.54%，B 级精子 29.00%，C 级精子 24.50%，D 级精子 39.96%，精子畸形率为 23.00%。症见阴囊坠胀、疼痛，站立过久及劳累后加重，伴面色晦暗，舌质暗淡，苔薄，脉弦。症脉参酌乃属脉络瘀阻，治当活血化瘀、通络止痛。方用桃红四物汤加减：桃仁 10 g，红花 8 g，当归 15 g，延胡索 10 g，熟地黄 15 g，白芍 25 g，威灵仙 30 g，黄精 15 g，丹参 15 g，鸡血藤 30 g，北秦皮 10 g，车前子 15 g，大枣 10 枚。1 剂/日，水煎服，早、中、晚 3 次分服。服药 2 周后复诊。

2012 年 11 月 3 日二诊：阴囊坠胀、疼痛均缓解。在原方基础上去桃仁、鸡血藤，加续断 15 g，桑椹 15 g。

2012 年 11 月 17 日三诊：诉服药后无不适，查体无特殊，阴囊坠胀、疼痛均消失，舌脉如常人。复查精液常规：精液量 3.5 mL，pH 7.5，精子密度 103.24 × 10^6/mL，液化时间 20 分钟，精子（A 级＋B 级）=21.00%＋19.00%，精子活率为 58.00%，精子畸形率为 9.00%。用药：生黄芪 30 g，党参 12 g，当归 15 g，熟地黄 15 g，生地黄 20 g，牡丹皮 15 g，威灵仙 30 g，黄精 15 g，赤芍 15 g，鸡血藤 30 g，北秦皮 10 g，车前子 15 g，桂枝 6 g。1 剂/日，水煎服，早、中、晚 3 次分服。嘱其继用上方，并开始备孕，其间算好排卵期、排精期，以增加其妻受孕概率。

2012 年 12 月 16 日来诊，告之其妻 B 超检查提示妊娠。2013 年 3 月 19 日电话随访，告之胎儿发育良好。

【按语】

崔教授认为本病的病理特点是血瘀阻络，所以在治疗时，活血化瘀应贯穿于疾病的全过程。活血化瘀药能改善微循环及血液流变学性质，改善睾丸的血液供应，促进组织的营养代谢。从患者职业、临床症状及体格检查看，可诊断为"筋瘤"，治以活血化瘀、通络止痛。方用桃红四物汤加减，方中除了选取当归、延胡索、桃仁、红花、丹参等活血通络止痛药治标外，又加入熟地黄、黄精、北秦皮、车前子、续断等益肾填精生髓之品治其本，可谓"标本兼顾"，诸药共奏疏肝通络、活血祛瘀、补肾强精之功效。肝脉得疏、瘀血得去、精道得通，故能有子。

【参考文献】

［1］部都，崔云，吴峻，等．崔云教授中医论治精索静脉曲张致不育症经验［J］．中国全科医学，2013，16（39）：3951-3953.

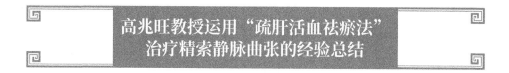

高兆旺教授运用"疏肝活血祛瘀法"治疗精索静脉曲张的经验总结

【名医简介】

高兆旺教授是山东中医药大学附属医院男科主任，主任医师，硕士研究生导师，山东高层次优秀中医临床人才学科骨干，具有丰富的中医男科理论和临床经验。

【经典名方】

柴胡疏肝散（源于《景岳全书》）

组成：陈皮、柴胡各6g，川芎、枳壳、芍药各4.5g，甘草（炙）1.5g，香附4.5g。

原文：若外邪未解而兼气逆胁痛者，宜柴胡疏肝散主之……柴胡疏肝散，治胁肋疼痛，寒热往来。

【学术思想】

高教授提出其主要病机是肝郁气滞、血络瘀阻，同时不单拘泥于肝的治疗，必须重视整体观念且需注重对肾和脾的治疗，整体兼顾，这样才能体现中医药的独特魅力。在临床实践中，对于临床症状严重影响生活质量伴有不育的患者，他主张中西医结合治疗效果更佳。对于症状较轻的患者运用中医药保守治疗，能有效缓解症状，改善患者生活质量，充分发挥中医药在此领域的优势。

【诊断思路】

高教授认为精索位于阴囊中，相当于中医解剖中的子系，《灵枢·经脉》记载，肝足厥阴之脉"循股阴，入毛中，过阴器，抵小腹……"肝经与男性泌尿和生殖系统有着密切关系，同样的观点在《外科真诠》中也有论述："阴囊属肝，肾子属肾，子之系属肝。"故此病当注重对于肝的治疗。同时高兆旺教授也注重对于"精室"概念的运用，认为精索属于"精室"的范畴，有生精、排精的功能，而精室生理功能正常发挥贵在流通，瘀滞则会影响其功能，出现一系列症状和男子生育功能的障碍，并且瘀久化热致使阴囊内温度升高对肾子有损伤，瘀热积于精室，阻塞精道，导致男性不育。

【治疗方法】

高教授在20多年男科的临床经验总结下提出运用疏肝活血祛瘀法治疗本病，认为其主要病机为肝郁气滞、血络瘀阻，方用由柴胡疏肝散化裁而来的疏肝活血汤加减，取得了很好的临床疗效。中医素来就有"治血先治肝"的思想。肝主疏泄、主藏血，在血液、水液的运行，情志的影响和生殖功能，全身气血的调和方面有着举足轻重的作用。此法首在疏肝，精索静脉曲张多为瘀滞为患，多种病理因素作用下肝疏泄失常，肝气郁结，气血运行不畅则发生气滞血瘀，出现阴囊青筋暴露、睾丸的坠胀疼痛、少腹的不适感，瘀久化热出现阴囊的灼热潮湿，进而影响男性的生殖功能，所以疏肝活血化瘀显得尤为重要，肝气舒则诸症自除。清代尤怡指出："肝体阴而用阳，此以酸甘补肝体，以辛味补肝用。"顺应其特性疏肝柔肝以恢复其正常生理功能，利于瘀滞的消散。中医素有"肝肾同源"之说，肾藏精，肝藏血，精血之间可以互相转化，故高教授认为在此病致男性生殖功能受损失时不应单纯的补益肾精，宜补益肝肾同时进行。

疏肝活血汤以柴胡疏肝散为基础方加减得来，柴胡疏肝散出自《医学统旨》，是活血理气的代表方剂，具有疏肝理气、活血止痛之功。高教授临床中在此基础上加当归、鬼箭羽得出疏肝活血汤治疗精索静脉曲张。方中柴胡疏解肝郁，又能升举脾胃阳气、顾护后天之本；香附疏肝行气止痛；川芎活血行气；加上陈皮、枳壳行气导滞；鬼箭羽入肝经，破血通经功效强；芍药、当归、甘草柔肝养血以适肝用；当归亦有活血之功；甘草调和诸药，诸药并用，肝气畅，气血通，筋瘤散，则病愈。在临证加减方面，如患者阴囊疼痛严重，加荔枝核、橘核、皂角刺；瘀血重者加丹参、红花；少精者加黄精、熟地黄、枸杞子滋补肝肾；伴有性功能障碍者加露蜂房、淫羊藿、锁阳；现代人因生活习惯而伴有湿热较重患者愈发增多，故加黄柏、栀子、连翘、车前子清热利湿；精液液化不正常者加黄柏、知母；脾胃虚者加山药、白术。

【治疗绝技】

精索静脉曲张是泌尿男科临床上极为常见的疾病，西医主张以手术治疗为主，手术可以消除病因，但是对已经受损组织功能的恢复无从下手。高教授认为肝郁气血瘀滞、络脉瘀阻为该病主要病机，贯穿疾病的整个发展过程，故以疏肝活血化瘀法治疗此病，但是同时他强调临床上不能一概而论，重视个体差异，结合临床表现和导致精索静脉曲张病因辨证论治，标本兼顾，才能在复杂多变的男科疾病中抓住重点，做到有的放矢。

【验案赏析】

患者，男，30岁，2019年11月20日初诊。主诉：左侧睾丸坠胀疼痛2年余，加重10天。患者2年前无诱因出现左侧阴囊睾丸坠痛，伴有小腹部不适感。曾到当地医院泌尿外科就诊，诊断为精索静脉曲张，予迈之灵（厂家不详）口服，效果欠佳，后建议其行手术治疗，患者拒绝。就诊时左侧阴囊睾丸坠痛不适伴有阴囊潮湿和小腹刺痛，纳尚可，眠一般，二便可，性情急躁，舌质暗，苔黄稍腻，脉弦。复查生殖系彩超：左侧精索静脉曲张Ⅱ度。中医诊断：筋瘤，瘀血阻络证。治法：疏肝活血祛瘀。高教授予疏肝活血汤加减，方药组成：柴胡12 g，当归9 g，白芍12 g，陈皮9 g，醋香附9 g，炒枳壳12 g，黄柏9 g，栀子6 g，鬼箭羽12 g，荔枝核9 g，川芎9 g，合欢皮9 g。7剂，每日1剂，水煎服400 mL，早晚温服。嘱调畅情志，忌烟酒，合理饮食。

2019年11月27日二诊：患者阴囊睾丸和小腹疼痛明显，阴囊偶有潮湿，睡眠改善，舌质暗，苔黄，脉弦。上方继服2周。

2019年12月11日三诊：患者无明显不适，嘱其继服原方1周。3个月后电话随访，患者没有明显不适，复查B超显示精索静脉未见反流信号。

【按语】

患者以左侧阴囊睾丸坠胀疼痛为主诉就诊，四诊合参，病属"筋瘤""瘀血阻络证"，血瘀日久阻滞脉络，气血运行不畅，不通则痛，故可出现脉络迂曲显露，肾子疼痛；过劳伤气，气为血之帅，气虚加重瘀滞，所以劳累时症状严重；瘀血在舌象和脉象上则表现为舌质暗，脉弦。高兆旺教授用疏肝活血汤加减以疏肝解郁、活血通络，使肝郁得解、气血得以运行通畅，则诸症自愈。经过 1 个月的悉心治疗，患者症状完全消失，效果明显，此法在临床上值得借鉴和参考。

【参考文献】

［1］李亚豪，高兆旺. 高兆旺教授运用"疏肝活血祛瘀法"治疗精索静脉曲张的经验总结［J］. 中医临床研究，2021，13（32）：91-92.

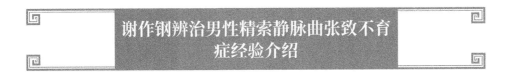

谢作钢辨治男性精索静脉曲张致不育症经验介绍

【名医简介】

谢作钢，主任中医师，第二批全国优秀中医临床人才，浙江省名中医，从事男科临床工作 30 余载，对男性不育有深刻的认识和独到的见解，在治疗上常用经方化裁。

【经典名方】

1. 加味补中益气汤（源于《万氏家抄方》）

组成：黄芩、黄芪、柴胡各一钱，半夏、芍药、人参、白术、当归各八分，甘草五分，升麻三分，陈皮六分。

2. 五子衍宗丸（源于《摄生众妙方》）

组成：枸杞子、菟丝子（酒蒸，捣饼）各 240 g，北五味子（研碎）

60 g，覆盆子（酒洗，去目）120 g，车前子（扬净）60 g。

调护：上为细末，炼蜜为丸，如梧桐子大。空腹时服90丸，睡前服50丸，温开水或淡盐汤送下，冬月用温酒送下。

【学术思想】

谢老师认为治疗男性不育只有在现代医学精确诊断基础上进行中医辨证，包括微观辨证，才能有的放矢、事半功倍；同时运用《黄帝内经》（简称《内经》）"阳化气，阴成形"的理论指导治疗男性不育，注重阴阳双调、阴阳微调；对于无证可辨者，从脾肾着手，运用五脏相关理论进行化裁。体现了中西汇通、辨证创新之学术特点。

【诊断思路】

谢老师在温习中医文献的基础上，参考精索静脉曲张的解剖学因素及导致不育的机制，提出"肝肾亏虚，中气下陷，下焦瘀毒"是精索静脉曲张的中医辨证要点。肝郁气滞、脾虚气陷终致下焦瘀血，瘀久必热，热郁化毒，所以下焦瘀毒是精索静脉曲张导致男性不育的最终病理结果。这与精索静脉曲张导致睾丸局部温度升高、生精小管变性、睾丸内二氧化碳蓄积、毒素反流等现代医学理论不谋而合。可见，精索静脉曲张不育症的病机特点是典型的本虚标实。

【治疗方法】

谢老师治疗精索静脉曲张不育症，针对肝肾亏损、气陷血瘀的特点，采取益气升阳与补肾活血相结合，常用补中益气汤、桂枝茯苓丸、五子衍宗丸三方化裁，名曰加味补中益气汤，处方：生黄芪30 g，炒党参、茯苓、赤芍、女贞子、覆盆子、菟丝子各15 g，炒白术、当归、桂枝各12 g，桃仁、牡丹皮、五味子各10 g，陈皮、升麻、柴胡各6 g。视病情可加土鳖虫更增活血之功，且其破而不峻，能行能和，性味咸寒，善入下焦血分；加黄精、制首乌补肝肾、益精血；加牡蛎软坚、收敛、益精。针对瘀热、瘀毒而言，由于气升瘀去毒自清，不必专注清热解毒。况且，桂枝茯苓丸中有牡丹皮、赤芍，已有凉血解毒之意。

【治疗绝技】

临床上遇到一些精液检查异常但无明显症状可辨的患者，即使从"微观辨证"的角度也难以找出证据，对于这些"无证可辨"的患者，谢老师以脾肾为切入点，常引《素问·上古天真论》曰："肾者主水，受五脏六腑之精而藏之。"谢老师认为人体的生育机制极为复杂，有些原理尚未明确，生殖之精虽为肾藏，但终究离不开五脏六腑之精的濡养，而五脏六腑之精又离不开脾胃化生与转输的水谷精微，因此，从脾肾入手，治疗"无证可辨"的男性不育患者，有较充足的理论依据，临床疗效也比较满意。谢老师治疗这一类患者，常用资生丸合五子衍宗丸。资生丸原为缪希雍先生为"妊娠三月，阳明脉养胎，阳明脉衰，胎无所养"而设，此处援为男子不育而治，卓有成效；五子衍宗丸出自《摄生众妙方》，载："男服此药，添精补髓，疏利肾气，不问下焦虚实寒热，服之自能平秘，旧称古今第一种子方。"另外，补肾还须遵从五脏相关理论，以进一步提高疗效，如金水相生（药如麦冬、五味子等）、心肾相交（药如夜交藤、珍珠母等）、肝肾同源（即精血同源，药如枸杞子、当归等）等治疗方法，颇为实用，这也是明代皇甫嘉《妙一斋医学正印种子编》所载中和种子丸的立方精髓。

【验案赏析】

徐某，男，29岁，2019年7月25日初诊。主诉：婚后2年未育。结婚2年来，女方胎停2次，平素月经正常，输卵管通畅，妇科内分泌检查未见异常。病史如上述，平时性生活正常，每周2～3次，无尿道炎、腮腺炎等病史，无烟酒等嗜好，无熬夜等不良生活习惯。诊见：神疲乏力，腰酸腿软，胃纳可，寐佳，大便正常，舌暗、苔白，脉细弱。查体：第二性征正常，两侧睾丸大小正常，左侧精索静脉曲张Ⅲ度；精液检查：精液量1.8 mL，pH 7.5，精子密度 $16.8 \times 10^6/mL$，PR 10.32%，PR+NP 23.12%，抗精子抗体（－），正常形态精子 2.3%，精子DNA碎片率（sperm DNA fragmen tation index，DFI）39.3%，精浆弹性蛋白酶 237 ng/mL；精液微生物培养：普通培养（－），支原体（－），衣原体（－）；血清性激素测定：正常范围；B超：左睾丸微石症，左侧精索静脉曲张，最宽径1.9 mm，乏氏试验内径3.0 mm。中医诊断：不育症，辨证属肝肾亏虚、气虚血瘀。治拟滋补肝肾、益气活血。予加味补中益气汤化裁，处方：生黄芪30 g，炒党参、茯苓、赤芍、菟丝子、女贞子、覆盆子、生牡蛎、酒黄精各 15 g，炒白术、当归、桂枝各 12 g，陈皮、升麻、柴胡各 6 g，桃仁、牡丹皮、五味子、土鳖虫各 10 g。14 剂，每天 1 剂，水煎，早、晚饭后 1 小时温服。

2019 年 8 月 9 日二诊：服药后，大便稍稀，无其他不适。予一诊方加生山楂 20 g。14 剂，每天 1 剂，煎服方法如上。

2019 年 8 月 22 日三诊：自诉上症好转。精液检查：精液量 2.3 mL，pH 7.5，浓度 22.1 × 10⁶/mL，PR 28.61%，PR+NP 45.32%，正常形态精子 3.5%，DFI 29.8%；B 超：左睾丸微石症，左侧精索静脉曲张，最宽径 1.6 mm，乏氏试验内径 2.6 mm。予原方 28 剂，调服如上。

2019 年 9 月 23 日四诊：近日入睡困难，牙龈偶有出血。精液检查：精液量 2.3 mL，pH 7.5，精子密度 31.41 × 10⁶/mL，PR 36.22%，PR+NP 49.13%，正常形态精子 4.3%，DFI 21.3%；B 超：左睾丸微石症，左侧精索静脉曲张，最宽径 1.5 mm，乏氏试验内径 1.9 mm。予原方改桂枝 9 g，去生山楂，加麦冬 18 g。28 剂，煎服方法如上。

2019 年 12 月 6 日患者来电，女方已有身孕。

【按语】

本案排除精浆感染因素后，明确诊断为精索静脉曲张不育症，结合脉症辨为肝肾亏虚、气虚血瘀证。患者伴有睾丸微石症，谢老师认为此亦属于肾虚血瘀范畴。故予加味补中益气汤益气升阳、补肾活血，另加酒黄精、生牡蛎、土鳖虫以加强补肾活血之力。二诊大便稀，加生山楂健脾止泻，又能活血；四诊牙龈出血、入睡困难，减桂枝，去生山楂，加麦冬，减少温阳之力，加大养阴之功。本案三诊、四诊后，精液检查各参数均有明显好转，而且 B 超检查提示精索静脉曲张明显减轻，此结果为加味补中益气汤治疗精索静脉曲张不育症提供客观疗效指标。

【参考文献】

[1] 王焱，谢作钢. 谢作钢辨治男性不育症经验介绍 [J]. 新中医，2022，54（2）：207-210.

陈胜辉教授治疗湿热毒瘀型精索静脉曲张经验体会

【名医简介】

陈胜辉教授，江西省名中医，博士研究生导师，从医30余载，现任南昌市生殖医院男科主任中医师。江西省卫生系统学术和技术带头人，南昌市男科医药研究科研示范基地学科带头人，南昌市政府特殊津贴专家，南昌市生殖医院院长。擅长将传统医学与现代医学融会贯通并用于男性不育的治疗中。

【经典名方】

仙方活命饮（源于《校注妇人良方》）

组成：白芷3g，贝母、防风、赤芍、当归尾、甘草节、皂角刺（炒）、山甲（炙）、天花粉、乳香、没药各6g，金银花、陈皮各9g。

调护：用酒一大碗，煎五七沸服。现代用法：水煎服，或水酒各半煎服。

【学术思想】

陈教授认为随着社会发展，男性多表现为肾虚为本，湿热、血瘀、气滞为标的本虚标实之象，当采用"以通为用"的原则，重视补肾祛瘀，合并清湿热、疏肝等。

【诊断思路】

1.肾虚为根本病机

陈教授认为，男子不育症是多种因素综合作用的结果，然而肾虚为其根本病因。肾藏精，主生殖，为先天之本，在男性的繁衍生殖过程中起着重要作用。男性的生殖系统与肾精和肾气密切相关，而天癸是否充盈又与肾气的盛衰密不可分。《内经》中首次提出以肾为中心的理论，并对男性生殖进行了系统的描述，其中还提到"天癸，精气也"，把天癸当作生殖功能成熟的标志，其来源于父母给予的先天之精，而其来与竭又和肾气、肾精充盛相关，肾气、肾精充盛，故得温煦与外溢，故能有子。《素问》中云：男子"二八肾气盛，天癸至，精气溢泻……故能有子""八八天癸竭，精少，肾脏衰……则齿发去",描述肾精从男性年幼开始逐渐充实,二八充实,形成精液,可生殖,八八年老,肾精枯竭,精液停。《灵枢》中说"生之来,谓之精""两神相搏,合而成形,常先身生,是谓精",认为肾中先天之精与脾胃的后天之精不断濡养,方产生生殖之精。所以男子的生殖功能变化取决于肾精的盛衰。

2. 血瘀为重要病机环节

脾为"后天之本",主运化水谷精微,输送后天之精以养脏腑,精室得滋养则生殖之精充足。《内经》中"肥者令人内热,甘者令人中满"描述了饮食偏好肥甘厚味所致的病变。现代人生活节奏快,压力大,饮食不佳,生活作息不规律,吸烟、酗酒等均易致脾损,出现脾虚,再与肾不足,则可导致气运无力、气不运血、血运不利,最终导致血运障碍发生血瘀,从而瘀阻精室,导致生殖之精化生受困。肾虚、脾虚、脾肾两虚都可因气虚导致无力行血,血行不畅则致瘀。瘀血形成后反而还会影响脾胃的升降功能,使脾虚更甚,脾虚则反使血瘀更甚,形成恶性因果。瘀血阻滞脉络,导致脾胃化生水谷精微不足,后天水谷精微匮乏,导致先天之精缺少滋养,瘀血同时导致血液运行不畅,肾脏的后天水谷精微与血液充养不足,共同导致生殖之精匮乏。由此可见血瘀也为影响不育的重要病机之一。

【治疗方法】

陈教授结合多年经验,提出"湿热毒瘀"理论与"以通为用,以通为养"的治疗原则,针对湿热毒瘀的病机,改用仙方活命饮加减:皂角刺30 g,金银花30 g,乳香10 g,没药10 g,黄柏30 g,怀牛膝45 g,天花粉30 g,酒当归30 g,延胡索15 g,黄芩15 g,川楝子15 g,赤芍15 g,陈皮15 g,防风15 g,川芎10 g,白术10 g,白芷10 g,甘草5 g,浙贝母5 g。方中金银花具有清热解毒功效,配用黄芩、黄柏清燥下焦湿热;怀牛膝具有活血通络、补肝肾、引诸药下行之功效,酒当归、赤芍、乳香、没药、延胡索、川楝子、陈皮共起行气活血、消肿止痛之功效;白芷、防风通滞散结,使热毒之邪从外透解;浙贝母、天花粉清热兼消散已凝聚之痰结和未成之脓;川芎、皂角刺具有通行经络、透脓溃坚之功;甘草清热解毒、调和诸药。诸药共起解毒祛瘀、益肾补虚之功效。本方原是用于疮疡三个阶段的通用方,但陈教授用于治疗本病,符合中医学异病同治、辨证论治的原则。

【治疗绝技】

陈教授认为当代生活水平改善，平日多食用肥甘厚腻、辛辣刺激之品，但由于工作、生活压力增大，多熬夜、酗酒、抽烟。男性多表现为肾虚为本，湿热、血瘀、气滞为标的本虚标实之象。使用仙方活命饮加减来达到解毒祛瘀、益肾补虚。陈教授认为湿热瘀毒造成气血流缓、通而不畅的运行特点，导致各种内外病因伤及气血而致血瘀，其病机特点为易滞易瘀、易入难出、易积成形，而其病理实质则为"不通"。本病治疗的同时应结合"以通为用，以通为养"的治疗原则，因此清热解毒化瘀成为治疗湿热毒瘀型不育症的重点。

【验案赏析】

王某，32岁，2020年5月15日于江西中医药大学附属生殖医院门诊就诊。患者自诉结婚4年，婚后未采取任何避孕措施，其妻一直未孕，遂来我院寻求治疗。患者从事销售行业，常因工作需要饮酒，自觉双侧腹股沟及睾丸处时长隐隐疼痛，休息后缓解，行走时偶加重，平日偶感腰酸软，口臭，便溏，阴部瘙痒，阴囊湿热，夏日加重，性生活时间较短。查体：患者形体较肥壮，器官外形正常，触诊可触及双侧精索增粗并有结节，按压疼痛，舌红，苔黄腻，脉滑数。彩超提示双侧精索静脉曲张Ⅱ度。精液常规检查：精液量1.8 mL，精子浓度$13 \times 10^6/mL$，PR+NP 27%，其中A级精子15%，精液液化时间30分钟，正常精子形态率1.9%，DFI 32.45%，精子质膜活性氧54.22%，线粒体活性氧31.39%，支原体感染阳性，其他检查未见明显异常。西医诊断：男性不育；双侧精索静脉曲张。中医诊断：不育症，湿热瘀毒证。治法：解毒祛瘀，育肾生精。拟方：仙方活命饮加减。具体方药：怀牛膝45 g，皂角刺30 g，金银花30 g，黄柏30 g，天花粉30 g，酒当归30 g，延胡索15 g，黄芩15 g，川楝子15 g，赤芍15 g，陈皮15 g，防风15 g，川芎10 g，白术10 g，白芷10 g，甘草5 g，浙贝母5 g，乳香10 g，没药10 g。共30剂，日1剂，早饭服用，阿奇霉素0.5 mg/d，7日。同时嘱患者作息规律，加强锻炼，避饮酒。1周后复查支原体感染阴性。

2020年6月20日二诊：患者诉疼痛症状显著减轻，腰膝酸软消失，其余无特殊不适。查体：舌红，苔黄，脉滑。续服，同前。

2020年7月24日三诊：患者诉疼痛消失，性功能已恢复正常，无其他不适。查体：舌红，苔薄白，脉滑。复查彩超提示血回流量减少。精液常规：精液量 2.6 mL，精子浓度 $22 \times 10^6/\text{mL}$，PR+NP 45%，其中 A 级精子 40%，正常精子形态率 3.4%，DFI 9.73%，精子质膜活性氧 12.28%，线粒体活性氧 16.60%。半年后，电话回访获知其妻已成功怀孕。

【按语】

该患者体形较为肥壮，较多饮酒，且患有精索静脉曲张，临床上患有精索静脉曲张的患者多有不同程度的精液质量影响，且结合该患者的其他情况，畸形率、DFI、氧化相关检查都有异常，最终导致不育。陈教授治疗本病采用"以通为用"的原则，认为当代生活水平改善，平日多食用肥甘厚腻、辛辣刺激之品，但由于工作、生活压力增大，多熬夜、酗酒、抽烟。男性多表现为肾虚为本，湿热、血瘀、气滞为标的本虚标实之象。使用仙方活命饮加减来达到解毒祛瘀、益肾补虚。陈教授认为湿热瘀毒造成气血流缓、通而不畅的运行特点，导致各种内外病因伤及气血而致血瘀，其病机特点为易滞易瘀、易入难出、易积成形，而其病理实质则为"不通"。本病治疗的同时应结合"以通为用，以通为养"的治疗原则，因此清热解毒化瘀成为治疗湿热毒瘀型不育症的重点。

【参考文献】

［1］周玉良，陈胜辉.陈胜辉教授治疗湿热毒瘀型男性不育经验体会［J］.现代诊断与治疗，2022，33（2）：183-185.

第二章 性功能障碍疾病

第一节 阳痿（勃起功能障碍）

国医大师熊继柏辨治阳痿经验

【名医简介】

熊继柏，国医大师，国家级名中医，湖南中医药大学教授、研究生导师，广州中医药大学博士研究生导师，香港浸会大学荣誉教授，湖南中医药大学第一附属医院特聘中医学术顾问。历任湖南中医药大学内经教研室主任、中医经典古籍教研室主任、学术委员会委员，并任中华中医药学会内经专业委员会委员。

【经典名方】

逍遥散（源于《太平惠民和剂局方》）

组成：甘草（微炙赤）半两，当归（去苗，锉，微炒）、茯苓（去皮，白者）、白芍、白术、柴胡（去苗）各一两。

原文：逍遥散，治血虚劳倦，五心烦热，肢体疼痛，头目昏重，心忡颊赤，口燥咽干，发热盗汗，减食嗜卧，及血热相搏，月水不调，脐腹胀痛，寒热如疟。又疗室女血弱阴虚，荣卫不和，痰嗽潮热，肌体羸瘦，渐成骨蒸。

【学术思想】

阳痿属于中医的优势病种，熊老学验俱丰，强调中医的生命力在于临床，善于灵活运用经典指导诊疗过程并遣方用药，临床治疗阳痿的经验丰富。熊老认为阳痿的发病与肾、肝、心、脾功能失调及情志异常有关。熊老治疗阳痿的个人独到经验有3点：①明辨虚实，分清寒热；②洞晓病源，知其所犯；③动物入药，攻补兼施。

【诊断思路】

"阳痿"作为病名最初记载于明代的《周慎斋遗书》，关于此病在《内经》中早有记载，多称其为"阴痿""阴器不用""阴痿不用"和"筋痿"。《内经》关于阳痿病因的论述较为全面，有责之于气虚过甚："气大衰而不起不用"；有归于寒热所伤："伤于寒则阴缩入，伤于热则纵挺不收"；可由悲、恐、多思等负面情绪导致："悲哀动中""恐惧而不解""思想无穷，所愿不得"；亦可归于房劳："入房太甚"。《诸病源候论·虚劳阴痿候》指出过劳会伤肾，肾精不能营养外肾可致阳痿。《严氏济生方·虚损论治》则认为真阳过于衰惫能导致阳痿，以血肉有情的膃肭脐丸治之。《明医杂著·男了阴痿》认为非但命门火衰，郁火过甚皆可致阳事不用。至《景岳全书》所设立"阳痿"篇，全面而详细地阐明其病因病机和辨治方法。

勃起功能障碍的主要症状有阴茎不能勃起、勃起硬度下降或勃起后逐渐痿软而至难以顺利完成性生活。阳痿常伴有遗精、早泄、少弱精子症；肾精不足者常见精力欠佳、腰膝乏力、头昏耳鸣等症状；肾阳虚者多见畏寒肢冷，阴囊冰冷潮湿，阴茎短缩，小便清白、频多等症；因血瘀、湿热等实证所致阳痿者，多有会阴胀痛，小便涩痛、不畅等症。历代医家对于阳痿一病的论述既全面又具体，其治疗经验相当丰富，限于时代及患者群体不同，各家的证治思路又各有侧重。阳痿的发病与肾、肝、心、脾功能失调及情志异常有关。究其病因病机，可概括为以下几点：情志所伤、湿热伤筋、寒热所伤、心脾两伤、脾胃不足、色欲过度。

【治疗方法】

1.肝气郁结

肝气郁结阳事不起或痿软不坚，心烦多怒或抑郁难疏，胸胁胀闷，脘腹不适，胃纳欠佳，大便溏薄，苔薄，脉弦。既往易为情志所伤。治当疏肝解郁。方用逍遥散加减。

2. 心肾惊恐

心肾惊恐阳痿不举，或举而不坚，凡有临近房事则心悸怔忡，并有苦闷不舒，素有多疑而怯懦，寐差多梦，腰膝酸软乏力，舌淡苔薄白，脉弦细或细弱无力。治当滋肾养肝宁神。方用当归芍药散合二仙汤加减治疗。

3. 湿热伤筋

阳事难起，或阴茎易举而不坚，会阴潮湿，下肢乏而困重，体倦无力，大便溏、便后不爽，溲短而赤，舌红，苔黄腻，脉滑数或沉滑。治法宜清热利湿。方用龙胆泻肝汤加减，若湿热下注兼有下元虚寒，可用萆薢分清饮加黄柏化裁。

4. 肾阳亏虚

阳事不举，精少清冷，会阴部湿冷，甚则阴茎短缩，腰膝乏力，畏寒肢冷，头晕耳鸣，精力不济，面色㿠白，舌淡，苔薄白，脉沉细，右尺尤甚。治法宜温补肾阳，益肾填精。方用右归丸、赞育丹、二仙丹加减。

5. 肾阴亏虚

阴茎勃起不坚、不久，可渐至痿软不举，伴腰膝酸软，头晕作眩，寐差多梦，遗精，形羸体瘦，舌红少津，脉细数。治法宜滋阴补肾。方用左归丸化裁，亦可用二地鳖甲煎加减。

6. 心脾两虚

阴茎临房不举，或举而不坚、不久，伴心悸不宁，精神不振，夜寐多梦，纳食不香，疲倦无力，面部少华，舌淡，苔薄白，脉细。治法宜补益心脾。方用归脾汤加减。

7. 脾虚胃弱

阴茎勃起而不坚，纳差，脘腹胀闷，身体倦怠，四肢乏力，面色萎黄，舌淡，苔薄，脉沉弱。治法宜补脾益胃。方用参苓白术散加减。

【治疗绝技】

1. 明辨虚实，分清寒热

本病需辨清虚实，肝郁气滞、湿热伤筋等多属实证；心神惊恐、命火衰惫等则为虚证。年轻或素体强健之人，以实证居多；年老或先天禀赋羸弱之人，多有虚证或虚实夹杂证。本病证型繁多，复杂多变，其寒热性质不尽相同。热邪属阳可伤精耗血，且常挟湿而犯肝经，临床多兼见会阴部潮湿，舌苔黄腻。寒为阴邪，性收引凝聚，易折损阳气，可导致阴囊湿冷、少腹拘急，亦有寒邪客于肝经，可致阴茎萎缩而显短小，遇冷则愈加短小。此外，阳痿尚有虚寒和虚热证，但临床以虚寒证居多，《景岳全书·阳痿》记载："火衰者十居七八，而火盛者仅有之耳。"虚寒证型之患者，多兼见畏寒而腰膝乏力，小溲清长，夜尿频多，舌淡，脉沉细迟。

2. 洞晓病源，知其所犯

病因不同，阳痿的病位也有不同。因情志不畅、发怒等情绪障碍，病位多在肝；突遇惊吓、持续恐惧之人，多病在心、肾；湿邪挟热而入，多犯肝经；饮食积聚、运化不及而致湿热内生者，往往先犯脾，后侮肝；沉湎房事而不知节，则病多在肾，甚则阴阳俱损。从临证看，多脏同病者较为多见，单一因素致病者少见。

3. 动物入药，攻补兼施

熊老在阳痿治疗中多用动物药，尤以海龙、海马、鹿筋、蜈蚣为最常用。海马、鹿筋等可峻补精血，海龙、蜈蚣等有疏通走窜之力，使肝气条畅，也可令补而不滞。熊老认为阳痿发病难见单纯虚证或实证，多数患者可见肾（命门）的虚损与肝气失于条畅，在熊老的医案里可以看出，阳痿实证都以攻补兼施之法。肾主生殖、司前后二阴，人体一切生殖活动都与肾密切相关，张介宾提出命门是"水火之宅""元气之根"的说法，认为五脏阴阳根于肾中阴阳；肝主疏泄、主宗筋，肝木不能疏达、肝血不能正常输布、宗筋不得濡养，亦可致阳痿不起，《医述·阳痿》引《明医杂著·男子阴痿》按语中谓："阴茎属肝之经络。盖肝者木也，如木得湛露则森立，遇酷热则萎悴。"

【验案赏析】

患者，男，39 岁，2004 年 12 月 3 日初诊。诉近 1 年性功能下降，曾服用大量温肾壮阳药，亦曾外用促进性功能的药物，疗效均不显，经朋友介绍，前来就诊。刻下有心烦，易怒。舌苔薄黄，脉弦细。西医诊断：勃起功能障碍。中医诊断：阳痿。治疗：疏肝解郁。方用逍遥散加减：当归 10 g，白芍 10 g，柴胡 10 g，茯苓 15 g，炒白术 10 g，甘草 6 g，炒麦芽 20 g，小海龙 10 g。15 剂，每日 1 剂，水煎分 2 次服。

2005 年 1 月 12 日二诊：诉性功能略有改善，心烦亦减。舌苔薄黄，脉弦细。拟原方化裁，去炒麦芽，加仙茅 20 g，淫羊藿 10 g，巴戟天 20 g，蛇床子 10 g。再进 15 剂，煎服法同前。

2005 年 2 月 1 日三诊：诉性功能大有改善，余症皆不显。舌苔薄黄，脉弦细。拟原方丸料 1 剂，巩固疗效。处方：当归 40 g，白芍 40 g，柴胡 40 g，茯苓 40 g，炒白术 40 g，甘草 20 g，海马 80 g，仙茅 50 g，淫羊藿 50 g，巴戟天 50 g，蛇床子 50 g。合碾细末，以炼蜜成丸，如黄豆大，早晚各服 30 粒。服后痊愈。

【按语】

本案心烦、易怒等皆属肝郁不舒之候，取逍遥散使肝气条达，阳痿自愈。汤者荡也，益获速效，故先以汤药治之，为患者树立信心，再以丸药巩固疗效而收全功。传统剂型在当下应用最多的就是汤剂，但长期慢性病可酌情考虑使用丸、散、膏等剂型，方便患者坚持服药。

【参考文献】

［1］刘子毓，张正元，张伦忠，等 . 国医大师熊继柏辨治阳痿经验［J］. 中华中医药杂志，2020，35（4）：1797 - 1800.

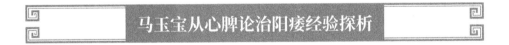

马玉宝从心脾论治阳痿经验探析

【名医简介】

马玉宝，宁夏医科大学总医院中医科主任，教授，主任医师，硕士研究生导师，第六批全国老中医药专家学术经验继承工作指导老师，宁夏第二批名老中医经验师承指导老师，从事临床及科研工作 30 余年。善于针药并用。多年来在解决顽固性呃逆、术后尿潴留、不全性肠梗阻、肝硬化腹水、传染性扁平疣、乳腺增生、功能性子宫出血、全身瘙痒、遗精、阳痿、慢性胃炎、胃溃疡、胃下垂、神经症等方面积累了较为成熟的经验。

【经典名方】

1. 生脉饮（源于《医学启源》）

组成：人参9g，麦冬9g，五味子6g。

原文：生脉散，补肺中元气不足，须用之。

2. 四君子汤（源于《太平惠民和剂局方》）

组成：人参、白术、茯苓各9g，甘草6g。

原文：治荣卫气虚，脏腑怯弱，心腹胀满，全不思食，肠鸣泄泻，呕哕吐逆，大宜服之。人参（去芦），甘草（炙），茯苓（去皮），白术，各等分。右为细末，每服二钱，水一盏，煎至七分，通口服，不拘时。入盐少许，白汤点亦得。常服温和脾胃，进益饮食，辟寒邪、瘴雾气。

【学术思想】

马教授认为，临证中阳痿的发生与心脾关系密切，患者多因劳倦、思虑，或久病损耗，气血生化乏源，宗筋失养而致阳痿发生，正如《景岳全书·阳痿》曰："凡思虑、焦劳、忧郁太过者，多致阳痿。盖阴阳总宗筋之会……若以忧思太过，抑损心脾，则病及阳明冲脉……气血亏而阳道斯不振矣。"

【诊断思路】

1. 心与阳痿的关系

《素问·灵兰秘典论》载："心者，君主之官也，神明出焉。"《灵枢·本神》亦曰："任物者谓之心。"心主神明即主持人之精神思维，其中包括情欲活动。男子阴茎勃起首要是心有所想，即性交欲望。研究表明，当男子因性的思维、想象等刺激大脑皮层，经由脊髓胸腰段勃起中枢传递，作用于阴茎海绵体，使阴茎动脉血管扩张，血液大量流入阴茎海绵体；同时，阴茎静脉血管收缩，流出血液减少，使阴茎勃起。同时，《素问·痿论》又曰："心主身之血脉。"血行机体脉管之内，赖心气之温煦推动以行全身。心气旺盛、心血充足，则血行畅通，宗筋得以濡养，阴茎欲举而能勃起。因此，宗筋即阴茎的勃起依赖心血灌溉，心气温煦推动；性事欲念的唤起有赖心神所主。

陈士铎《辨证录》指出："人有交感之时，忽然阴痿不举，百计引之，终不能鼓勇而战，人以为命门火衰，谁知是心气之不足乎。"指出凡治阴痿之病，必须上补心而下补肾，心肾两旺，始能起痿。陈士铎方用起阴汤，并指出"此方大补心肾之气，不十分去温命门之火，而火气自旺"。因此，马教授临证中补心气、调心神，多以生脉饮为主方，配合黄芪、肉桂、远志、柏子仁之品补益心之气阴，温补心之君火，多见效如桴鼓。

2. 脾与阳痿的关系

宗筋赖脾胃化生气血以濡养。《灵枢·九针论》曰："阳明多血多气。"《素问·痿论》："阳明者，五脏六腑之海，主润宗筋，宗筋主束骨而利机关也。"故脾胃气血充足，宗筋得以濡养而勃起。若宗筋失却阳明气血濡养，则如《素问·太阴明论》所言："筋骨肌肉皆无气以生，故不用焉。"

此外，若中气亏虚，脾失运化而湿浊内生、下注阴筋，可见阳痿，尿有余沥或夜尿频数等症状，即《素问·本病论》曰："太阴不退位……湿令不去，民病四肢少力，食欲不下，泄注淋满，足胫寒，阴痿闭塞，失溺小便数。"

因此，在阳痿治疗上，马教授遵《灵枢·根结》"故痿疾者，取之阳明"之训，治痿根从阳明，健脾益气，升清降浊，临证中多选择四君子汤、平胃散之属化裁。

【治疗方法】

马教授临证善从心脾论治阳痿，方药多以生脉饮配合四君子汤化裁，药用红参、麦冬、五味子、炒白术、茯苓、山药、山萸肉、桑寄生、杜仲、肉桂、益智仁、熟地黄、阳起石、桂枝、生龙骨等，同时在剂量上，善用重剂以起沉疴。

对于生脉饮的使用，临床中根据患者阳气损伤程度，重者施以药性偏热、具有振阳之功的红参 10～30 g 补益心气，《神农本草经》指出其"主补五脏，安精神"；较轻者采用药性平和的太子参 30～60 g 气阴双补，《本草从新》曰其"大补元气"。对于四君子汤的使用，脾胃气虚较显者，多施以党参 30～60 g 健脾益气，《本草从新》谓之"补中益气，和脾胃"；炒白术 60～90 g，茯苓 20～40 g 健脾利湿，若心脾不足而睡眠较浅则以茯神 20～60 g 健脾养心安神，心脾并调。气足则血化生有源，心血灌溉而痿得治。

马教授在以上两方基础上，结合《辨证录》起阴汤之意，常配合性微温的生黄芪 50～120 g 补中益气；山药 30～60 g 补益脾肾，《神农本草经》谓之"补中益气力，长肌肉"；益智仁温脾暖肾，王好古曰其"益脾胃，理元气，补肾虚，滑沥"；临床中配入肉桂、桂枝可以温补心火心阳，萌动春心；生龙骨潜心安神。

《素问·灵兰秘典论》曰："肾者，作强之官，伎巧出焉"，表明肾气对机体具有整体的温煦推动作用；临证中病机多心脾虚损，久则及肾。同时遵《伤寒论》"自利不渴，属太阴……当温之，宜服四逆辈"，马教授提出脾胃病久则需补肾以强中的用药思路，方药中加山萸肉 30～50 g，桑寄生 10～20 g，杜仲 10～20 g，熟地黄 20～30 g，阳起石 30～60 g 等补肾以健脾气、助心阳，最终达到心脾并调，宗筋得养以去痿。

【治疗绝技】

阳痿为临床常见病证，严重影响男性健康，临床多从补肾壮火施治。马教授以中医文献研究为基础，结合自身临床经验，另辟蹊径，从心脾两脏论治，提出调心健脾、宁心定志、充泽宗筋的治痿之法，采用生脉饮合四君子汤化裁予以治疗。同时，注重药物的重剂使用，在突出心脾治疗特色之时兼顾补益肝肾而获良效，为临床阳痿证治提供了较好的思路与方法。

【验案赏析】

徐某，男，30 岁，2018 年 3 月 1 日初诊。阴茎勃起不坚伴早泄 3 个月余。患者自诉 3 个月前同房时出现阴茎勃起不坚，早泄。初诊：阴茎勃起不坚、早泄，无尿频、尿急及尿后余沥，自感口淡略干，言语少，易疲劳出汗，四肢乏力，偶有胸闷心慌气短，食纳一般，睡眠质量较差，入睡较浅，半夜醒后不易入睡，无明显腰腿酸困，无夜尿现象，二便调。面色萎黄无泽，舌质淡胖、苔薄白，脉沉细。既往体健，有手淫史。中医诊断：阳痿，心脾两虚。方药：太子参、益智仁各 40 g，麦冬、五味子、杜仲各 10 g，茯神、山药、桑寄生、柏子仁各 20 g，炒白术、生龙骨各 30 g，阳起石、生黄芪各 60 g，炒酸枣仁 90 g，淡附片（开水先煎）6 g，三七粉（冲）3 g。6 剂，每日 1 剂，水煎服，嘱患者每剂药煎 3 次，每次煎取 150 mL，随煎随服，每日 3 次，服药期间忌房事，晚餐少食。

2018 年 3 月 8 日二诊：自诉服药后神疲乏力、出汗显著减轻，晨勃次数增加，阴茎勃起硬度增加，胸闷心慌气短、出汗已不明显，睡眠改善，舌质淡胖、苔薄白，脉沉细。效不更方，据症调整方药：党参 50 g，麦冬、五味子、小茴香各10g，茯苓、炒白术、益智仁、生龙骨各30g，山药、桑寄生、柏子仁各20g，生黄芪90g，阳起石、炒酸枣仁各60g，淡附片（开水先煎）12g，三七粉（冲）3g。10剂，水煎服同前。

2018年3月22日三诊：服药后精神状态良好，疲劳感消失，阴茎勃起硬度较好，睡眠踏实，舌质淡、苔薄白，脉细和缓有力。据症调整方药：党参、炙黄芪、炒酸枣仁各60g，茯苓、炒白术、益智仁各30g，山药、杜仲、阳起石、生龙骨各20g，桂枝、当归、淡附片（开水先煎）、小茴香各10g，柴胡6g。10剂，水煎服同前。

2018年4月12日四诊：服药后阴茎勃起坚硬，且较持久，睡眠良好，舌质淡、苔薄白，脉象和缓有力。调整方药，从脾胃治痿以善后，药用：党参、炙黄芪各60g，益智仁、山药各30g，杜仲、阳起石、生龙骨各20g，茯苓、炒白术各15g，桂枝、当归、小茴香各10g，柴胡、淡附片（开水先煎）各6g，肉桂3g。10剂，水煎服同前。患者服药后效果良好，早泄消失，性生活满意。

【按语】

《素问·上古天真论》指出，男子"四八，筋骨隆盛，肌肉满壮。五八，肾气衰，发堕齿槁。六八，阳气衰竭于上，面焦，发鬓斑白"，本例患者年仅30岁，正值青年，因手淫所致精气耗损发病。年少而痿多见于言语少、心理压力较大，胸闷心慌气短、出汗、睡后易醒则因伤及心气，口淡、神疲乏力则因伤及脾胃之气。心气不足则心血行而无力、灌溉阴茎不足；脾胃亏损则气血生化乏源，阴茎等宗筋失却濡养，故而阴茎勃起不坚，气虚不固摄而早泄。

马教授紧扣阳痿心脾两虚之中医病机，采用生脉饮补心气，重用太子参、生龙骨、炒酸枣仁、三七粉等补心养血、益气安神。同时，遵《素问·痿论》中"阳明虚则宗筋纵""治痿者独取阳明"，以四君子汤健脾益胃，配合起阴汤之意重用炒白术、生黄芪、益智仁调补中焦脾胃之气。此外，结合《伤寒论》"自利不渴，属太阴……当温之，宜服四逆辈"之训，补肾以强中，配以杜仲、阳起石、淡附片补肾以健脾强心；小茴香味辛性温，归肝、肾、膀胱、胃经，《本草汇言》曰："温中快气之药也"，李杲指出其可"补命门不足"，《伤寒蕴要》有"暖丹田"之述，脾肾并调，故而获得佳效。

【参考文献】

[1] 李卫强, 马玉宝, 韩金荣. 马玉宝从心脾论治阳痿经验探析 [J]. 山西中医, 2018, 34 (12): 6-8.

李曰庆教授治疗阳痿临床思路及经验

【名医简介】

李曰庆教授, 主任医师, 北京中医药大学博士研究生导师, 曾任北京中医药大学东直门医院院长, 北京中医药大学临床学位分会主席, 北京市重点学科——中医外科学学科带头人。享受国务院政府特殊津贴。长期从事泌尿外科和男科的临床、教学和科研工作, 能熟练运用中西医结合方法治疗前列腺疾病、男性不育、性功能障碍、性传播疾病、泌尿系统肿瘤、泌尿系统结石等, 积累了丰富的经验。

【经典名方】

二仙汤（源于《妇产科学》）

组成: 仙茅9g, 淫羊藿9g, 当归9g, 巴戟天9g, 黄柏4.5g, 知母4.5g。

【学术思想】

李老通过40余年治疗阳痿的临床经验, 溯本求源、临床验效, 积累了很多宝贵的经验。李老认为阳痿的病因与心、肝、肾的关系密不可分, 本虚标实者为多, 其病因多肾虚为本, 肝郁为标, 偶尔兼夹心肾不交, 故临床治疗当从心、肝、肾论治, 以补肾、疏肝、养心作为基本治疗原则, 同时兼顾身心同治、内外兼治、夫妻同治等, 在临床上取得了较佳的疗效, 对勃起功能改善明显。

【诊断思路】

阳痿，作为广大男性的难言之隐，是指性生活时阴茎无法持续达到和维持足够的勃起的一种疾病。我国学者2004年对一线城市2000余例成年男性的一项调查显示，阳痿的总患病率约为28.33%，其中40岁以上的男性患病率高达40.2%。治疗阳痿，西医常用5型磷酸二酯酶抑制剂如西地那非、他达拉非等对症治疗，见效迅速，但难以解决根本问题，同时缺乏对患者全面的评估治疗。

李老对阳痿的治疗有独到的经验，认为阳痿本虚标实者为多，其病因多肾虚为本、肝郁为标，时有心肾不交，兼夹瘀血为患。

1. 肾虚为本

肾的主要生理功能是藏元精、主生殖，同时又为水脏，主水、主纳气、主骨髓。肾中所藏的精气可分为先后天之精两部分。其中"先天之精"即是指禀受的玄阴玄阳之气，基数是固定的；后者与前者是相对的，指脾胃所运化出的水谷精气。肾气由肾精布散而来，是脏腑之气化生的根本。基于此，李老认为禀赋不足、久病体虚等可损伤先后天精气的因素均可致肾阳失充、宗筋失于温煦而引发阳痿，久病耗伤阴液以致无以濡养宗筋亦可引发阳痿。正如《素问·上古天真论》说："丈夫八岁，肾气实，发长齿更；二八，肾气盛，天癸至……七八……肾脏衰，形体皆极；八八，则齿发去。"古人以八年为一个计量单位，生动描述了男性生长、发育、衰老的整个生理变化过程。李老指出肾气的主要作用是促进人体生长发育，同时对性器官的发育情况有重要作用。现代医学研究表明，神经内分泌系统制约和支配着人体的生命活动，主要体现在下丘脑－垂体－靶腺组成的不同轴式结构上。中医的肾与下丘脑－垂体－性腺轴的功能活动关系十分密切。临床上发现，男科疾病患者中肾阳虚或肾气虚型的患者血清睾酮含量偏低或正常，同时催乳素和雌二醇的含量偏高或明显偏高。补肾不仅能明显改善症状，还可以调节血清中各种相关激素的水平。

2. 肝郁为标

在中医理论中，肝的主要生理作用是疏泄和藏血，主升主动，禀木象而生。在人体应于筋，其所属经脉之循行环绕阴器，在中医理论中习称为"刚脏"。李老认为正是由于肝的这种疏泄作用，才使其具备了理气机、畅情志，进而促进男子行精的功能。此外，肝在人体应于筋，若情志不畅，肝气失于疏泄，气机不舒，不能正常布散经络，以致经络不通，精微难以濡养宗筋，进而导致阳痿。李老据此指出，宗筋是指全身的筋络，阴筋自然在其中，其同样在肝血充分濡养的情况下才能伸缩自如。肝血化生不足可导致出现小腹挛痛、筋脉拘急、抽搐、阳痿等宗筋功能异常。不难看出，肝的生理病理状态与阳痿的发生、发展和预后的关系极其密切。

3. 心肾不交

李老认为心肾不交证型多见于过度劳心患者，伴随生活节奏的加快、工作压力的加大，过度劳心导致心脉暗耗。心者，君主之官，神明出焉。心经虽不直接连于阴器，但心作为君主之官，五脏六腑皆听命于心，心藏神、主神明，心神支配着人的各种生理活动，因此性功能也在其支配之下，故而心肾不交也是导致阳痿的原因之一。欲念引动君火，使得心气下交于肾，肾之相火起而应之，则心定肾强，阳道自然振奋。

4. 瘀阻宗筋

李老认为瘀阻宗筋证型多见于肝郁日久的患者，肝主统血，肝气郁结则气血运行不畅，日久生瘀，阻于宗筋，最终使得阴茎痿软不用。因此，在肾虚、肝郁等因素的影响下，阴茎的血液运行失常，脉络中出现瘀血阻滞，进而无法勃起。同时，瘀血也会影响气血的运行与新血的形成，使得血瘀进一步加重，慢慢会影响到整个阴茎络脉系统，使病情日趋复杂。李老提出血瘀是阳痿的终极病理产物，因此治疗阳痿时活血化瘀药物必不可少，且最好尽早应用并贯穿整个治疗过程。阳痿的血瘀征象多为舌质紫暗或有瘀斑瘀点，在治疗心、肝、脾、肾等功能失常脏腑的基础上，配合选用活血化瘀药物，尤其是其中的动物药，如炮山甲、炒土鳖虫、盐地龙、盐全蝎、烫蛤蚧、炒僵蚕、露蜂房等，通达血络，畅通气血。正所谓"食血之虫，飞者走络中气分，走者走络中血分，可谓无微不入，无坚不破"。

【治疗方法】

1. 助阳益肾，兼顾血瘀

李老认为此类治法多用于中老年患者，年龄是与阳痿发生相关性最大的危险因素，中医认为，男性从"五八"这个年龄段开始出现生理性肾虚，此类患者出现阳痿时多伴有肾虚的表现更是验证了这一点。李老治疗此类患者时常以补肾壮阳、活血祛风为法，选用右归丸为基本方进行斟酌加减。临床上补肾助阳之时，李老喜用狗肾、蛤蚧、鹿角胶等血肉有情之品，诸药均可温肾助阳、填精益髓；淫羊藿、巴戟天、肉桂等温补命门之火；同时用山茱萸、枸杞子滋阴益肾，养血柔肝，寓"善补阳者，必于阴中求阳"之妙；黄芪、白术可健脾补气，助脾胃生化气血；三七、蜈蚣、土鳖虫可活血化瘀；全蝎祛风通络，使全方共奏益肾补阳、活血胜风之效用。

2. 疏肝解郁，兼顾血栓

李老认为此类治法多用于肝郁日久的患者。随着社会结构的日益复杂，人们面临的压力和问题渐趋多样化，常常引发精神心理的异常，导致肝气郁滞，症见情绪低落、郁郁寡欢、胸胁胀痛、善太息、脉弦等。肝主疏泄，调畅情志，同时肝脉连于阴器，肝气不舒易致阴茎痿废不用。李老认为很多精神性阳痿患者都存在肝郁的情况，如若用疏肝理郁之法进行治疗，能取得较为满意的疗效。常以逍遥散进行加减，其中疏肝解郁常用柴胡、白蒺藜、白芍、郁金等药，同时配合当归又能缓急柔肝，尤为治疗肝郁血虚之佳品。此外肝郁日久，气血不畅，易致血瘀，兼用水蛭、土鳖虫等活血化瘀之药，往往可获全功。诸药合用，共奏疏肝养筋、益肾振痿之功。

3. 交通心肾，兼顾血瘀

李老认为此类治法多用于劳心过度、心肾不交的患者，亦可用于在心病基础上发生阳痿的患者，症见心悸失眠、腰膝酸软等。心藏神、主神明，为五脏六腑之大主，在脏腑协调中起主导作用。中医认为，人的精神、生理活动都受到心神的支配，性之生理活动亦是如此。在此过程中，心可养血脉而充精室，并在一定程度上起到司性欲的作用。正常情况下，心之君火下交于肾，肾之相火必起而应之，进而完成"水火既济"的小循环，使得人身保持稳态，心定而肾强，则阳道亦振奋。反之，若心神不安，难以调控脏腑功能，君相之间不能配合默契，易致阳道失充而痿软不举。张介宾有云："心不明则神无所主，而脏腑相使之道闭塞不通""凡思虑焦劳忧郁太过者，多致阳痿"即是如此。李老认为此类患者应交通心肾、活血化瘀，方用交泰丸加减。黄连、肉桂交通心肾，枸杞子、菟丝子补肾安神，水蛭、蜈蚣活血化瘀。

4. 身心同治

祖国传统医学认为，人体自身是一个有机的整体，因此在治疗疾病的过程中要注重身心同治。由于经济的快速发展、人们生活节奏的加快，心理层面的压力及精神疾病正在逐渐被人们所重视。身心疾病的特点之一就是经久不愈，对人体造成长久损害，阳痿亦是如此，阳痿的特殊性在于其病情缠绵、易复发。李老在临床中发现，男性患者看似强大，其实内心也很脆弱，偶然的失败会加重他们的心理负担，一旦出现勃起功能障碍，其心理的负面情绪就会长期困扰他，而负面的情绪又会加重其病情，形成一个恶性循环，因此李老提出首剂见效以增加患者信心，此时单纯的应用中药并不能在短时间内达到患者预期的目标，而中药联合 5 型磷酸二酯酶抑制剂应用就可以很好地解决这个问题。此外，通过对患者的心理调节疏导，可使患者负面情绪得到有效调节，提高患者自信心。因此，临床上治疗勃起功能障碍时，既要治疗其勃起功能本身，恢复阳道功能；又要缓解负面情绪的影响，消除潜在影响因素，进而达到身心同治的整体疗效。

5. 男女同治

阳痿作为男科常见病之一，具有一定的特殊性，该病虽身在一人，但却危害两人，因此在治疗时应重视患者配偶的作用。女性的情感因素作为影响男性性功能的主要因素之一，当性生活出现问题时，男方会因此而产生心理阴影，女方也会产生一定的负面情绪，继而表现为对丈夫的责备、失去信心，更可能产生在同房时配合度降低，严重时会产生焦虑、抑郁、烦躁，这些表现无疑会对患者的病情雪上加霜。因此，医师应在对患者进行诊治的同时，让其配偶在一旁听取讲解，并明确指出此病治疗关键是夫妻二人同时配合治疗，需要妻子的理解、配合、鼓励。嘱妻子在生活中要多关心丈夫，建立良好的夫妻感情是最好的良药。治疗疾病时，要充分考虑社会、人文因素，一名好的男科医师更是一名好的心理医师。

6. 计划治疗

导致阳痿的原因往往是多方面的，肾虚、肝郁、血瘀等不一而足，又常常相兼为病，它的发生、发展与人体多个系统、社会心理因素等密切相关，各因素间相互交叉，使得阳痿成为男科领域最有代表性和特殊性的顽疾，治疗起来往往需要一个比较长的过程，进行有计划、有目的的规范化处理，需要患者有足够的耐心和信心。

7. 综合治疗

李老认为男性勃起功障碍的病因和发病机制极为复杂，如果仅靠单一的治疗方法，其效果往往并不理想，需要采用多种方法综合治疗，既要关注患者因生物因素导致的病理改变而进行治疗，又要有侧重地对其心理方面的问题进行干预，同时结合患者所处生活、工作环境，多方位、综合治疗疾病，才能起到事半功倍的效果。此外，中医治疗手段极为广泛，李老指出，结合针灸、推拿、脐疗等方法治疗阳痿，效果也要比单用汤药更为显著。

【治疗绝技】

李老认为现代男科临床对阳痿的治疗已突破了传统观念，临床思维的不断拓展，治疗方法的不断创新，使得阳痿的治疗不局限于某一种方法。正确把握心、肝、脾、肾病机，做到有的放矢，从身体层面上升到精神层面，从整体角度开展疾病治疗，即身心同治原则。通过以上总结，相信身心同治原则对临床难治性阳痿能够起到有效的指导作用。

【验案赏析】

孙某，31岁，2016年10月17日初诊。诉勃起功能障碍5年，加重、完全不能勃起1年。患者结婚已5年，婚后即出现阴茎勃起不坚的情况，房事时勃起硬度不满意，但仍可插入，育一子后性功能逐渐减退，时不能插入，性欲下降，夫妇感情受到影响，其妻时常责备，却拒绝由女方主动行房事，致患者情绪渐显抑郁。近1年来患者房事时已完全不能勃起，亦无晨勃，几乎没有性欲，不能完成性生活，情绪抑郁，善太息，时有失眠，眠差多梦，神疲懒言，腰酸乏力，易困倦，易出汗。否认烟酒史，否认高血压，否认糖尿病，否认高脂血症。刻下症：精神萎顿，面有倦容，偶有口苦、口渴，舌质淡，苔薄黄，脉整体弦细，尺部沉细无力。诊断：阳痿。辨证：肾虚肝郁，兼有血瘀。治法：补肾助阳、疏肝振痿。处方：淫羊藿15g，巴戟天15g，柴胡10g，白芍15g，川芎12g，熟地黄12g，蜈蚣1条，枸杞子15g，菟丝子12g，丹参15g，五味子10g，锁阳15g，茯神15g，怀牛膝12g，丁香6g。并嘱早睡早起，强调夫妻双方要多相互关心和鼓励，保持心情舒畅，指导其妻同房时主动配合。

【按语】

患者就诊时，精神萎顿、面有倦容，腰酸乏力、神疲懒言，脉尺部沉细无力，为肾阳虚之象，因而方中以二仙汤为基础进行加减。方中仙茅、淫羊藿、巴戟天配合熟地黄、菟丝子、锁阳，起温肾阳、补肾精之效。但是分析患者起病之因，其妻过度责备致情绪抑郁、夫妻感情欠佳、口苦、口渴、善太息，肝郁之象明显，所以补肾同时以柴胡、当归、丁香疏肝行气解郁，又因患者眠差多梦，加用川芎、丹参、茯神、怀牛膝以养血宁心、引火归元。肝郁日久气血运行不畅，血瘀于阴器，致完全不能勃起，故以川芎、丹参、蜈蚣合丁香以行气活血。同时告诫夫妻双方应互相鼓励，以坚定治疗信心并减少肝郁诱因。

【参考文献】

［1］代恒恒，王继升，祝雨田，等．李曰庆教授治疗阳痿临床思路及经验［J］．中国性科学，2017，26（12）：82-85.

秦国政教授基于"脾主升清"论治静脉性阳痿经验浅析

【名医简介】

秦国政教授从事男科临床、科研、教学工作近40年，学验俱丰。主任医师、二级教授、云南省名中医。临床医学博士研究生，出站医学博士后，研究生导师。

【经典名方】

补中益气汤（源于《脾胃论》）

组成：黄芪15g，人参（党参）15g，白术10g，炙甘草15g，当归10g，陈皮6g，升麻6g，柴胡12g，生姜9片，大枣6枚。

原文：脾胃虚者，因饮食劳倦，心火亢甚，而乘其土位，其次肺气受邪，须用黄芪，而人参、甘草次之。脾胃一虚，肺气先绝，故用黄芪以益皮毛而固腠理，不令自汗；上喘气短，故以人参补之；心火乘脾，用炙草甘温以泻火热而补脾元，若脾胃急痛并大虚，腹中急缩，宜多用之，中满者减之；白术苦甘温，除胃中之热，利腰脐间血；胃中清气在下，必加升麻、柴胡以升之，引参、甘草甘温之气味上升，以补胃气之散，而实其表，又缓带脉之缩急；气乱于中，清浊相干，用去白陈皮以理之，又助阳气上升以散滞气，脾胃气虚，为阴火伤其生发之气，营血大亏，血减则心无所养，致令心满而烦，病名曰，故加甘辛微温之剂生阳气。

【学术思想】

秦教授对阳痿的诊治有着极为丰富的经验，其认为静脉性阳痿的发病与脾升清功能失常密切相关，故治疗时应从脾不升清入手，采用健脾益气、升阳举陷之法，恢复脾升清的功能，以保证阴茎勃起时阴茎静脉瓣充分关闭，维持阴茎充盈。

秦教授认为其发病基础为脾升清功能失常，临证运用健脾升阳举陷之法同时辅以解郁、补肾、活血之品，取得了良好的效果。秦教授基于"脾主升清"理论，四诊合参、辨证论治，治以健脾益气、升阳举陷，运用补中益气汤和升陷汤治疗静脉性阳痿，可改善患者临床症状，为中医治疗本病提供参考。

【诊断思路】

秦教授借鉴了历代医家对本病的认识，认为本病病位在宗筋，主责之于脾，多因中气不足，脾不升清，水谷精微物质不能上输于心、肺，气血生化乏源，阴茎静脉瓣失养；脾升举无力，阴茎静脉瓣位置不稳定，而导致瓣膜闭合功能失常，宗筋不充所致。脾主升清，即脾气可将水谷精微物质上输于心、肺，通过心主血脉和肺主宣发肃降的作用化生气血滋养阴茎、充润宗筋；若中气不足，脾失健运，脾不升清，气血的化生和输布障碍，阴茎静脉瓣失于濡养，静脉瓣闭合功能失常，发为本病。脾气亦有向上升举内脏、维持脏器位置稳定之功，阴茎静脉瓣关闭不全与脏器脱垂中医病机相似，故脾气升动可维持其瓣膜位置的相对稳定，防止其关闭不全；若脾气升举无力，脏器下陷，则阴茎静脉瓣关闭不全，发为本病。脾在体合肉，阴茎静脉瓣是人体特殊的一对肌肉，脾升清阳，化生气血，滋养瓣膜，才能发挥其正常的运动功能；若脾不升清，气血的化生和输布失常，则阴茎静脉瓣肌肉失养，运动无力，导致瓣膜关闭不全，发为本病。

【治疗方法】

秦教授认为静脉性阳痿多为中气不足、脾不升清以致阴茎静脉瓣失养、瓣膜位置不稳定而致静脉瓣关闭不全、宗筋失充所致，治疗本病应着重于恢复"脾主升清"的生理功能。《内经》曰："脾胃者……脾之宜升也明矣。"脾气宜升，脾气可向上升举脏器，维持内脏位置的稳定，脾气上升是防止内脏下垂的重要保障。脾气充足，则向上升举阴茎静脉瓣有力，瓣膜的闭合功能正常运行，阴器血脉充盈，性事功能正常。《素问·痿论》言："脾主身之肌肉。"脾升清阳可化生气血滋润全身肌肉，维持其正常的生理活动。脾健升清，则阴茎静脉瓣肌肉营养充足，活动强劲有力，闭合正常，维持阴茎内血液出入平衡。《临证指南医案·脾胃》有"脾宜升则健"的记载，脾升清阳则气血得以化生，阴茎静脉瓣得到充分滋养而发挥正常功能，宗筋充润则阳事兴。若平素脾胃虚弱，或病久耗伤，或思虑忧郁，加之饮食不节，嗜食肥甘厚味，内伤脾胃，致脾胃健运失常，脾失健运，清阳不升，则发为本病。《脾胃论》曰："百病皆由脾胃衰而生也。"《金匮要略》记载："四季脾旺不受邪。"故秦教授治疗本病以健脾益气、升阳举陷为治疗总则，以补中益气汤合升陷汤为主方。

补中益气汤是金元名医李东垣所著《脾胃论》中著名方剂，东垣创立脾胃学说强调脾胃中气不足、脾气不升而致病。补中益气汤的组成药物有黄芪、炙甘草、人参、当归、陈皮、升麻、柴胡、白术，其功效为补中益气、升阳举陷。升陷汤记载于张锡纯《医学衷中参西录》，其组成药物有生黄芪、桔梗、炒知母、炙升麻、炒柴胡，功效为益气升陷。方中炙黄芪性甘温，补脾胃中气，为主药，如《珍珠囊》中言："黄芪其用有五，补诸虚不足……壮脾胃。"《本草备要》中指出："黄芪……炙用补中，益元气。"太子参、白术、炙甘草三药合用奏益气健脾之功，合炙黄芪以补中气；当归可调补肝血，使阴茎气血充盈，充润宗筋；陈皮可理气和胃；方中炙升麻、炒柴胡二药为补中益气汤中"要药"，辛散升浮，可升脾胃清阳，与生黄芪相配，提升下陷的中气。方中生黄芪可补益脾胃中气、升举脾胃阳气。现代药理研究证实黄芪多糖有调节血液循环、增强免疫力等作用，重用黄芪有改善生殖系统局部血液循环的作用。炒柴胡、炙升麻与生黄芪同用，则中气复、脾阳升，桔梗引药上行，炒知母之寒可制约炙升麻、生黄芪之甘温，两方合用，共升下陷之中气，恢复脾升清阳之功。

【治疗绝技】

静脉性阳痿病因复杂，对男性的生活质量造成了严重影响，目前临床治疗多采用 5 型磷酸二酯酶抑制剂、手术等进行治疗，但效果不尽人意，无法解决患者的苦恼。秦教授认为其发病基础为脾升清功能失常，临证运用健脾升阳举陷之法同时辅以解郁、补肾、活血之品，取得了良好的效果。秦教授基于"脾主升清"理论，四诊合参、辨证论治，治以健脾益气、升阳举陷，运用补中益气汤和升陷汤治疗静脉性阳痿，可改善患者临床症状，为中医治疗本病提供参考。

【验案赏析】

高某，男，34岁，已婚，2020年9月28日初诊。主诉：勃起困难6月余。现病史：患者平素身体健康，6个月前无明显诱因出现勃起困难，自服"西地那非片"后效果不佳，故来我处就诊。刻下：勃起困难，同房时阴茎勃起硬度不够，阴茎勃起后易疲软，不能完成同房，平素晨勃硬度较差，性欲低下，情绪低落，纳呆，睡眠情况良好，二便调，舌质淡红，舌苔薄白，边有齿痕，脉沉细。既往史：否认高脂血症、高血压、糖尿病等慢性病病史；否认烟酒史，否认药物、食物过敏史。查体：外生殖器未见异常。辅助检查：前列腺液常规检查：卵磷脂小体（＋＋＋），白细胞0～5/HP；性六项检查未见明显异常；阴茎动静脉彩超结果：阴茎深动脉最高峰值流速：302 cm/s，阴茎背静脉最高峰值流速69 cm/s，阴茎背部静脉瓣功能不全。中医诊断：阳痿（脾虚气陷证）；西医诊断：勃起功能障碍（静脉性）。治法：健脾益气、升阳举陷。处方选用补中益气汤合升陷汤加味：炙黄芪50 g，太子参30 g，白术15 g，炙甘草10 g，当归15 g，陈皮10 g，炙升麻15 g，炒柴胡15 g，生黄芪30 g，炒知母10 g，桔梗10 g，炒九香虫10 g，郁金10 g，淫羊藿30 g，蜈蚣1条，枸杞子30 g，炒麦芽30 g，炒蒺藜30 g，丹参30 g。共7剂，水煎服，每日1剂，每次150 mL，早、中、晚餐后半小时温服，忌食辛辣、油腻、生冷饮食。

2020年10月12日二诊：患者病史同前，服药后无不适。刻下：勃起欠坚较前好转，勃起后易疲软，难以维持，同房困难，偶有晨勃，硬度较差，性欲较前改善，饮食睡眠可，大便稀，2次/日，小便无异常，舌质红，舌苔薄黄，脉沉细。续前方加炒白扁豆30 g。共14剂，煎服方法同前。

2020年10月22日三诊：患者病史同前，服药后无不适。刻下：诸症较前明显好转，可以完成同房，性欲尚可，有晨勃，硬度尚可，口干，睡眠饮食情况良好，大小便正常，舌质红，舌苔薄白，脉细弱。续前方加玉竹10 g。共7剂，巩固疗效，煎服方法同前。

【按语】

秦教授认为，静脉性阳痿的治疗，要坚持辨病与辨证相结合，把握住阴茎静脉瓣关闭不全的特点，注重中气不足、脾不升清的病机，以健脾益气、升阳举陷为治法，以调节阴茎静脉瓣开阖、调节阴茎血流为最终治疗导向。本例患者为青年男性，平素脾胃虚弱，加之病后焦虑忧郁，损伤脾胃，耗伤中气，以致清阳不升，气血的化生和输布失常，宗筋失充，故可见阴茎痿而不振。因此，选用补中益气汤合升陷汤加味治疗，阳痿患者均有肝郁、血瘀的存在，因此，在治疗时均可加入解郁和活血之品以增加疗效，故加用郁金、丹参、炒麦芽三药，丹参有活血之功；郁金可活血，兼有行气解郁之功；炒麦芽健脾消食，兼疏肝解郁。阳痿患者皆有肾虚的存在，故治疗阳痿时在辨证的基础上常加入补肾的药物，炒九香虫、淫羊藿、炒蒺藜、枸杞子为治疗阳痿常用对症药物。淫羊藿的传统功效为补益肾阳，现代药理学研究证实淫羊藿有雄激素样作用，可用于勃起功能障碍的治疗；炒九香虫、炒蒺藜均为温肾壮阳之品；枸杞子滋肝补肾。诸药合用，补脾胃中气，升脾胃清阳，气血生化有源，充养阴茎静脉瓣，恢复阴茎静脉瓣闭合功能，调节静脉瓣开阖，共奏充宗筋、兴阳事之功。

【参考文献】

[1] 李利超，王明凯，徐磊，等．秦国政教授基于"脾主升清"论治静脉性阳痿经验浅析 [J]．中国民族民间医药，2022，31（7）：103-106.

王国斌教授论治糖尿病阳痿经验

【名医简介】

王国斌教授为第五批全国名老中医药专家，河南中医药大学教授，主任医师，博士研究生导师。从医40余年，在长期的临床实践中，注重审证求因，辨证论治，大胆创新，学验俱丰，疗效显著。提倡衷中参西，中西医诊断，中医治疗。推崇经方，不悖时方，方证相对，有证有方，方证结合，擅用合方，喜用对药。近年来，王教授在临床中对糖尿病阳痿病机的认识及辨证论治方面，有独到见解，临床疗效显著。

【经典名方】

六味地黄汤（源于《景岳全书》）

组成：熟地黄 15 g，山萸肉 12 g，山药 12 g，牡丹皮 10 g，泽泻 10 g，茯苓 10 g。

原文：六味地黄汤，论妇人经病，头弦目胀，腰胁痛连小腹，四肢清冷，不思饮食，其脉肝肾大而无力，或沉而涩，脾脉浮弦而迟，命门脉浮大而散，其经来六七日淋沥不止。此得之郁怒伤肝，劳倦伤脾，肾气虚而脾气陷也。以补中益气汤合六味地黄汤，加何首乌、阿胶主之。

【学术思想】

王教授在 40 余年临证中，承古拓新，古今并用，对糖尿病阳痿有清晰的认识，形成了完善的辨证诊疗体系。认为糖尿病阳痿分为新病、久病两种，病位涉及肝、脾、肾，并以六味地黄汤为主方，加减治疗，收到显著疗效。

【诊断思路】

王教授认为消渴日久，易发生以下两种病变：①阴损及阳，阴阳俱虚。消渴虽以阴虚为本、燥热为标，但由于阴阳互根，阳生阴长，若病程日久，阴伤气耗，阴损及阳，则致阴阳俱虚。阴虚者，经脉失濡养，久则不用，发为阳痿；阳虚者，无力推动而致阳事不行；阴阳俱虚者，多发阳痿。②病久入络，血脉瘀滞。消渴是一种病及多个脏腑的疾病，影响气血的正常运行，且阴虚内热，耗临津液，亦使血行不畅而致血脉瘀滞。血瘀是消渴的重要病机之一，且消渴多种并发症的发生也与血瘀密切相关。于阳痿而言，血瘀者，必有经脉、宗筋血虚失养，痿而不能起，致使正常生理功能受损或丧失。因此，王教授认为，糖尿病阳痿一病病机虽复杂，但究其本源，不外乎阴阳两虚、血行不畅两种。初病者，多发于青壮年男性，与脾胃关系密切，即消渴之中消。此病与饮食、生活习惯密切相关。早在《素问·奇病论》中就有记载："此肥美之所发也，此人必数食甘美而多肥也，肥者令人内热，甘者令人中满，故其气上溢，转为消渴。"其人嗜食肥甘厚味，脾不升清，中焦受阻，功能失司，不能生化，湿邪内阻，聚而生热，炼液为痰，致使气血失和，不能正常运化气血。一则导致气血亏虚，不能濡养宗筋；二则后天失司，不能供养先天。二者相合致使阳事不用，终而阳痿。久病者，多发于老年男性，或患消渴多年的中年男性，与肝肾关系密切，即消渴之下消。此病多由消渴日久，肾阴受损，宗筋失养，痿软不用，发而阳痿，或因阴损及阳，阴虚不得养，阳虚阳事不得起，导致阳痿。

此外，当今社会，随着生活节奏的加快，人们情绪失调，精神压力增大，肝气郁结导致阳痿日益增多；且阳痿多为难言之隐，患者患病后精神压力更大，如此便形成恶性循环。非但不利于病情康复，更有碍于药物疗效发挥作用。故而王教授认为在治疗时应在原有药物基础上加以疏肝药物，并引导患者积极树立自信，双管齐下，对于糖尿病阳痿的治疗更有良效。

【治疗方法】

针对病因病机，王教授提出治疗上当以补肝肾、活血、健脾为基本治疗大法。消渴与阳痿之并见者，多不为单纯初起或久病之症，故而治疗上当以综合考虑。遵循急则治其标、缓则治其本之法，理论上治疗当以补肾与活血为主。然此病之于患者，精神压力明显，且易导致患者自卑心理与夫妻关系紧张，影响家庭和谐，易形成恶性循环。若早收疗效，会极大增强患者自信心，对患者依存度及后续治疗效果有明显积极意义。因此，王教授认为此病应当标本同治。然治疗中切忌不可徒补其肾，血瘀之邪未去，难免有关门留寇之嫌，正如治肾者不可徒补其肾所言。中焦功能未复，气血生化无源，强行运用药物刺激，或可短时间内提升患者性生活能力，长久来看，终究是无根之木、水上浮萍，并不利于患者病情康复。审慎考虑，王教授确立了脾肾同治、标本同治、补泻兼施的治疗大法。

此外，由于此病患者精神压力较大，因此治疗时应该佐以疏肝药物和心理疏导，正如《灵枢》所言，粗守形，上守神。在处方用药同时，通过多年临床的优秀案例总结以安慰患者，帮助其树立自信，增强治疗效果。王教授认为，在阳痿，尤其是糖尿病阳痿中，积极的心理干预是行之有效且很有必要的治疗方法。

针对糖尿病阳痿，王教授选用六味地黄丸以滋补肝肾，涩精起痿。六味地黄丸是中医经典名方，以三补三泻为特点，功在滋阴补肾，是治疗肾阴虚证的基本方剂。临床以腰膝酸软、头晕目眩、口燥咽干、舌红少苔、脉沉细数为使用依据。治疗糖尿病阳痿时，王教授在六味地黄丸的基础上化裁，另创六味地黄汤。方中重用熟地黄滋阴补肾、填精益髓，为君药。山萸肉补养肝肾，并能涩精；山药补益脾阴，亦能固精，共为臣药。三药相配，滋养肝、脾、肾，但熟地黄的用量是山萸肉与山药两味之和，故以补肾阴为主，补其不足以治本。菟丝子补益肝肾，固精缩尿，功能补肾气、壮阳道、助精神；乌药归肺、脾、肾三经，恰合消渴之上、中、下三消；益智仁温脾止泻摄涎，暖肾缩尿固精，可治消渴后期之阴阳两虚；桑螵蛸有补肾助阳之功效；黄连清热燥湿为治疗消渴之要药；天花粉生津止渴，补养消渴之虚损；桑寄生能治阴虚、壮阳道；丹参功能活血祛瘀；蜈蚣通络止痛，水蛭破血通经、逐瘀消癥，二者合用，既治贯穿消渴始终之瘀，又可活血以起痿；甘草调和诸药，诸药伍用，共收补肾活血之功。

临证加减：初病者，合四君子汤以健中焦脾气；甚者加肉苁蓉、巴戟天、淫羊藿；肝郁气滞者加柴胡、郁金疏肝理气；气虚者加党参、黄芪、白术补气助运；滑精频繁、精薄精冷加覆盆子、金樱子。

【治疗绝技】

糖尿病阳痿一病，目前仍未有较为公认的治法、方药。然此病随着生活水平的提高，生活节奏的加快，必然会越来越多地困扰人们。王教授通过多年临证经验总结，认为消渴合并阳痿一病的诊疗，始终要以肾为核心，肝、脾、肾三脏共治，以六味地黄汤为基础方，巧妙化裁，功在补肾阴、壮肾阳以起痿。消渴与阳痿虽为两病，但在中医学形神一体观的诊疗体系中，二者根本病因在于肾之不足。治疗补肾为主，兼顾中焦脾胃运化而使先后天功能都得以改善；通过疏肝药物与心理疏导共举的方法，使得同源之肝肾得健。再巧妙用以阳痿之专病专药，诸多措施共同保障糖尿病阳痿患者病情康复，生活质量提高。因此，将糖尿病阳痿的诊断、治法、方药规范标准加以系统化、规范化有利于临床的诊治，也为临床提供新的思路与方法。

【验案赏析】

邹某，男，52岁，2019年8月初诊。主诉：阳痿5年余。刻下：举而不坚，坚而不久，不及2分钟，鼻腔干燥，腰酸嗜睡，易困，乏力，阴囊潮湿严重，尿频、量多，纳可，大便调。舌红，苔少，舌下络脉瘀胀，脉细数。餐前血糖9.0 mmol/L。既往史：2型糖尿病病史10年余。中医诊断：消渴合并阳痿。西医诊断：糖尿病阳痿。辨证：肝肾阴虚证，兼有血瘀。处方：六味地黄汤加减。菟丝子 15 g，乌药 12 g，益智仁 10 g，桑螵蛸 10 g，熟地黄 30 g，山药 15 g，山萸肉 12 g，牡丹皮 10 g，黄连 9 g，天花粉 20 g，桑寄生 30 g，茯苓 15 g，丹参 15 g，蜈蚣 3 条，水蛭 10 g，党参 10 g，甘草 3 g。7 剂，每日 1 剂，水煎，早晚分服。

二诊：餐前血糖 8.6 mmol/L，乏力好转，舌红，脉细数。处方：上方去党参。10 剂，每日 1 剂，水煎，早晚分服。

三诊：诸症好转，上方续服 15 剂。嘱患者控制血糖及同房次数，调节情志。随访得之，诸症皆却。

【按语】

患者以消渴、阳痿来诊，可知病位在肝肾；年过五旬且已患糖尿病 10 年余，属糖尿病阳痿之久病，舌下络脉瘀胀，可见血脉瘀滞；且患者舌红、脉细数辨为阴虚；腰酸、乏力、易困则有气虚之象。审慎辨之，则为消渴久病合并阳痿，治疗当以补肝益肾、涩精起痿，方用六味地黄汤加减。二诊时乏力已轻，故去党参；三诊时诸症好转，守方续进，终得良效。王教授认为，治疗糖尿病阳痿首应辨病，明确病位，着眼于肾这一基本立足点，辨证施治，当有良效。

【参考文献】

[1] 胡创政，何磊. 王国斌教授论治糖尿病阳痿经验 [J]. 中国中医药现代远程教育，2021，19（12）：94-96.

夏治平针药并用治疗阳痿验案

【名医简介】

夏治平老师是海安市中医院针灸科主任医师，第三至第六批全国老中医药专家学术经验继承工作指导老师，全国卫生系统模范，享受国务院政府特殊津贴。夏治平老师临床 60 余载，主编和参编中医著作 19 部，其中《简明针灸学》译成英文，受到国外针灸学者的重视。他在临床上擅长运用针灸结合中药治疗内科和男科疾病，方法独特，临床疗效显著。

【经典名方】

柴胡疏肝散（源于《景岳全书》）

组成：陈皮、柴胡各 6 g，川芎、枳壳、芍药各 4.5 g，甘草（炙）1.5 g，香附 4.5 g

原文：若外邪未解而兼气逆胁痛者，宜柴胡疏肝散主之……柴胡疏肝散，治胁肋疼痛，寒热往来。

【学术思想】

夏治平老师认为，治疗阳痿，补肾需兼顾阴阳。夏治平老师通过多年的临床研究观察，总结认为从肝论治阳痿尤为重要，盖足厥阴肝经循于阴器，与肝之关系紧密，肝主疏泄、调畅情志，若肝之疏泄功能失职，不能疏通血气而畅达前阴，则宗筋所聚无能；或情志调畅失司，则导致气机不畅，肝气郁结，肝脉失于温养，宗筋弛纵而致阳痿。

【诊断思路】

阳痿的病因复杂，分类繁多，其发生、发展与多脏腑、多系统及社会、心理诸因素有关，是当今社会最具代表性和特殊性的疑难杂症。对于功能性阳痿，详细的沟通与指导尤为关键。比如对于就诊人群中许多年轻的患者，应告知其刚结婚，为新婚夫妇，缺乏经验，男方紧张、激动，女方恐惧、羞愧，性交时配合不好，致失败，实乃常事，不宜互相埋怨，随着时间推移，磨合后即能满意和谐。对于男子因疲劳、情绪不佳引起的一时性阳痿，多半是一种正常的抑制；未婚男子自称阳痿，往往是没有足够刺激引起性欲，均不能视为病态，徒增思想负担。另外，治疗后调摄很是重要。平时加强锻炼，增强体质，适度进行性生活，尽量戒除手淫的习惯。夏治平老师治疗中通常嘱患者节欲一段时间，实则利于性中枢和性器官的调节和休息。但是盲目、没有医师诊治指导的长期中断性生活，会抑制性中枢，加重阳痿。平时生活中指导患者治疗器质性疾病，同时避免酗酒和刺激性食物，避免服用可能引起勃起障碍的药物。

【治疗方法】

夏治平老师治疗阳痿，均中药与针灸相结合，取长补短，相得益彰。不仅讲究辨证取穴，且操作中针刺的深度、方向及补泻手法的运用均是决定疗效的关键，临床上治疗阳痿者常取穴肾俞、次髎、太溪，关元、归来、太冲为基本处方，旨在温肾助阳。肾俞是肾气转输、输注到背部的重要背俞穴，所以刺激此穴有很好的滋阴壮阳之效；次髎是八髎穴中第二组穴位，位于盆腔之背侧，邻近胞宫，是调节胞宫之气血的要穴；太溪为足少阴肾经之原穴，具有滋肾阴、补肾气、壮肾阳之功效；关元穴在脐下 3 寸，居丹田，内应胞宫精室，是人生之关要、真元之所存，穴属阴中之阳，功在培肾固本；太冲为足厥阴肝经之原穴，肝经循阴器，故针刺此穴治疗阳痿。夏志平老师针刺治疗疾病，均强调针感的传导，这是激发经络之气奏效的表现，即"气至而有效"。夏治平老师尤其强调，次髎较难定位，通过多年临床总结出简易定位法：髂后上棘与骶管裂孔连线中点，针刺时将针尖稍向内微斜，患者必有麻感，此为有效。秩边的针法，有因治疗不同疾病而异，治疗下肢痛麻，一般直刺秩边，获针感向下肢传导为关键；治疗阳痿时针法是向内 70°，3 寸毫针刺入 2.5 寸左右，轻提插手法，以获得向前阴放射的针感。腹部的关元、气海、归来等穴均用 1.5 寸毫针向前阴平刺或斜刺，进针后提插捻转，以获得向前阴放射的针感。这些细节对于治疗阳痿尤为重要。

【治疗绝技】

夏治平老师治疗阳痿，均中药与针灸相结合，取长补短，相得益彰。同时，夏治平老师认为阳痿的病因复杂，分类繁多，其发生、发展与多脏腑、多系统及社会、心理诸因素有关，是当今社会最具代表性和特殊性的疑难杂症。夏治平老师研究多年，才能有系统有效的治疗思路，临证中每每患者就诊，无论初诊或复诊，均会和患者于私密环境详细交谈，不放过任何细节，以便做出正确的诊断与治疗。

【验案赏析】

陈某，男，32 岁，2009 年 10 月 18 日初诊。性功能障碍 3 个月。患者平素健康无病，但工作压力很大，3 个月前突然阴茎不能勃起。经某医院诊为前列腺炎，治疗无效，又经某医院诊为肾虚阳痿，予补肾壮阳药亦未效。患者自述无任何不适，在本院检查前列腺液均正常。夏治平老师诊得其脉弦，舌质红、苔薄白。遂按肝部论治，温言安慰，嘱其精神放松，工作减负，予以相关的语言暗示，帮助其树立信心。治疗药用：柴胡、川芎、炒枳壳、延胡索、白芍、茯苓、郁金各10 g，甘草5 g。每日1剂。另予柴胡注射液4 mL穴位注射肝俞，并针刺关元、归来、太冲等穴，在刺激关元时需催得较强得气感，有向阴器放射感为佳，电针连续波刺激，每日1次。同时嘱2周内不性交。治疗2周后告已能行房事，又治1周而愈。

【按语】

夏治平老师通过多年的临床研究观察，总结认为从肝论治阳痿尤为重要，盖足厥阴肝经循于阴器，与肝之关系紧密，肝主疏泄、调畅情志，若肝之疏泄功能失职，不能疏通血气而畅达前阴，则宗筋所聚无能；或情志调畅失司，则导致气机不畅，肝气郁结，肝脉失于温养，宗筋弛纵而致阳痿。当今社会、生活、工作、家庭诸多压力，患者极易情志失调，甚或七情内伤互为影响，而致气机郁结不畅。故而夏治平老师治疗中常用疏肝之品，临床上遇此类患者常在别处求治投用温阳之品，或短时有效，或毫无起色，夏治平老师则以柴胡疏肝散化裁，每每收效。方中川芎、延胡索等疏肝调气；同时加用当归、白芍养血活血，补肝柔肝，濡养宗筋，既能益精养血，又能调和阴阳，诸药同用，气血兼顾，脏经同治，有补有通，寓通于补之中，共奏疏通肝经郁闭之功。

【参考文献】

[1]练剑锋，夏治平.夏治平针药并用治疗阳痿病验案［J］.山西中医，2019，35（7）：35-36.

国医大师王琦治疗勃起功能障碍经验

【名医简介】

王琦，国医大师，中国工程院院士，中国医学科学院学部委员，中医体质学创始人，男科学创始人、学科带头人，国家级重点学科中医基础理论学科带头人。

【经典名方】

四逆散（源于《伤寒论》）
组成：甘草（炙）、枳实、柴胡、芍药各6g。
原文：少阴病，四逆，其人或咳，或悸，或小便不利，或腹中痛，或泄利下重者，四逆散主之。

【学术思想】

王琦教授对勃起功能障碍，即阳痿疾病提出"阳痿从肝论治"的观点。临床上遵循"辨体—辨病—辨证"的诊疗模式，注重体质，辨病辨证加减。

【诊断思路】

王琦教授认为，就中医而言，阳痿的病机，明代张介宾《景岳全书·阳痿》中云："凡男子阳痿不起，多由命门火衰，精气虚冷……火衰者，十居七八"，此论一出，对后世影响颇巨，临床医家对阳痿之治多恪守温补壮阳之法。然经医家大量医疗实践发现，对阳痿患者投温肾壮阳之品，疗效并不满意，甚至出现鼻腔流血、口干咽燥、痤疮等不良反应。尤其是青壮年患者，《素问·上古天真论》指出青壮年是肾气、天癸最为充盛的年龄，处于这一年龄段的阳痿患者，亏虚并不多见。对于阳痿的发病，《灵枢·经筋》提出："足厥阴之筋……阴器不用，伤于内则不起。"

王琦教授经过长期的临床实践发现，年龄在24～45岁的阳痿患者，如按照过去医学著作中阳痿以温补肾阳之法治疗，多数患者服壮阳药后疗效不能尽如人意。根据《内经》的理论"前阴为肝经所主，为肝筋之所合""肝足厥阴之脉……循股阴、入毛中、过阴器、抵小腹""肝者，筋之合也；筋者，聚于阴器"，提出了"阳痿从肝论治"的观点。古代医家亦重视情志因素伤肝致痿，如《景岳全书》指出："凡思虑、焦劳、忧郁太过者，多致阳痿……凡惊恐不释者，亦致阳痿。"清代沈金鳌《杂病源流犀烛·前阴后阴源流》中指出："又有失志之人，抑郁伤肝，肝木不能疏达，亦致阴痿不起。"王琦教授在临床中发现，阳痿患者往往具有恐惧、紧张、焦虑、信心不足等心理压力，认为情志因素往往影响肝主疏泄和主宗筋的功能。肝失疏泄和宗筋失充为阳痿的病机要点。

【治疗方法】

1. 注重体质，辨病辨证加减

王琦教授从体质入手，以"辨体—辨病—辨证"诊疗模式中体质、疾病、证候的相互关系为前提，将辨体、辨病、辨证相结合，进行综合运用。对于阳痿患者，辨体主要诊察形体、禀赋、心理及所处环境等因素对疾病的影响。辨病治疗是针对该疾病贯穿始终的基本病理变化进行治疗，选用针对性强的专方专药。临床上，王琦教授对于病史或疾病情况亦重视。充分了解患者的病情是间断或持续发作、有无能诱发勃起的情况、能维持多长时间、有无晨勃等。明确诊断阳痿除依靠望、闻、问、切四诊，还需借助现代检测技术做更加详细的检查和诊断。王琦教授对于自诉多处就医治疗阳痿未见效的疑难患者，常嘱以检测性激素六项或做阴茎彩色多普勒超声检查等，以准确病因，针对性治疗。临证之时，辨病加减举例如下：对于高催乳素血症性阳痿者，可重用白芍、甘草；对于酒精性阳痿及抗高血压药物所致阳痿者，加葛花或葛根、羚羊角粉以解肝筋热毒；高胆固醇血症性阳痿者，酌加生山楂、生蒲黄等。辨证与辨病是紧密联系的环节，亦为选方用药的关键。在辨证加减中，肝经湿热者，加龙胆草、泽泻等清湿热之品；命门火衰者，加菟丝子、肉苁蓉、淫羊藿；肝肾阴虚者，加生地黄、山萸肉、枸杞子；惊恐伤肾者，加远志、琥珀；肝血虚者，加熟地黄、川芎。

2. 主病主方，运用经方名方化裁

王琦教授精研《伤寒杂病论》数10载，临床上采用经方治疗男科疾病疗效显著，擅长灵活运用经方、名方化裁。四逆散出自《伤寒论》，方中取柴胡入肝胆经，升发阳气、疏肝解郁，白芍敛阴养血柔肝，与柴胡合用，以补养肝血、调达肝气。枳实理气解郁、泄热破结，与白芍相配，又能理气和血，

使气血调和。使以甘草，调和诸药，益脾和中。现代临床常将其用于肝郁气滞所致的多种病证。不少男科疾病多与肝失疏泄有关，治肝之法多为常用，故男科临床中见有肝郁气滞、阳气郁遏者，用四逆散加味治之多效。王琦教授在四逆散基础上，根据50余年临床经验创制自拟方——疏肝振痿汤（由柴胡、枳壳、杭白芍、白蒺藜、蜈蚣、炙甘草等组成）。诸药相配，共奏疏肝通络、调达宗筋之功。疏肝振痿汤适用于阳痿不举、举而不坚、性欲冷淡、情绪抑郁、烦躁易怒、脉弦的患者。在临床中以此作为治疗阳痿的主方。反复验证，效果甚佳。

3. 兴阳起痿，慎用温补壮阳

王琦教授治疗本病擅用九香虫提高疗效，既可理气解郁，又能兴阳起痿。九香虫作为治疗阳痿的专药经常使用。《本草纲目》云其"补脾胃，壮元阳"。《摄生众妙方》治阳痿之乌龙丸更谓："理膈间之滞气，助肝肾之亏损……妙在九香虫一物。"李娟等研究发现，九香虫提取物高剂量组能显著增加氢化可的松导致的肾阳虚小鼠的免疫器官、睾丸和附性器官的脏器系数，提高交配能力。

【治疗绝技】

王琦教授临床治疗阳痿，采用"辨体—辨病—辨证"的诊疗模式，注重体质，同时根据疾病及证型的不同灵活加减用药。明确诊断借助现代检测技术，考虑现代医学诊断对中医临床的参考意义。处方为小方，方精药简，慎用温补壮阳之品。效专力宏，辨证准确，可收获满意疗效。

【验案赏析】

患者，男，39岁，2018年3月10日初诊。主诉：阴茎勃起不坚2年余。自述阴茎勃起不坚近半年加重，无法完成性生活。有晨勃，可诱发勃起，但均硬度欠佳。平日心情不舒、自信不足，时有纳差，睡眠多为浅睡、偶尔多梦，小便正常，大便偶尔便溏。舌质淡红、舌苔薄白，脉弦细。西医诊断：勃起功能障碍；中医诊断：阳痿，证属肝郁气滞、脾胃不和。治法：疏肝健脾，调畅气机。处方：柴胡12 g，枳壳10 g，白芍15 g，炙甘草6 g，香附10 g，川芎15 g，白蒺藜20 g，炙蜈蚣1条。14剂，水煎服，每日1剂。

2018年3月24日二诊：服药后心情较前舒畅，纳可，睡眠尚可，大小便正常。守方再进14剂，煎服法同前。另加疏肝益阳胶囊（10盒，按说明服用）。后电话随访：阴茎已能勃起，房事正常。

【按语】

患者为青年男性，阴茎勃起不坚已有2年。本案患者心情不舒、自信不足，时有纳差，睡眠多梦，大便便溏，王琦教授认为临床上青年男性阳痿多与肝失疏泄有关，治肝之法多为常用。因此本案予以自拟方疏肝振痿汤疏肝通络、调达宗筋。香附、川芎，此二药为王琦教授常用药对。川芎，《本草纲目》谓："血中气药也，肝苦急以辛补之，故血虚者宜之；辛以散之，故气郁者宜之。"香附，《本草纲目》云："其味多辛能散，微苦能降，微甘能和。乃足厥阴肝、手少阳三焦气分主药，而兼通十二经气分。"香附为气中之血药，川芎为血中之气药，二药相伍，行气以活血，用治气机不畅之阳痿。二诊已有较好改善，因此守方再进，调理善后。

【参考文献】

［1］赵蔚波，王雅琦，严云，等.国医大师王琦治疗勃起功能障碍的经验［J］.中华中医药杂志，2021，36（3）：1406-1408.

陈德宁从心论治阳痿经验简介

【名医简介】

陈德宁教授是深圳市中医院男科主任，学科带头人，硕士研究生导师，深圳市名中医，兼任中华中医药学会男科分会副主任委员、世界中医药学会联合会男科专业委员会副会长、中国中医药研究促进会生殖医学专业委员会副主任委员等职务。陈教授长期从事中医男科临床与教学，学验俱丰，见解独到。

【经典名方】

1.温胆汤（源于《备急千金要方》）

组成：半夏（汤洗7次）、竹茹、枳实（麸炒，去瓤）各60g，陈皮

90 g，甘草（炙）30 g，茯苓 45 g。

原文：治大病后虚烦不得眠，此胆寒故也，宜服温胆汤方。

2. 交泰丸（源于《韩氏医通》）

组成：桂心 3 g，黄连 18 g。

调护：上为末，炼蜜为丸，空心淡盐汤送下。

【学术思想】

陈教授认为，临床上多数阳痿病位在心，是心失所养所致。治疗可以从安心神、养心血、交心肾等方面入手。

【诊断思路】

1. 与心志相关

陈教授认为，心藏神，人的精神活动和脏腑组织器官功能均为心所主宰。心为五脏六腑大主，是五脏中最重要的脏器。《素问·解精微论》云："心者，五脏之专精也。"《灵枢·邪客》亦云："心者，五脏六腑之大主也，精神之所舍也，其脏坚固，邪弗能容也，容之则伤心，心伤则神去，神去则死矣。"心者，情欲之施府，只有神志安定、心神愉悦才能精力旺盛，促使情欲萌动，即《时方妙用》云："精之蓄泄，无非听命于心。"若或为日常烦琐事务所扰而心烦意乱；或因夫妻感情不和而心有旁骛；或因突发事件，惊恐损伤心志而忐忑不安，则会造成心气浮越，神无所依而阳痿不举。正如《辨证录》云："处境遇之坎坷，值人伦之乖戾，心欲怡悦而不能，肝欲坦适而不得，势必兴尽致索，何风月之动于中，房帏之移其念哉！久则阳痿不振。"

2. 与脾相关

陈教授指出：心得阴血滋养则神安，表现为夜间睡眠安详，白天思维敏锐，精力充沛，活动自如，亦利于情欲萌动。脑力劳动者，若思虑过度，日久可耗伤心阴，"母病及子"，殃及脾胃，病及阳明冲脉而导致气血生化受损。阴血不足，无以濡养宗筋，而见阴茎痿软不举，并症见面色萎黄，纳少腹胀，少气懒言，心悸怔忡，失眠多梦，舌淡、苔白，脉缓弱。

3. 与心肾相交相关

心在五行属火，位居于上而属阳；肾在五行属水，位居于下而属阴。心肾关系密切，心火必须下降于肾，肾水必须上济于心，这样，心肾之间的生理功能才能协调，而称为心肾相交，即水火既济。陈教授认为，虽然肾藏精，主生殖之事，但却依赖良好的心功能与之相协调，正如古人所言"精之藏制虽在肾，而主宰则在心"。心为君火，肾为相火，君火为欲念所动，则心气下交于肝肾，引肾相火起而应之，即所谓火动乎中，必摇其精。故人有所感，先必动其心，心火动则相火动，方有阴茎勃起、性高潮、射精等性行为。

【治疗方法】

1. 安心神，宣心志

陈教授治疗心神不宁致阳痿患者时，常选用《辨证录》中具有调养心神、兴阳起痿之功的启阳娱心丹为主方加减。方以酸枣仁、茯神、远志为主药，三药同入心经，安定神志；合理气解郁之柴胡、白芍、陈皮、砂仁以宣畅气机；与人参、白术、神曲、山药、当归合用以滋养阴血；以辛香开窍之石菖蒲畅达神志。此方有宣有降、有敛有通，具有相反又相成之妙，共奏宁心安神、兴阳起痿之功。

2. 健脾运，养心血

陈教授认为，此类病机多为心脾气血两虚，宗筋失养。正如《景岳全书·阳痿》云："凡思虑、焦劳、忧郁太过者，多致阳痿，盖阴阳总宗筋之会……若以忧思太过，抑损心脾，则病及阳明冲脉"，宗筋为精血之孔道，阳明实宗筋之化源，阳明衰则宗筋不振。陈教授认为，此类病机多为心脾气血两虚、宗筋失养。治疗时重在健脾养心以化生气血，每选归脾汤合补中益气汤为基本方，临床运用时根据体质不同和兼症灵活变化。

3. 调水火，交心肾

陈教授认为如果五志过极、劳神过度则暗耗心阴，心阳无制，火不归原，肾水失于温煦；或久病虑劳，伤阴耗气；或房事不节，恣意妄为；或先天禀赋不足，素体虚弱，以致肾水亏于下，不能上济心火，造成心肾水火既济失调，宗筋无以作强而阳道不振。陈教授治疗此类阳痿时，多选用交泰丸，常能起到画龙点睛之妙。

【治疗绝技】

陈教授在长期的中医学理论研究和临床实践中领悟到，心失所养为阳痿发病的重要病机之一，许多阳痿患者应注重从心论治。现代社会生活节奏快，为了追求高层次的生活质量，民众竞争意识强烈，社会压力和工作压力大，以致身心过劳，精神紧张，情志变化过激，终使因情志之变致病者增多。男性尤为如此，常常因思虑过度、起居无常而导致心血暗耗，心神失养。这样，因劳心耗神引发的勃起功能障碍更显突出。陈教授在阳痿诊治过程中详加辨析病变脏腑所在，分清寒热虚实之病性，药中病机，使得心君泰然，气血平正，加上说理开导、解释疑惑等心理治疗方法，常获得满意疗效，充分体现了中医学治病据证立法、治病求本的特点。

【验案赏析】

蔡某，男，29 岁，未婚，2011 年 1 月 3 日初诊。主诉：阴茎勃起不坚 8 个月余。既往体健，性欲较旺盛，加上生活作风散漫自由，常酗酒熬夜，恣情纵欲不加节制，后来逐渐出现阴茎举而不坚，有心无力。诊见腰膝酸软，咽干口燥，失眠多梦，耳鸣，舌红、苔黄腻，脉滑数。中医诊为阳痿，证属心肾不交、水火未济。治以清心降火、交通心肾为先，方选温胆汤合交泰丸加减。处方：法半夏、陈皮、枳实、黄连、蛇床子、韭菜子各 10 g，茯苓、竹茹各 20 g，肉桂、石菖蒲、甘草各 5 g。10 剂，每天 1 剂，水煎服。嘱暂禁房事。

2011 年 1 月 13 日二诊：精神清爽，寐得小安，黄苔已化，唯腰酸隐隐而作。守上方去法半夏、陈皮、石菖蒲、竹茹，加熟地黄、菟丝子各 20 g，山茱萸、远志各 10 g，枸杞子 15 g 以补益肝肾，开心气而通肾气。如法煎服。

2011 年 1 月 23 日三诊：勃起功能已大为改观，腰无作痛，纳寐均安。守上方 7 剂巩固疗效。

【按语】

中医学对阳痿的论治源远流长，从肾论治观念深入人心，但也往往出现"不辨虚实、动则补肾"的错误治法。陈教授在长期的中医学理论研究和临床实践中领悟到，心失所养为阳痿发病的重要病机之一，许多阳痿患者应注重从心论治。现代社会生活节奏快，为了追求高层次的生活质量，民众竞争意识强烈，社会压力和工作压力大，以致身心过劳，精神紧张，情志变化过激，终使因情志之变致病者增多。男性尤为如此，常常因思虑过度、起居无常而导致心血暗耗，心神失养。这样，因劳心耗神引发的勃起功能障碍更显突出。陈教授在阳痿诊治过程中详加辨析病变脏腑所在，分清寒热虚实之病性，药中病机，使得心君泰然，气血平正，加上说理开导、解释疑惑等心理治疗方法，常获得满意疗效，充分体现了中医学治病据证立法、治病求本的特点。

【参考文献】

［1］古宇能，陈德宁．陈德宁教授从心论治阳痿经验简介［J］．新中医，2011，43（8）：177－178．

曾庆琪教授从躁郁论治阳痿的临证经验

【名医简介】

曾庆琪，著名中医药专家，泌尿、生殖、男科专家，江苏省中医院教授、硕士研究生导师、博士研究生导师。为我国第一代泌尿生殖男科硕士研究生，先后师从全国著名专家徐福松、王琦、项平、蔡宝昌教授，攻读泌尿男科硕士研究生、博士研究生，男科药学博士后。医术尽得祖岳父——扬州仪征市名老中医张朝盈公之薪传，家传与师承相结合。主编、参编专著40余部，如《不孕不育症中医治疗》《常见病内治小方》《男科研究新编》《心血管病妙用中药》《求子助孕万事通》《奇效偏方治顽疾》等。

【经典名方】

1. 二至丸（源于《医便》）

组成：女贞子500 g，墨旱莲500 g。

原文：久服发白再黑，返老还童。

2. 四逆散（源于《伤寒论》）

组成：甘草（炙）、枳实、柴胡、芍药各6 g。

原文：少阴病，四逆，其人或咳，或悸，或小便不利，或腹中痛，或泄利下重者，四逆散主之。

【学术思想】

曾庆琪教授认为疏泄不及是阳痿的直接病机，疏泄太过是早泄的直接病机。肝气郁结、肝经湿热或瘀血阻络等脏腑病机，均可引起疏泄不及的直接病机，以致阳痿、阴虚火旺、肾气不固或肝经湿热等，故按脏腑辨证施治是从源头着手，而以调畅疏泄功能为旨是直捣黄龙之法。

【诊断思路】

曾庆琪教授认为，疏泄之职是肝所主，疏泄之物乃是气，气分阴阳，"阳气者，精则养神，柔则养筋"，疏泄不及则阳气不达、宗筋失养。阴阳相随相应，阳前而阴后，和谐而化合以生者也。《素问·方盛衰论》言："阴阳并交。"王冰谓："阴阳之气并行而交通于一处"，故阳气不达，累及阴气，阴阳不通，不通则郁，而以阳气郁为甚。《医碥》："郁而不舒则皆肝木之病矣。"肝主宗筋，喜条达而恶郁，阳气郁是指阳气郁而不通、用事无力，因郁致痿、因痿致郁，即阳痿的微观病机。《内经》曰："木郁达之"，宜辛甘化阳、通阳达郁，从而阳气通、疏泄有司、阳痿可起。曾庆琪从阳气郁论治阳痿，与刘庆申从阳气郁滞论阳痿不谋而合。

阳痿患者往往心理紧张、不自信，性生活时精神状态不佳，神经紧绷，勃起功能发挥不好，所以阴茎痿软。郁是一种内在的阻塞感，充分体现在过于抑制、无法控制阴茎勃起的心理过程中。阳痿患者普遍存在焦虑、烦躁、郁闷、抑郁、自卑等缺乏自信心的病态心理，故加强心理疏导是非常必要的。清代沈金鳌在《妇科玉尺》中提出："怀抱忧愁，而阳事因之不振。"阳气郁，宗筋痿而不起，进而情志不畅，因郁致郁，故郁病更郁。

【治疗方法】

曾庆琪教授认为，阳痿，阳道阻遏、阳气不布，故宗筋弛纵。曾庆琪教授从郁论治阳痿，通达阳气以补救疏泄不及，临证加减时别有心悟，爰举数端：发表通阳，以桂枝、麻黄等药物辛甘化阳。《灵枢·营卫生会》中太阳与少阴相表里，"太阳有敷畅阳气的作用"，故解表可通阳，阳通则郁达；滋阴通阳，以二至丸、三才封髓丹等补内肾之不足，阴分有源，阴阳互生则阳气渐盛，阳道有司；利水通阳，以五苓散等渗利之品，阳化水，水去则阳生。诚如叶天士真言："通阳不在温而在利小便"；理气通阳，以香附、木香等芳香药物疏肝理气，气机条畅，厥阴疏泄有司，故能调达一身之气。不过曾庆琪教授强调阳痿虽疏泄不及，但通阳之品不可过用温燥，以免伤阴助火，故当谨守"温阳而不伤阴"的原则。

阳痿者郁病更郁，情志不舒，当调畅肝气。曾庆琪教授每用合欢皮疏肝解郁、薄荷发表解郁，郁结较甚者可用青陈皮破气疏肝。

【治疗绝技】

曾庆琪教授认为，凡肾阳不足、肝肾阴虚等脏腑功能失调，累及肝之疏泄功能，影响宗筋之用。肝气疏泄太过，阴气躁，故发早泄；肝气疏泄不及，阳气郁乃生阳痿。早泄者因躁而郁，阳痿者郁病更郁，此处的"郁"是情志不舒之义，阳痿、早泄和情志因素互为因果。从躁郁论治早泄、阳痿，要在脏腑辨证、遣方用药的基础上，根据直接病机、微观制定治法酌情用药，早泄当以酸甘化阴、潜阳入阴、苦泄躁阴、咸寒坚阴，阳痿则宜发表通阳、滋阴通阳、利水通阳、理气通阳，并在治疗阳痿、早泄时兼顾情志证候，选择用药改善不良情绪。

【验案赏析】

李某，男，28岁，2018年11月19日初诊。主诉勃起功能下降3个多月，曾以滋阴之法百补通填无效。刻下症见勃起功能下降，硬度欠佳，腰酸、五心烦热，手足心热，汗多，烦躁易怒，善太息，食纳可，夜寐安，舌红少苔有裂纹，脉弦数。国际勃起功能指数问卷表18分，焦虑自评量表56分，抑郁自评量表55分，实验室检查性激素正常。西医诊断：勃起功能障碍；中医诊断：阳痿，辨证属肝郁肾虚证；治宜滋阴补肾、疏肝起痿。方选二至丸合四逆散加减：女贞子10 g，墨旱莲10 g，柴胡8 g，白芍12 g，枳实10 g，甘草5 g，香附10 g，木香10 g，白蒺藜10 g，熟地黄12 g，杜仲10 g。14剂，水煎服，每日1剂，早晚温服。

复诊：腰酸消失，性生活时勃起明显好转，国际勃起功能指数问卷表增至20分，唯情志难舒，故前方去杜仲，重用柴胡10 g，加合欢皮10 g。续服14剂。

三诊：诸症均好转，国际勃起功能指数问卷表已达22分，焦虑自评量表已降至47分，抑郁自评量表已降至49分，遂投六味地黄丸中成药巩固疗效。

2个月后网络平台随访，诸症消失，病情无复发。

【按语】

曾庆琪教授认为阳事痿者，多疏泄不及、通阳不能、郁而不行，故酌加通阳达郁之品，以求助其全方起痿之力。柴胡、香附、木香等理气通阳，麻黄、桂枝发表通阳，女贞子、墨旱莲、熟地黄滋阴通阳，五苓散利水通阳，白蒺藜解郁通阳，诸药配合则阳气通、疏泄有司、阳痿可起。《冯氏锦囊秘录》言："宣其抑郁，通其志意，则阳气立舒，而其痿自起矣"，故临证可嘱患者修习吐纳，实则是令其深呼吸、调节情志。除此之外，需要鼓励患者努力尝试房事并逐渐减量，以求最终以自身性功能完成房事。

【参考文献】

[1] 张天宇，卢桂林，杨凯，等.曾庆琪从躁郁论治早泄与阳痿[J].中国中医基础医学杂志，2020，26（11）：1728-1730.

第二节 遗 精

秦国政教授运用"通法"治疗遗精经验浅析

【经典名方】

1.桂枝加龙骨牡蛎汤（源于《金匮要略》）

组成：桂枝、芍药、生姜各9g，甘草6g，大枣12枚，龙骨、牡蛎各9g。

原文：夫失精家，少腹弦急，阴头寒，目眩（一作目眶痛），发落，脉极虚芤迟，为清谷、亡血、失精。脉得诸芤动微紧，男子失精，女子梦交，桂枝加龙骨牡蛎汤主之。

2.血府逐瘀汤（源于《医林改错》）

组成：桃仁12g，红花、当归、生地黄、牛膝各9g，川芎、桔梗各

4.5 g，赤芍、枳壳、甘草各 6 g，柴胡 3 g。

原文：头痛，胸疼，胸不任物，胸任重物，天亮出汗，食自胸右下，心里热（名曰灯笼病），瞀闷，急躁，夜睡梦多，呃逆，饮水即呛，不眠，小儿夜啼，心跳心忙，夜不安，俗言肝气病，干呕，晚发一阵热。

【学术思想】

秦国政教授研究男科疾病 30 余年，对遗精的诊疗具有丰富的临床经验，认为遗精的发病皆与"不通"密切相关：君相火旺，心肾不交者，法当交通心肾、固守精室；湿热下注，精关失固，应清热利湿，使精关通利；气血瘀滞，精道不畅，治以行气活血、化瘀通精，临证诊疗以"通法"贯穿其中，疗效颇佳。

【诊断思路】

秦国政教授通过复习和整合各医家的治病经验并结合多年的临证体会，提出遗精主要病因病机应当责之于心、肝、肾、脾等脏功能失调。心主血脉，为阳脏而主通明，五行属性为火；肾为阴脏，主蛰，五行属性为水，若心肾功能失调，心火亢盛，不能下交于肾而耗损肾水，肾失阴液濡养，难以上承于心，心肾难以互通，导致心肾失交。阴阳双方失去平衡，故水亏火旺下扰精室发为遗精；肝主疏泄，可调畅周身之气机，若情志不舒，郁怒伤肝，气机郁结，郁久化火，火邪循经下扰精室，日久成瘀而阻滞精道，精道不通，致使精关开启失调而精液自泄；脾主运化升清，且脾脏性喜燥而恶湿，若肆食醇酒厚味，则损伤脾胃，使湿邪由内而生，蕴久化热，湿热之邪下扰精室，精关失固致遗精发病等。

【治疗方法】

1. 交通心肾，精室固守

"心肾相交"是心肾关系的主要表现形式。《吴医汇讲》云："水不升为病者，调肾之阳，阳气足，水气随之而升；火不降为病者，滋心之阴，阴气足，火气随之而降。"心者，居于上焦之位也，故心之火下降到肾时，可使肾水不寒；肾者，居于下焦之位也，故肾之水上济于心的时候，可使心火不亢，此谓之"水火既济"。肾失心火之温煦则水易寒，心失肾水之濡润则火易炽。心与肾二者之间相互作用协调，使得相火无妄动，精室得以固守，而难以妄泄也。反之，若心之火不能下降于肾，则肾水独亢，肾之水不能上济于心，则心火凝聚，即"水火失济"，此易导致精关失固，发生梦遗、滑精等征象。因此，施以通法，可使其心肾交通，精室固守。

2.清热利湿，精关通利

脾主运化，调节水液代谢，且性喜燥而恶湿，脾气升清，在水液的升降布散运动中发挥着枢纽作用，脾气健旺，水精四布，使其上可行、下可达，畅顺无阻，则下焦无水湿停聚，《素问·至真要大论》云："诸湿肿满，皆属于脾。"若脾运化水液之功能减退或失调，脾气被湿所困，难上升反下陷，必致水液停滞于体内，而产生湿、痰、饮的病理产物。故健脾利湿，以通为用，使精关通利，精窍开合正常。

3.行气活血，化瘀通精

气为血之帅，血为气之母，气可行血，气的推动与血液的运行紧密相关；《血证论·阴阳水火气血论》记载："运血者，即是气。"血属于阴而主静，血不能自行，有赖于气机充盈及条畅，气行则血行也，气机顺畅则血液的正常运行才有保证。反之，若气机不利，无力推动血行，则血行不利、血行迟缓从而产生血瘀等病变，甚则阻滞于脉络，形成瘀血；血可以载气也，并使气存在于血中，依赖于血不致散失而运行于全身。《素问·调经论》曰："气血不和，百病乃变化而生。"若气血功能失常，脏腑气机郁滞，气血逆乱，血运不畅，精关不固，精道不畅，可致遗精并迁延不愈。故以通为用，行气活血而化瘀，通精活络，使精道通畅。

秦国政教授结合其病因病机，认为遗精的病位在精室，因精室被邪所扰，精关失固而发为遗精，故皆可用"通法"治疗，使精室畅通，精关调节功能正常。以"通法"为原则，证属心肾不交者施以通心肾、调阴阳之法，方选桂枝龙骨牡蛎汤加安神定志之品，常用生龙骨、生牡蛎、桂枝、大枣、炒酸枣仁、炙远志等；证属湿热下注者施以健脾清热化湿之法，使湿热得以散化，精窍得以通畅，方选萆薢分清饮加减，常用药物为萆薢、炒黄柏、茯苓、石菖蒲、莲子、炒白术等；证属瘀血阻滞者施以行气活血、化瘀通精之法，化其瘀血，通其精道，方选血府逐瘀汤加减，常用药物为桃仁、红花、赤芍、川芎、川牛膝等。在遇到其他兼症时可适当添加相应药物，伴肝郁者加柴胡疏肝理气；伴小便短赤灼热者加淡竹叶、灯心草清热通利小便；伴少腹及阴部作胀者加枸橘、地龙；伴有神倦、乏力者酌加黄芪、党参平补脾肾。临证时，秦国政教授主张应固守"通法"，并在辨证论治的基础上加入白芷、鸡内金、刺猬皮、茯神等固摄安神之品。选方用药时，少用且慎用滋腻燥热之品，因其易徒增壮火，耗气伤精，且滋腻恋邪，易导致病程迁延日久而难愈。

【治疗绝技】

秦国政教授认为气滞、血瘀、湿热等因素导致的"不通"贯穿在遗精发病的过程中，故主张以通法论治，通过交通心肾、清热利湿、化瘀通精等疏通之法的运用，以此建立脏腑之间的联系，恢复脏腑正常的生理功能。

【验案赏析】

洪某，男，28岁，职员。2016年5月16日因"反复遗精2年，再发、加重2月余"于门诊就诊。曾于当地医院就诊，诊断为遗精，经服用补肾壮阳药物（具体不详）后，症状未见好转，遂至我院门诊就诊，初诊时症见反复遗精，或滑精，或梦遗，一周平均次数为2～4次，甚时一晚遗精次数可达2次，遗精后皆感腰部酸软及双下肢无力、头晕耳鸣，平素精神萎靡，倦怠乏力，时健忘，口干不苦，小便色黄且尿道时有烧灼感，大便正常，纳食可，失眠多梦，舌红，脉细数。详细询问患者病史后得知，其手淫史长达8年。查体：阴茎、睾丸发育正常，龟头无红肿，包皮不长，尿道外口无异常分泌物，双侧睾丸、附睾均未触及异常，双侧精索静脉无曲张。辅助检查：尿常规检查未见异常，前列腺液常规检查白细胞0～5/HP、卵磷脂小体（＋＋＋）。中医诊断：遗精（心肾不交型）。治以交通心肾为主。方拟桂枝加龙骨牡蛎汤加减：桂枝10g，生龙骨（先煎）30g，生牡蛎（先煎）30g，炒白芍30g，生姜（自备）10g，大枣15g，白芷10g，鸡内金30g，刺猬皮10g，茯神30g，炙甘草5g，炒麦芽30g。7剂，水煎服，每日1剂，分3次温服，每次150mL。嘱其忌食生冷，畅情志，戒手淫。

2016年5月23日二诊：自诉服用前方后诸症明显减轻，服药期间共遗精2次，仍有腰膝酸软、头晕耳鸣、夜寐欠佳等不适，二便调，舌红，脉细。依原方加杜仲30g，炙远志10g，茯神30g。7剂，煎服法同前。

2016年6月6日三诊：诉14天共遗精1次，腰膝酸软、头晕耳鸣症状减轻，食可眠安，二便正常，舌红苔白，脉细。继予前方14剂。

3个月后随访，患者未再遗精。

【按语】

秦国政教授循"以通为用"之法，方选桂枝加龙骨牡蛎汤为基础方，治以调理阴阳、交通心肾。桂枝加龙骨牡蛎汤最早出自张机之《金匮要略·血痹虚劳病脉证并治》，此方在临床上用于治疗"男子失精，女子梦交"。该方中生牡蛎敛精止遗、固涩肾气，桂枝温通心脉而固肾，生牡蛎与桂枝相配，一涩一通，涩则敛精气，通则交于心肾。炒白芍使阴气收敛，补血以育阴，通畅血脉。生姜宣通上下以通心肾之阴阳。生龙骨味甘平可安神定志，使神明收藏于下以固肾精，与生牡蛎相用，增通精窍止遗之功。炙甘草行益气之功，与桂枝相配，辛甘而化阳，使神明内收而能主宰于肾，与生牡蛎相用，益肾固精。大枣补益心脾，调和诸药，与炙甘草相和，能交通心肾。诸药相伍，调理阴阳、交通心肾使精窍通畅、精关开合正常。

【参考文献】

[1] 陈曙辉，张明强，王定国，等.秦国政教授运用"通法"治疗遗精经验浅析 [J].湖南中医药大学学报，2018，38（3）：324-327.

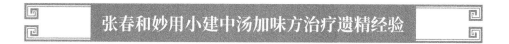

张春和妙用小建中汤加味方治疗遗精经验

【名医简介】

张春和教授系中华中医药学会男科分会副主任委员兼秘书长，长期从事男性病的中医防治研究，参与临床、科研和教学工作近30年，熟读经典著作，擅长运用经方治疗男科疾病，尤其在治疗遗精、早泄、前列腺增生、前列腺炎等疑难杂症方面，经验丰富，思路独特新颖，疗效明显。

【经典名方】

小建中汤（源于《伤寒论》）

组成：桂枝三两，甘草（炙）二两，大枣（擘）十二枚，芍药六两，生姜（切）三两，胶饴一升。

原文：伤寒二三日，心中悸而烦者，小建中汤主之。

调护：呕家不可用建中汤，以甜故也。

【学术思想】

张春和教授认为遗精多因胆经相火上逆，中气不生，肝失疏泄，肾中水气不藏，故精液流溢不止。其在临床治疗遗精，重视"补中气，降相火"，巧妙运用小建中汤加味方以补益中气、和降胆经相火、疏肝补肾。

【诊断思路】

张春和教授认为，遗精患者大多为青壮年，就诊患者年龄以 16～40 岁者居多。其中未婚男子处于青春期第二性征发育趋于成熟的时期，情欲萌动，对异性充满了无限遐想，由于缺乏正常生理知识，对于初萌的性意识及性冲动无法正确认识，又未得到及时的疏导和排解，易发遗精；又因频繁遗精而致情志抑郁、惊恐焦虑，如此恶性循环，加重遗精频度，影响正常生活。该类患者心有所慕，情动于内，而所欲无所得，遂致心火妄动，相火随之而动，而肝肾二脏皆内藏相火，相火浮越，则水气不藏，肾失封藏；胆经相火不降，甲木不降则乙木不升，肝木下陷，升降运动失调，经脉阻塞，阳气内郁，肝木疏泄而遗精。故黄元御在《四圣心源》中提出："遇夜半阳生，木郁欲动，则梦交接，木能疏泄而水不蛰藏，是以流溢不止也。甚有木郁而生下热，宗筋常举，精液时流。"

已婚男子发育已成熟，并有正常性生活，性欲高度活跃，性幻想强烈，若生理需求大且难以满足时，不仅对异性及与异性相关的事件过于关注，还对自身及异性的生殖器官高度关注，幻想与异性发生性关系，从而导致极为强烈的不良的内源性性刺激形成。《景岳全书》中说："盖遗精之始，无不病由乎心。"心中所欲太过而无所满足，心阴暗耗，致心之君火亢盛，少阴君火不降，则太阳寒水不温，失于封藏；君火亢盛于上，相火随之而妄动，相火不降，中气不生，升降失调，肝木不升，阳气内郁，肝行疏泄而遗精。故林佩琴《类证治裁·遗泄论治》论述："心为君火，肝肾为相火，君火一动，相火随之，而梦泄焉。"

因此，张春和教授认为遗精多因君火妄动，牵动相火，相火不降，中气不生，升降失调；甲木不降则乙木不升，胆经相火上逆，肝木下陷，阳气内郁，疏泄故作；肾中相火拔根，水气不藏，故精液流溢不止。甚者木郁而生下热，宗筋常举，精液时流。相火本下降以生中气，中气旋转则四维升降，上下交济，运动成圆，人身不病。故其根本病机为胆经相火不降，中气不足。

【治疗方法】

彭子益《圆运动的古中医学》提出："中气如轴，四维如轮；轴运轮行，轮运轴灵；轴则旋转于内、轮则升降于外，此中医的生理也。中医的病理，只是轴不旋转、轮不升降而已。中医的医理，只是运动轴的旋转去运动轮的升降，与运动轮的升降来运动轴的旋转而已。"天有六气，地有五行，人有五脏，加一相火，名为五行六气，实为六行六气。阳本升、阴本降，三阴之升而阴中有阳，三阳之降而阳中有阴。木火金水，分主四维升降；相火土气，同居中宫，主运动轴之旋转。因人身秉宇宙圆运动大气而生，故人身圆运动乃宇宙的遗传体，一切疾病的发生皆因运动不圆，人身之气运动成圆则疾病不生。因此，张春和教授运用小建中汤加味方以补中气、降相火、运中轴、调四维，使运动复圆，则遗精自止。除此之外，从心理上治疗，对患者进行相关性知识讲解，正确对待性意识与性冲动，控制性欲，节制性生活，减少对异性及其生殖器官的关注，降低内源性性刺激的影响。清心寡欲，君火安能妄动。

小建中汤乃张仲景所创，在《金匮要略·血痹虚劳病脉证并治》中提到："虚劳里急，悸，衄，腹中痛，梦失精，四肢酸疼，手足烦热，咽干口燥，小建中汤主之。"明确指出了小建中汤治疗梦失精。因此张春和教授以小建中汤为基础方加味治疗遗精。小建中汤原方有桂枝、甘草、芍药、大枣、生姜、胶饴，今再加黄芪、当归、山药、菟丝子、制远志、五味子而成小建中汤加味方。

全方运用小建中汤补中气、降相火，以复中气旋转，菟丝子、山药补肝肾以助封藏，黄芪、当归养肝血以助左升，五味子敛肺气以助右降，制远志调升降而交心肾，调整四维，运转轴轮升降，以复人身圆运动。

【治疗绝技】

张春和教授认为治疗遗精的眼目为中虚胆逆，治疗当以补益中气、和降胆经相火为主，甲木降、乙木升，中气转旺，各经之气升降既复，则中气旋转，自然调和。

【验案赏析】

武某，男，17 岁，学生，2017 年 10 月 14 日初诊。因频繁遗精 1 个月而来门诊就诊。诉 1 个月前出现频繁遗精，每周 3 次左右，严重时每晚 2 次，未进行治疗。近几日感腰骶部酸痛，记忆力减退，心悸烦躁，手足心发热，神疲乏力，失眠多梦，时有腹泻，腹部隐隐作痛，大便稀，小便清长，食纳一般，口干口苦。舌淡红，苔薄黄，脉细数。患者既往无手淫史，平时性格内向，过于关注异性。查体：阴茎包皮稍长，余无明显异常。辅助检查：前列腺液常规、尿常规、泌尿系统彩超及生殖系统 B 超均正常。中医诊断为遗精，证属中气不足、相火上逆。治以补益中气、和降相火为主。方用小建中汤加味方。药物：饴糖 30 g，白芍 20 g，桂枝 10 g，生姜 10 g，大枣 15 g，炙甘草 10 g，黄芪 30 g，当归 10 g，怀山药 20 g，菟丝子 20 g，益智仁 20 g，莲子 15 g，制远志 10 g，五味子 10 g。因患者上学不便煎药，故开免煎中药颗粒 7 剂，开水冲服，日 1 剂，每天 3 次，每次 1 袋，饭后温服。嘱其清心寡欲，调畅情志，适量运动，忌食肥甘厚腻、生冷食物。

2017 年 10 月 21 日二诊：诉服药 1 周内仅遗精 1 次，偶感腰骶部酸痛，记忆力增强，心悸烦躁、手足心发热、神疲乏力、失眠多梦等症缓解，二便调，纳眠可。舌红，苔薄白，脉细缓。病情已明显改善，续以前方 7 剂，服法同前。

2017 年 10 月 28 日三诊：诉服药期间未发生遗精，上述症状未出现，纳眠可，二便调。舌红，苔薄白，脉弦缓。已基本痊愈，续服前方 7 剂以巩固。

【按语】

张春和教授指出，患者处于青春期第二性征发育趋于成熟的时期，性意识、性幻想初萌，对异性充满了遐想。由于患者过于关注异性，形成内源性性刺激。又因频繁遗精，情绪焦虑、紧张，加之平时情志抑郁，如此恶性循环，加重遗精频度，出现全身不适症状。该患者心有所慕，情动于内，而所欲无所得，遂致心火妄动，相火随之而动，相火浮越，则水气不温，肾失封藏；胆经相火不降，中气不生，轴运旋转无力，升降失调，肝木不升，阳气内郁，肝失疏泄而遗精。二火上炎，心神被扰，故心悸烦躁，手足心发热，失眠多梦，口干口苦；肾水失于温煦，肾精遗泄，故腰骶部酸痛，记忆力减退，神疲乏力，小便清长；中气不足，运化失职，故时有腹泻，腹部隐隐作痛，大便稀。舌淡红，苔薄黄，脉细数，为中气不足、相火上逆之象。以小建中汤加味方重建中气旋转，调整四维，运转轴轮升降，以复人身圆运动，再加益智仁、莲子补肾固精、健脾止泻，莲子尚可交通心肾并养心安神，增强远志交通心肾之力。

【参考文献】

［1］郭付祥，白强民，黄子彦，等 . 张春和妙用小建中汤加味方治疗遗精经验［J］. 山东中医杂志，2020，39（8）：840－844.

第三节　早　泄

谭新华教授御神论治早泄临证思维

【经典名方】

1. 知柏地黄丸（源于《症因脉治》）

组成：熟地黄24 g，山茱萸、山药各12 g，茯苓、泽泻、牡丹皮、知母、黄柏各9 g。

2. 酸枣仁汤（源于《金匮要略》）

组成：酸枣仁（炒）15 g，甘草3 g，知母、茯苓、川芎各6 g。

原文：虚劳虚烦不得眠，酸枣仁汤主之。

【学术思想】

谭教授总结御神辨证、配合脏腑有机结合治疗早泄临床经验，认为早泄发生的基本病因病机为心神失养，同时心肾不交、肝失疏泄、心脾虚损是其病程发展中重要病机；中医学中，神就是古代对生命存在的认识，与精相通，故治疗本病提出御神移精变气，统摄脏腑，以充养心神。

【诊断思路】

中医学中对早泄没有专门系统的论述，但是一些中医典籍中有关"房中术"方面的思想和论述观点对现代中医学辨证研究早泄具有指导性意义，据相关记载，可将其纳入"畸精"范畴。中医学认为人体精气的充养与开阖依赖于各脏腑之间功能协调，若脏腑功能失调，则精气开阖失衡，疏泄无度，气血生化无源。肾主藏精，肝主疏泄、性喜条达，心主神志，脾主运化而化气生血。《灵枢·本神》曰："两精相搏谓之神"，神为生命之源，神全可以益精，积精可以全神，此为精神互用。御神宁心、益肾养精、调畅情志，则肾之封藏得体，肝之疏泄有度，脾之运化无穷，早泄得治矣。

1. 心神失养是早泄的根本病机

"主明则下安。"谭教授认为心神失养、肾不藏志、精不能摄为本病根本病机，人的性行为由心神通过精神意志活动来支配，心主神志，故心是性兴奋最先激动的脏腑，正若《灵枢·本神》所言："所以任物者谓之心，心有所忆谓之意，意之所存谓之志。"心者，生之本，神之变也。心在志为喜，心神宁静则气和志达，然五脏志极，则劳伤心神，心火上浮，不能下降于肾，君相失安，相火妄动则扰乱精室，致精关不固，如《辨证录》所言："夫心喜宁静，不喜过劳，过劳则心动，心动则火起而上炎，火上炎则水火相隔，心之气不能下交于肾，肾之关门大开矣，盖肾之气必得心气相通，而始能藏精而不泄。今心不能摄肾，则精焉得而不走乎。"

2. "郁证伤神"，重视肝失疏泄在早泄疾病发展中的作用

"主闭藏者肾也，司疏泄者肝也。"谭教授认为精液的藏泻有赖于气的统摄与推动作用，即肝主疏泄亦主司精液排泄；又肝性条达，恶抑郁，调节着人的情志、精神、意识、思维活动，即心神，故精之封藏在肾、疏泄在肝、主宰在心。《薛氏医案》记载："肝气通则心气和，肝气滞则心气乏。"然"前阴者，乃宗筋之所聚"，阴器由肝经所主，故肝气郁结，情志抑郁，肝之疏泄失常，或郁久化热都会扰乱肾之封藏，心神受损则房事恣情纵欲，精巧开合无度。正如《古今医统大全·郁证门》云："郁为七情不舒，遂成郁结，既郁之久，变病多端。"

3. "虚劳伤神"，脾运不足在早泄疾病发展中的主导作用

"脾裹血，温五脏。"谭教授认为脾失运化，水谷精微转输布散中断，脾虚失摄，亦不能摄精；心血失充，致使机体肾精失充、神失所养是主导本病

发生发展的物质原因。现代社会由于饮食结构多样、社会关系复杂、社会竞争压力大等，普遍存在过食膏粱厚味、过度烟酒、熬夜失眠、忧思过度等现象，均可致脾胃受损、脾气虚弱，若损伤中气、劳伤心神、肾气不固则精关失约；脾虚亦可助湿生痰，阻碍气机，郁而化热，上扰心神，使君相不安、精液藏摄无权而致早泄。如李东垣《脾胃论》所言："元气之充足，皆由脾胃之气无所伤，而后能滋养元气……则脾胃之气既伤，而元气亦不能充，而诸病之所由生也。"

【治疗方法】

1.清心火，滋肾阴，交通心肾

《辨证录·种嗣门》："男子有精滑之极，一到妇女之门，即便泄精，欲勉强图欢不可得，且泄精甚薄，人以为天分之弱也，谁知心肾之两虚乎。"强调了肾虚不固、遗精日久是导致早泄的重要病因，心肾两虚为其病机所在。《景岳全书》云："盖遗精之始，无不病由乎心，正以心为君火，肾为相火，心有所动，肾必应之……盖精之藏制虽在肾，而精之主宰则在心，故精之蓄泄无非听命于心。"肾虽藏精，但精气蓄积与疏泄由心神所控，若心神不制，神专攻于色而房事无度，常为阴虚火旺、心肾不交等证型；临床表现多见心悸、怔忡、心烦失眠，男子阳事易举、早泄、梦遗、口干舌燥、舌尖赤红、苔少、脉细数。谭教授认为本证型由心火亢盛，心神失所养，肾精藏泻失衡，君相不安则阴虚相火旺盛导致，治当滋阴潜阳、交通心肾，方选知柏地黄丸合酸枣仁汤加减，方药：酸枣仁20g，茯苓10g，知母10g，黄连3g，煅龙骨、煅牡蛎各30g，生地黄10g，山萸肉10g，山药15g，金樱子30g，芡实20g，黄柏10g，牡丹皮10g，玄参10g，甘草6g。诸药合而成方，共奏交通心肾、清热除烦、滋阴降火之功。

2.疏肝郁，和心情，畅序精关

朱丹溪指出："主闭藏者，肾也；司疏泄者，肝也；二者皆有相火，而其系上属于心。"心、肝、肾三脏皆系精关之开合。若怒火伤肝、怨愤忧思、纵情肆欲、情志抑郁不舒、劳伤心神等，均会影响肝的疏泄功能，肝郁经气不利，气机不畅，郁而化热，相火妄动，不能宣泄，下扰精室，使精关失约而致早泄。临床表现常见阳事易举，早泄，胸胁及少腹胀满，善太息，或见心烦易怒，口苦咽干，失眠多梦，小便黄赤，脉弦。谭教授认为本证型由肝郁气机不利，情志抑郁，宗筋失养，精气失摄或肝郁化火，上扰心神，下扰精室导致。证见肝郁气滞者，治以疏肝解郁、安神定志，方选柴胡疏肝散加减，方药：柴胡10g，香附10g，茯神10g，茯苓10g，陈皮10g，枳壳10g，白芍10g，甘草6g，酸枣仁20g，远志10g。诸药合用，共奏行气解郁、安神定志之功。证见肝郁化火者，治以疏肝泻火、宁心安神，方选龙胆泻肝汤加减，方药：龙胆草15g，黄连3g，黄芩10g，栀子10g，车前子10g，甘草6g；肝乃藏血之脏，肝火易耗伤阴血，故加当归10g，生地黄10g，酸枣仁20g，远志10g，养血补肝，安神助眠；煅龙骨、煅牡蛎各20g，滋阴潜阳，收敛固涩；郁金10g，柴胡10g，疏畅肝胆之气，并能引诸药归于肝胆之经。火降热清，循经所发诸症皆可相应而愈。

3. 补心脾，益精血

化阳转气"积精"才能"全神"，肾藏精，精养肾，肾精有赖于后天之水谷精微、清气的充养。脾为后天之本，主运化，化气生血，滋养心神，如《素问·八正神明论》曰"血气者，人之神"，说明脾化生之气血是神志活动的物质基础。《医学求是》亦云："脏腑之气机，五行之升降，升则赖脾气之左旋，降则赖胃气之右转也。"脾属阴经，却其性为阳，主升清，化阳转气具有统摄之力，可强化肾气固摄精液。治疗心脾虚损之早泄，谭教授认为脾失运化，生化无源是其根本。常见症状有早泄，性功能减退，心悸健忘，失眠多梦，少气懒言，肢体倦怠，面色淡黄，纳呆便溏，舌质淡、苔薄白、脉缓或弱。治当健脾养心、益气补血、固精止遗，方以归脾汤加减，方药：黄芪20g，龙眼肉10g，党参10g，白术10g，木香10g，炙甘草6g。加减：金樱子30g，芡实20g，益肾固精，涩精止遗；煅龙骨、煅牡蛎各20g，镇静安神，收敛固涩；当归10g，酸枣仁20g，远志10g，补血养心安神。诸药配伍全面合理，心脾得补，肾精得充，气血得养，心神得安，精关得固则早泄自除。

【治疗绝技】

古人有云："天有三宝日、月、星；地有三宝水、火、风；人有三宝精、气、神。"马王堆养生文化中提到聚精、调气、存神为其制方之要务，"精"是机体生命活动的物质基础和起源，也是化气全神和协调脏腑的根本；"气"是维持人体生命活动的动力，是协调"精"与"神"转化关系的媒介；"神"

是人生理和心理活动的具体表现，更主宰着"精""气"的作用。精充可化气，气足可全神，神全则可调和阴阳、协调脏腑，《摄生三要·存神》谓："聚精在于养气，养气在于存神，神之于气，犹母之子也。"谭教授认为早泄之病，病在心神，责之于肾，肝、脾次之，故治当以"御神"为统帅，辨证驭方以养心安神药统筹，与各脏腑辨证论治有机结合。

【验案赏析】

患者，男，36 岁，已婚，2018 年 1 月 5 日初诊。自诉行房事时射精过快近半年，每次性生活持续时间约 1 分钟，有时未入即射，男子阳事易举，勃起功能尚可，心慌心悸、心烦失眠，口干舌燥，易口舌生疮，舌尖赤红、苔少，脉细数，小便色黄，易便秘。证属阴虚火旺、心肾不交。治当滋阴潜阳，交通心肾，涩精止遗。方用知柏地黄丸合酸枣仁汤加减。处方：知母 10 g，熟地黄 15 g，山萸肉 10 g，山药 15 g，茯苓 10 g，生地黄 15 g，牡丹皮 10 g，莲须 20 g，金樱子 30 g，芡实 20 g，酸枣仁 20 g，远志 10 g，茯神 10 g，煅龙骨 20 g，煅牡蛎 20 g，炙甘草 6 g。15 剂，日服 1 剂，水煎服。

2018 年 1 月 23 日二诊：自诉感觉射精可控性明显好转，但仍未达到发病前的状态，口腔溃疡未再复发，房事后偶感心慌，睡眠明显改善，舌质红、苔薄黄，脉弦细稍数。阴虚火旺已减，此病日久，多致肝郁，上方去知母、莲须、茯神，再加入柴胡 10 g，白芍 10 g，郁金 10 g，理气解郁，养血柔肝。15 剂。

2018 年 2 月 13 日三诊：早泄症状已除，精神状态良好，未诉其他不适，二便调。舌质淡红、苔薄白，脉弦。交通心肾，精关已固，拟调气补血、养心安神为法收功固本，以防复发。处方：黄芪 20 g，党参 10 g，白术 10 g，茯苓 10 g，酸枣仁 20 g，当归 10 g，白芍 10 g，金樱子 20 g，芡实 10 g，沙苑子 10 g，浮小麦 20 g，炙甘草 6 g。10 剂。嘱咐房事宜规律，不可房劳过度，饮食有节。随访 2 个月未再复发。

【按语】

《医述》云："治虚之要，凡阴虚多热者，最嫌辛燥，恐助阳邪也，尤忌苦寒，恐伐生气也，惟喜纯甘壮水之剂。"本例患者为肾阴亏虚，水不济火，不能上养心阴，则见心烦、失眠多梦、惊悸；下焦虚火内扰，相火妄动，扰动精室，则精液易泄，为心肾阴虚阳亢证。治病必求于本，然虚不可峻补，恐热邪难除、滋腻脾胃，热不可大寒，恐耗伤其阴，故谭教授方用知柏地黄丸加减，补泄相宜，寒热同调，滋阴降火；酸枣仁汤加减养血安神，清热除烦；加入黄连泻心火以除烦热，远志、茯神配合酸枣仁增其补血养心、安神定志之功；莲须固精安神；金樱子、芡实益肾固精之效强；煅龙骨、煅牡蛎为镇静安神固精之要药，现代药理学研究表明，龙骨、牡蛎富含钙盐，具有抑制神经兴奋、镇静催眠的作用；甘草和中缓急，调和诸药，合而成方，共奏交通心肾、安神定志、清热除烦、滋阴降火之功。二诊加入柴胡、白芍、郁金疏肝养血，和气顺心，利精关气机之开合。三诊更方黄芪、党参、白术、茯苓、酸枣仁、当归、白芍、金樱子、芡实、沙苑子、浮小麦、炙甘草调气补血，养心安神，益肾固精，固本防复。

【参考文献】

[1] 周海亮，何清湖，周兴，等.谭新华教授御神论治早泄临证思维［J］.中国中医药现代远程教育，2019，17（19）：48-50.

陈德宁教授治疗早泄经验简介

【经典名方】

加味知柏地黄汤（源于《罗氏会约医镜》）

组成：熟地黄4～5钱，山茱萸钱半，山药钱半，茯苓钱半，当归钱半，白芍（酒炒）钱半，牡丹皮1钱，麦冬1钱，知母1钱，黄柏1钱，泽泻8分，五味子3分。

【学术思想】

陈教授基于对早泄的深刻认识并结合中医学中有关早泄的论述，揭示早泄"其本在肾，其制在肝，其源在心"的发病机制，以明确心在其发病过程中所处的"君主"地位；且多年的临床经验认为，早泄发病关乎五脏，既可一脏受损，也可多脏受殃，但其根源在心，心失所养、心神不宁应为其病机的关键所在。并在早泄疾病治疗中熟悉运用加味知柏地黄汤，辨证论治，疗效显著。

【诊断思路】

1. 心失所养，神无所依，施泄无常

"心者，生之本，神之变也"，其驾驭精神意识、思维的能力及主宰生命活动的"君主"地位不容忽视。心作为"藏神之脏、生之本、五脏六腑之大主"，主宰着人体的精神意识、思维及生命活动。而性事活动作为人生不可或缺的一部分，也无一例外得听命于心，受心神的调控与支配。诚如清代喻嘉言所言："心者，情欲之施府。"然心虽贵为君主之官，但要发挥其"主宰万物，统辖五州"的生理效应作用，还得依赖于气血津液之充沛。若心气不旺、心血不足、心阴亏虚、心阳不振，均可导致心失所养、神无所依，则精液闭藏、施泄无常而病为梦遗。如《石室秘录》所言："见色倒戈，则关门不守，肾无开合之权矣，谁知皆心君之虚。"《辨证录》亦谓："男子有精滑之极，一到妇女之门，即便泄精……人以为天分之弱也，谁知心肾之两虚乎。夫入房可以久战者，命门火旺也。然作用虽属于命门之火，而操权实在于心官之火。"

2. 肝郁不疏，心志不宣，开阖失常

清代陈修园在《灵素节要浅注》中云："心之所之谓之志，神生于精，志生于心。"诠释了神志与心脏的密切关系。肝作为"藏魂"之脏与人类的精神意识、思维及生命活动亦息息相关。如张介宾曾言："魂、魄、意、志及意志思维之类，皆神也。"肝为将军之官，喜条达，恶抑郁。若肝郁不疏，肝失条达，则气机阻滞，气郁化火，易暗耗阴血；"母病及子"则心志未宣，心神不宁，百病始发。中医学指出，肾主藏精，肝主疏泄，而一泄一藏又全在于心之神志所系。故情志抑郁、暴怒伤肝、思虑过度、所愿不遂等损及肝之疏泄功能时，易致心志不宣，而影响精关的正常开阖则发为阳痿、早泄。朱丹溪亦曾言："主闭藏者肾也，司疏泄者肝也，二脏皆有相火，而其系上属于心。心，君火也，为物所感则易动，心动则相火亦动，动则精自走，相火翕然而起，虽不交会，亦暗流而疏泄矣。"

3. 心肾不交，水火不济，热扰精室

中医学所谓的心肾不交主要是指水亏火旺，心火不能下交于肾，肾水不能上济于心。就梦遗的病因、病机而言，历代医家虽有诸多看法，但心肾不

交致心神不宁亦是早泄核心病机的重要方面。如五志过极、劳神过度、久病虚劳、房事不节等均可暗耗心血、伤阴耗气，以致肾水亏于下，不能上济心火，造成心肾水火既济失调，虚火扰乱精室，故精液遗泄使然。正如《辨证录》所言："心喜宁静，不喜过劳，过劳则心动，心动则火起而上炎，火上炎则水火相隔，心之气不能下交于肾，肾之关门大开矣，盖肾之气必得心气相通，而始能藏精而不泄，今心不能摄肾，则精焉得而不走乎。"

4. 脾失健运，痰蒙心窍，遗泄使然

朱丹溪取百家之长，首先立论"百病兼痰"。其在《丹溪心法》中谓："痰之为物，随气升降，无处不到。"中医学说中的痰，是指体内津液停聚所形成的稠浊而黏滞的病理产物，其多因脏腑气化功能失调，水液代谢功能障碍而产生。中医学又指出，脾主运化，具有吸收、输布水液，防止水液在体内停滞的作用。若脾失健运，停而为湿，聚而为饮，凝而为痰。痰浊作为病理产物及致病因素，既可直接上行于心窍蒙蔽心神，亦可蕴久化热扰乱心志，致心神不宁，君相失位，则精液闭藏无权，病为早泄。故早泄之所以常见与高发，其缘由之一，亦在于此。如《杂病源流犀烛》曾言："有因思想无穷，神气浮游者；有因思久成痰，迷于心窍者……"

5. 肺失宣降，心不主神，神不驭精

肺为"相傅之官"，其缘由在于肺居胸中，位近心君；再者，肺主"治节"的生理效应直接影响心之功能。如张景岳所言："肺与心皆居膈上，位高近君，犹之宰辅，故称相傅之官。"马莳亦云："肺为相傅之官，佐君行令。凡为治之节度，从是而出焉。"而中医学中，肺主治节主要是指肺具有辅佐心脏按照一定法度，治理其他脏进行正常功能活动的作用。若肺失宣降，气机不畅，气血津液失于输布，则血脉瘀阻，心神失于濡养，往往出现惊悸不安，失眠多梦，神志不宁，从而影响精关的正常开阖，发为早泄、梦遗诸病。此外，肺之生理作用还表现为肺主气、朝百脉、助心行血。中医学认为，肺在血液生成过程中，发挥着不可替代的作用。如《灵枢·营卫生会》云："中焦亦并胃中，出上焦之后，此所受气者，泌糟粕，蒸津液，化其精微，上注于肺脉，乃化而为血。"而血液生成的多寡，直接影响着心主血脉的功能。《素问·八正神明论》亦云："血气者，人之神"，表明神志活动的物质基础乃气血。可见，肺与早泄乃"唇齿"及"轮轴"的关系，密不可分。

【治疗方法】

陈教授运用加味知柏地黄汤治疗此病。加味知柏地黄汤由熟地黄、山茱萸、茯苓、山药、牡丹皮、泽泻、知母、黄柏、莲须、莲子、煅龙骨、煅牡蛎、金樱子、芡实等药组成，是陈教授积多年临床经验总结而成，且行之有效。其滋阴降火、交通心神、涩精止遗。以《医方考》中知柏地黄汤滋阴降火达水火既济为底，于方中加入莲须、莲子、煅龙骨、煅牡蛎、金樱子、芡实，一者可以增强全方滋阴降火之功效，二者还可使此方具备宁心安神、涩精止遗之作用。莲子、莲须同出于一物，都具固涩精血、清心安神之功；煅龙骨、煅牡蛎被誉为镇静安神固涩之要药。《本草纲目》云："龙骨为治泄之要药，火煅为末，或散，或丸服之。"《种杏仙方》对牡蛎用于治梦遗、滑精记录为"牡蛎砂锅内，醋淬7次，为末，醋糊为丸，如梧桐子大，每服五十丸，空心盐汤下。"现代药理学研究表明，龙骨、牡蛎富含钙盐，具有抑制神经兴奋、抗惊厥、镇静催眠作用。《本草求真》云："惟其味涩固肾，用芡实一味捣末熬，金樱子煎和丸，服之补下元益人，谓之水陆丹，故能闭气，而使遗带小便不禁皆愈。"方中黄柏的剂量通常比常规的处方剂量要高出一倍之多，大致在30 g，其意图在于滋阴降火、引君相归位，心神宁，精液自然可固。《神农本草经疏》谓黄柏："乃足少阴肾经之要药，专治阴虚生内热诸证，功烈甚伟，非常药可比也。"是方搭配有度，共奏滋阴降火、交通心神、涩精止遗之效。

临床运用时，可根据患者的病证特点适当予以加减：口舌生疮、舌前尖红者加灯心草、淡竹叶、川木通；耳鸣耳聋、心悸失眠者加磁石、石菖蒲、龙齿；心神恍惚、面色无华者加酸枣仁、夜交藤、柏子仁；情绪抑郁、胸闷烦躁者加合欢皮、合欢花、郁金、素馨花；小便短赤者加蒲公英、白花蛇舌草、车前子等。

【治疗绝技】

陈教授认为，年轻人阳气盛，情动于中，心有所慕，所欲不遂，皆令心动神摇；然意淫于外，则心阳独亢，心阴被灼，汲伤肾水，水不济火，君相失位，精室扰动，而病发早泄、梦遗、阳痿诸病。故临证遇"心失所养，心神不宁"所致早泄患者，常以滋阴降火、交通心肾、涩精止遗为法，予验方加味知柏地黄汤加减治疗。

【验案赏析】

陈某，男，29岁，2013年2月25日初诊。主诉：射精时间小于2分钟已有5年余。曾在外院诊断为早泄，服用中西药治疗病情未见好转。刻诊：射精过快，不寐多梦，心中烦热，腰酸，口干，舌红少苔，脉细数。辅助检查：尿常规未见异常，前列腺液常规：pH 7.2，白细胞5～10/HP，卵磷脂小体（++）。中医诊断：早泄（心肾不交）；西医诊断：早泄。治疗以滋阴降火、交通心神、涩精止遗为法。方用加味知柏地黄汤加减。处方：熟地黄、山茱萸、茯苓、山药、莲须、莲子、酸枣仁各20 g，牡丹皮、泽泻、知母各10 g，黄柏、煅龙骨、煅牡蛎、金樱子、芡实、桑寄生各30 g。14剂，每日1剂，水煎，早晚分服。并嘱其注意饮食，调畅情志，适当进行户外运动以分散注意力。

二诊：不寐多梦、心中烦热、腰酸明显好转，射精时间较之前有所延长，口干。守上方减酸枣仁、桑寄生，加灯心草10 g。继服14剂，他症消除，早泄明显好转。效不更方，继服上方2个月，病愈。

【按语】

当今社会，随着生活节奏的加快、工作压力的增加及各种负性社会生活事件的刺激，人类的精神心理压力在逐渐加大，随之而来的是各种精神心理疾病、性功能障碍疾病的增加。陈教授认为心作为"藏神之脏、生之本、五脏六腑之大主"，其在早泄发生及演变过程中具有主宰始终之功。故心驾驭精神意识思维的能力及主宰生命活动的"君主"地位不可忽视；早泄从心论治的思路是必须而且重要的。

【参考文献】

[1] 邓灵，尹霖，洪志明，等.陈德宁教授治疗早泄经验简介[J].中医药信息，2014，31（1）：62-64.

谢作钢治疗早泄经验介绍

【经典名方】

四逆散（源于《伤寒论》）

组成：甘草（炙）、枳实、柴胡、芍药各6g。

原文：少阴病，四逆，其人或咳，或悸，或小便不利，或腹中痛，或泄利下重者，四逆散主之。

【学术思想】

谢老师倡导"悦心宁神定志，疏肝益脾固肾"的辨治思路，重视经方的实际运用，推崇"身心共治，男女同调"的防治理念，并在临床中取得显著疗效。

【诊断思路】

谢老师撷拾先贤经验，认为早泄责之于心、肝、脾、肾，病性以虚实夹杂为特点，病因繁杂，青年者多与不良生活作息及对本病认知不全有关；中年者则以生活压力、夫妻关系导致的情志抑郁、紧张焦虑多见；老年者主要是天癸耗竭及先后天之本亏虚劳损所致。其病机为心志不宁，神不驭精；肝失疏泄，制约无能；脾胃虚损，摄纳无力；肾失封藏，固敛无权。一因或多因相掺，一脏或多脏受殃，终致精关废弛，蓄泄失常，病为早泄。

【治疗方法】

1. 着眼脏腑辨证

谢老师认为，早泄不可为病名所囿。患者多伴见抑郁烦闷、焦虑紧张，二者互为因果且相互影响，此与郁证多有关联。肝之疏泄关乎情志畅达，亦司精关启闭，因此，解郁疏肝之法尤为重要。谢老师常用疏肝剂四逆散为主方，调畅肝气之郁，疏利七情之结。现代药理学研究表明，四逆散有抗抑郁作用，其可通过多靶点、多途径使抑郁症的病理状态恢复正常。若症见早泄兼阴囊热痒、口苦纳呆、胸闷胁痛等湿热困顿肝经之象，当治以清肝泄热，病初用龙胆泻肝汤，后期改用知柏地黄汤。

仲景曰："人受气于水谷以养神，水谷尽而神去。"气血生化于仓廪之官，神明驭精的物质基础在于心血的丰沛。谢老师从脾入手，在治疗时极为注重"中焦如沤"的生理功能及"中央土以灌四傍"之脾与其他脏腑的联系。心脾两虚证者，早泄伴见心悸抑郁、面黄纳呆、大便稀溏等，需以悦心健脾为法，投归脾汤；或有胃脘满闷、恶心呕吐、口黏不渴之脾虚湿盛者，脾不健运，水湿停聚为痰，上蒙心窍则精液妄泄，予健脾渗湿之法，拟参苓白术散。

谢老师认为，肾寓元阴元阳，由肾精所化，精液的正常泌出依赖于肾中阴阳的充盛及动态平衡。从古至今，先贤耆宿皆奉固肾法为治疗早泄之圭臬。肾阴虚者，早泄多兼腰酸或痛、潮热盗汗、咽燥口干，予壮水涵阴法，方用左归饮。偏于肝肾阴虚者，当用滋阴疏肝之一贯煎；偏于阴虚火旺者，取滋阴降火法，选当归六黄汤或大补元煎。谢老师指出，临床中肾阳虚者并不多见，临证当审因周密、辨证明晰，可处桂附八味丸治之，而针对肾精亏虚者，可用金锁固精丸以固肾涩精。

2. 谨守方证辨析

于脏腑着眼为谢老师辨治早泄常用之法，但临床中许多患者除早泄外鲜有脏腑异常所表现的症状，临证常陷于"无脏可辨"的踌躇，给立法施治带来一定困难。然谢老师另辟蹊径，重视经方的实际运用，恪守方证辨析之严谨，擅用桂枝及柴胡类方治疗早泄。

桂枝类方多具有燮理阴阳、调和营卫的功效，是早泄方证运用的绝佳切入点。桂枝加龙骨牡蛎汤证原文："夫失精家，少腹弦急，阴头寒，目眩，发落，脉极虚芤迟，为清谷、亡血、失精；脉得诸芤动微紧，男子失精，女子梦交，桂枝龙骨牡蛎汤主之。"谢老师指出，运用桂枝加龙骨牡蛎汤的辨析要点在于"失精虚劳"，除早泄外需有神情萎靡、少气懒言等虚劳表现；或有浮热盗汗的营卫失和之象；或有恣情纵欲、房事过劳的"失精家"指征。此外，时有部分早泄患者自觉下腹气上冲胸，直至咽喉，伴腹部绞痛、胸闷气急的奔豚证见，需投桂枝加桂汤以温通心阳，或予奔豚汤而平冲降逆。谢老师指出，必要时可将经方合用以扩大治疗范围。

柴胡类方所代表的和解枢机之法在早泄的治疗中有着广泛的应用，其要义在于柴胡体质及柴胡证。《伤寒论》载："伤寒八九日，下之，胸满烦惊，小便不利，谵语，一身尽重，不可转侧者，柴胡加龙骨牡蛎汤主之。"柴胡加龙骨牡蛎汤为枢机不利、气郁化湿生热、入血扰神而设，其运用范围是以神志症状为突出表现的少阳病，典型症状为胸胁苦满、抑郁、烦惊等。谢老师认为，此方镇静、抗抑郁之效尤彰，亦与早泄病机相符。柴胡桂枝干姜汤为谢老师独具匠心之妙用，其方证对应要点在于心胸郁热、小便不利、咽干等，适用于早泄属枢机不利、水饮内结、阳郁不宣者。

3. 注重综合调摄

谢老师强调，患者性经验的多寡、对疾病的认知程度、内心的安和稳定，以及伴侣的心理因素等均在早泄的发生和演变中占据不可或缺的地位。因此，防治早泄不可执着于药石，而需根据患者的不同情况进行综合调摄。

首先，早泄的诊治需建立在规律的性生活基础上，对两地分居、妻子孕期，或尚未成婚者不可妄下诊断，更无须将早泄作为治疗重点。其次，通过良好的性技巧防治早泄亦为谢老师所主张。如移情易性法，是自感快达到兴奋前，将注意力转移至性感受之外；阴茎不可进入过深或用力过猛，亦不宜过快提插；又如"龟背法"，则是当自感即将射精时将阴茎退出阴道，背向上拱成弓形，同时收缩肛门，以延缓射精时间。此外，行为疗法亦是预防保健的有效之策，具体有牵拉阴囊法、挤捏阴茎法、提肛法等。

【治疗绝技】

谢老师结合中医经典古籍的相关论述及现代男科的临床实践，基于对藏象学说的理论认知，从脏腑立论，阐述了心、肝、脾、肾在早泄发生及演变中的内在联系，提出了心志不宁，神不驭精；肝失疏泄，制约无能；脾胃虚损，摄纳无力；肾失封藏，固敛无权的基本病机，病性则以虚实夹杂为特点。在治疗中，谢老师倡导"悦心宁神定志，疏肝益脾固肾"的辨治思路，重视经方在治疗中的实际运用，更将"身心共治，男女同调"作为早泄的防治理念贯穿始终，为进一步防治本病提供了依据。

【验案赏析】

任某，男，31岁，2018年11月9日初诊。患者自述婚后半年同房时射精过快，时间小于2分钟。详询病史，患者婚后因射精过快致房事不和谐，后其妻兴趣淡漠，对性事消极抵触。近半年房事频率骤减，伴举而不坚。患者平素多思善虑，常感抑郁烦闷，时而焦躁沮丧，有房事恐惧感，胸胁苦闷、乏力、纳呆、寐差。无高血压、糖尿病病史。症见身形偏瘦，面色微暗，神情抑郁，舌质暗、苔薄少，脉弦细。查生化全套、性激素全套均未见异常。西医诊断：早泄。中医诊断：早泄，辨证属肝郁不疏、脾虚不摄、心神不宁。谢作钢主任立疏肝解郁、悦心益脾、宁神定志为法，拟方四逆散加味。处方：柴胡、生白芍、党参、炒白术各 15 g，合欢皮 20 g，炙甘草、远志各 6 g，枳实、钩藤（后下）、芡实、益智仁各 10 g。14 剂，每天 1 剂，水煎，早晚分服。对患者进行心理疏导，嘱其分散注意力，保持房事频率稳定，并嘱其服药后携妻子复诊。

2018 年 11 月 23 日二诊：患者述服药后性交时间未明显延长，但勃起硬度改善，性欲萌动，烦闷、纳呆等症状亦有缓解，寐不佳。察其舌偏红、苔薄，脉同前。上方去党参，加百合 15 g，石斛 10 g。14 剂续服，煎服法同前。嘱患者学习房事技巧，告诫其妻多加谅解体贴，营造生活情趣，不可冷漠讥讽。

2018 年 12 月 7 日三诊：患者就诊时面露喜色，述服药期间同房 4 次，每次 5 ～ 8 分钟，心情舒畅，夫妻关系融洽，余无不适，舌淡，脉同前。效不更方，予前方 14 剂续服，煎服法同上。嘱患者配合提肛运动调护，每天 150 次。

之后续用上方加减月余，电话随访述性欲佳，勃起满意，房事可维持 8 ～ 10 分钟。

【按语】

患者新婚，性经验缺乏，平日工作压力较大、配偶态度消极，进而导致房事射精过快。谢老师指出，早泄的发生总由精关蓄泄失常导致，其与心、肝、脾、肾密切相关，各脏腑相互关联、相互影响。肝失疏泄、制约无能故见患者胸闷不适、抑郁烦闷；心志不宣、神不安宅致使其多思善虑、惶惶不安；脾气不充、脾不健运则表现为纳差、乏力；肾气亏虚、封藏失职见于射精过快、房事不举。故在治疗中当从"肝喜条达而恶抑郁"的生理特性入手，重视心在早泄发生中的主宰作用，兼顾脾与他脏的联系，不忘肾主封藏的生理功能。四逆散为解郁外达、调肝理脾的基础方，方中柴胡合生白芍疏郁外达、敛肝养血，合枳实舒畅气机、升清降浊。益智仁温脾暖肾，远志益精强志，二药同用相得益彰，于宁心摄精多有裨益。《养生论》载："萱草忘忧，合欢蠲忿"，故酌加合欢皮缓心气、畅神明，神明畅则驭精有常，精不妄泄。钩藤则为治疗早泄的经验用药，相关研究表明，钩藤可调节中枢神经，具有镇静、抗焦虑等作用。党参、炒白术、炙甘草合用蕴归脾汤之意，健脾以调节中州，益气而固敛有形之精。芡实入心、肝、脾、肾四经，既能充脾气、健脾运，又可固肾脏、涩精液。二诊时患者夜寐较差、舌质偏红，阴虚之象较甚，故去党参，加百合、石斛取悦心怡志、安神养阴之用。全方集悦心神、疏肝郁、补脾虚、固肾精于一体，药法相宜，共奏悦心宁神定志、疏肝益脾固肾之功。此外，本案中谢老师嘱患者妻子一同复诊，并于诊间多加告诫，此即男女同调的确切应用。

【参考文献】

[1] 陈盛镱，方腾铎，方跃坤，等.谢作钢治疗早泄经验介绍［J］.新中医，2020，52（14）：190－192.

翟亚春教授治疗早泄的经验

【名医简介】

翟亚春，现任马来西亚拉曼大学医学与保健科学学院中医系主任、教授。曾任南京中医药大学教授、主任中医师、硕士研究生导师，新加坡中医学院教研部主任、教授，新加坡科艺私人有限公司高级医药顾问，马来西亚同善医院中医总监等职。2002年完成在职博士研究生课程，获医学博士研究生学位，导师为北京中医药大学著名男科学家王琦教授。

【经典名方】

萆薢渗湿汤（源于《疡科心得集》）

组成：萆薢、薏苡仁各30g，赤茯苓、黄柏、牡丹皮、泽泻各15g，滑石30g，通草6g。

【学术思想】

翟教授认为早泄患者之所以出现早泄，在于平时存在的射精阈值偏高，而在性交时的射精阈值又偏低，致使患者在较高的基础阈值的前提下，稍事接触便达到了射精阈值而致射精。治疗中首当降低由于不良、频繁的性刺激及能够引起对小腹、阴茎、阴囊、会阴相当注意的疾病所致的高基础阈值，其次通过调节性兴奋性、动静结合的性交方法等提高射精阈值以治愈早泄。

【诊断思路】

翟教授依据多年临床经验，认为不良、频繁的性刺激所致的早泄，中医责之肾阴亏虚、肾气不足。其中有阴虚火旺、心肾不交的主证，另有阴虚阳亢、阴阳两虚、脾气不足、肝郁气滞的兼证或变证。

【治疗方法】

1. 降低偏高基础阈值

早泄见眼眶暗红、腰膝酸软、交后疲劳、咽干、失眠健忘、耳鸣、舌淡红或红、薄白苔、脉细数等肾阴亏虚、肾气不足表现者，治当滋肾阴、益肾气、固精关，自拟填肾延时汤加减：生地黄、熟地黄、制首乌、沙苑子、白蒺藜、山萸肉、金樱子、芡实各 12 g，枸杞子、续断、煅龙骨、煅牡蛎、碧玉散各 15 g；如兼低热颧红、心烦、多梦、盗汗、舌红少苔、脉细数心肾不交热相明显，加知母、黄柏、玄参、龟板、酸枣仁、合欢花；如兼恶热怕凉、交后肢冷、夜尿频多、舌淡胖、脉沉细无力，此为阴虚及阳、阴阳两虚之相，当加龟板、鹿角胶、淫羊藿、苁蓉、巴戟；食欲缺乏、面色萎黄、腹胀便溏者，酌加怀山药、太子参、制黄精、炒白术；郁闷嗳气，少佐柴胡、郁金、炒白芍；性躁易怒者，入夏枯草、黄芩。

部分患者在早泄的同时常兼见泌尿生殖系统的其他病变，如慢性前列腺炎、精囊炎、附睾炎等，这类患者平时对前阴及邻近组织的关注使其中枢敏感，再加上疾病本身的刺激，使得患者性交时极易射精。中医辨证当属湿浊壅阻，治分兼夹寒凝、气滞、血瘀，故治疗当以渗湿泄浊为要。方取萆薢渗湿汤加减：菟丝子 10 g，石菖蒲、乌药各 6 g，沙苑子、白蒺藜各 12 g，萆薢、煅龙牡、煅牡蛎、车前子、六一散各 15 g。阴囊潮湿，小便刺痛湿热明显者，酌加虎杖、黄柏、苍术；心理负担较重者，入柴胡、郁金、炒白芍；小腹会阴部胀痛不适，遇寒加剧者，加小茴香、延胡索，刺痛者，入皂角刺、棱莪术；附睾结节者，入延胡索、荔橘核、浙贝、玄参。

2. 提高偏低射精阈值

采用性感集中训练，临睡前通过患者夫妻间拥抱、抚摸、按摩享受触觉带来的性快感而不行性交；性交则选在下半夜进行，使患者淡化原有性交模式下的紧张感；并介绍性知识给患者，让其在性生活中充分调动女方的主动性；采用男下女上的体位，性交过程动停结合的方法使患者延长射精时间，逐步建立起新的、使双方满意的性交模式。

【治疗绝技】

翟教授认为在中药调节阴阳平衡、降低基础阈值的基础上，配合行为疗法调整射精阈值，对早泄的治疗能够起到事半功倍的效果。

【验案赏析】

李某，男，30 岁。2004 年 3 月因"交时即泄 1 年半"就诊。患者 2 年前结婚，婚后半年出现早泄现象，阴茎易勃起，每次阴茎放入阴道抽插三五次即告泄出；肛周及小腹部时有胀痛不适；平素性格急躁，交后腰酸较著；慢性前列腺炎病史 1 年半。体检：正常男性第二性征，包皮不长，双侧睾丸大小质地可，附睾无结节及压痛，前列腺体积较大，表面光滑无结节，质地稍韧，压痛（＋）。舌边尖红，苔薄白，脉弦细。施以萆薢渗湿汤加减，配合前列腺按摩，6 周后小腹会阴不适消失；改投填肾延时汤 3 周，配合性感集中训练及行为疗法后，性交时间明显延长，已能持续 3～4 分钟。

【按语】

翟教授认为在诊治时需要做到询问病情不厌巨细，重点突出，这样往往能从细微处查知病情本质，从而采取针对性的治疗；交代治疗方法时，不惧烦琐，对患者总是反复交代，直到完全理解，对有条件的，夫妻同时指导。治疗时须注意以下要点：在对年轻早泄患者问诊时注意患者早泄起始时间。婚后即现早泄者，更须进一步了解现有的性生活模式，以免对生理正常而方法欠妥者妄投汤丸。早泄兼泌尿生殖系统疾病时，治疗当以祛邪为先，继则调补，并辅以行为疗法。中药忌用苦寒太过。无论清利湿热或清泄虚热均需注意中病即止，否则早泄治疗不成反而导致阳痿，对于脾胃虚弱者，养阴填精时需加用理气健脾药物，以防滋腻碍胃。总之，在中药调节阴阳平衡、降低基础阈值的基础上，配合行为疗法调整射精阈值，对早泄的治疗可以起到事半功倍的效果。

【参考文献】

[1] 陈海燕，夏国守，肖继来，等. 翟亚春教授治疗早泄的经验 [J]. 陕西中医，2005，（8）：811-812.

国医大师王世民辨治早泄经验

【名医简介】

王世民，主任医师，山西中医药大学教授，硕士研究生导师，第四届卫健委药品审评委员，实验方剂学的开拓者。1962年毕业于北京中医学院医疗系，其后拜陆石如、孔嗣伯、白清佐、刘寿山等名中医为师，尽得其传。太原市名老中医，山西省卫生厅中医药管理局高级顾问，国家和山西省药品审评委员会委员，对中医内科、中医男科、药膳养生颇有研究。

【经典名方】

六味地黄汤（源于《景岳全书》）

组成：熟地黄15 g，山萸肉12 g，山药12 g，牡丹皮10 g，泽泻10 g，茯苓10 g。

原文：六味地黄汤，论妇人经病，头弦目胀，腰胁痛连小腹，四肢清冷，不思饮食，其脉肝肾大而无力，或沉而涩，脾脉浮弦而迟，命门脉浮大而散，其经来六七日淋沥不止。此得之郁怒伤肝，劳倦伤脾，肾气虚而脾气陷也。以补中益气汤合六味地黄汤，加何首乌、阿胶主之。

【学术思想】

王教授擅长治疗男科疾病，认为早泄的基本病机是命门火衰，并将其主要分为心肾不交证和肝肾两虚证两大证型辨证论治，注重心肾之水火既济，以交通心肾和肝肾同调之法为治疗原则，辅以健身气功八段锦、太极拳等调摄呼吸吐纳，通畅全身气机，临床疗效良好。

【诊断思路】

王教授认为早泄以肾虚为基本病机，并将证型简化为两大类：心肾不交证和肝肾两虚证，其余症状皆可作为兼症。

1. 心肾不交

王教授对于心肾不交证患者的辨证要点主要有三：其一，患者年龄多为青壮年，普遍小于60岁；其二，西医辅助检查多无器质性病变；其三，就诊时多表现为焦虑、抑郁等精神紧张或异常的状态。王教授强调："心主神，神安则精充矣。"心为君火，肾为相火，君火以明，相火以位，君火在上，如明照当空，为一身之主宰；相火在下，系阳气之根，为神明之基础。命火秘藏，则心阳充足；心阳充盛，则相火亦旺；君火相火，各安其位，则心肾上下交济；心肾相交，君相安位，则机体气机通畅条达。如若心肾失交，心火上炎，则出现精神紧张、烦躁易怒、口舌生疮、夜卧失眠等症状；肾阳失于温煦，肾气开阖不利，则表现为早泄、阳事不举。

2. 肝肾两虚

王教授认为早泄与年老体衰之肝肾两虚证有关。《素问·上古天真论》言："七八，肝气衰，筋不能动，天癸竭，精少，肾脏衰，形体皆极；八八，则齿发去。"《素问·阴阳应象大论》言："肾生骨髓，髓生肝。"肝藏血，肾藏精；肝主疏泄，肾主闭藏。《灵枢·经脉》言："肝者，筋之合也。筋者，聚于阴器。"肝主宗筋，阴器为宗筋之汇。《内经》提出：足厥阴肝经起于足大趾，向上沿大腿内侧中线进入阴毛中，绕阴器，至小腹……交于手太阴肺经。肝主宗筋功能正常，即阴茎勃起和松弛正常；肝主疏泄功能正常，精液之射出和收藏正常，肝肾同源。以益肾调肝之法治之，温肾阳固肾精，滋肝阴兼补肝血；标本同治，精血同源，血充则精足矣，则病自愈。

【治疗方法】

1. 水火既济，交通心肾

王教授在治疗此证型时多从心肾两脏入手，以桑螵蛸散为基础方随证加减治疗。桑螵蛸散补肾固精与养心安神相伍，使得水火既济、心肾相交。方中桑螵蛸为君药，温补肾阳，固精止遗。《本经逢原》曰："肝肾命门药也，功专收涩，故男子虚损，肾衰阳痿，梦中失精，遗溺白浊方多用之。"龙骨、牡蛎为王教授常用对药，二药相伍，敛阴潜阳之功倍增，收敛固涩之力亦强。王教授认为龟板配牡蛎功专益阴而摄下陷之沉阳，补阴潜阳。茯神、远志、石菖蒲三药相佐，共奏安神之效。兼烦躁失眠者，加酸枣仁、柏子仁养心安神；心神不宁者，龙齿易龙骨配牡蛎效果更佳；小便清长、夜尿频多者，加乌药、益智仁温肾缩尿；小便不利者，加路路通以利水通经。

2. 乙癸同源，补肝益肾

王教授在治疗肝肾两虚时多以补肝益肾法治之。以六味地黄汤合二仙汤加减为基础方治疗，肾之阴阳双补；再辅助入肝经、养肝血之要药制首乌，补肝肾，益精血，强筋骨。若患者大便干涩，加当归、熟地黄滋阴养血、润肠通便；心悸失眠加龙眼肉养血安神；自汗、盗汗加生白芍以敛阴止汗。王教授认为"有形之血难以速生"，多选用温而不燥或燥性较小的血肉有情之品，禁止过用温药，以防肾阴耗伤，如巴戟天、肉苁蓉、菟丝子、鹿角胶。治病之时，效不更方，病程长者，汤剂改为丸剂，以求丸药缓图。

3. 起居有常，养生调摄

王教授尤其强调中医养生调摄之法，提倡天人相应，法于阴阳，和于术数。八段锦、太极拳、五禽戏等能调摄人体气机，现代多项研究证实，健身气功八段锦对患者的神经、消化及心血管系统都具有良好的调节作用，能有效改善失眠，缓解焦虑、抑郁等负面情绪。《临证指南医案·鼻》言："药乃片时之效，欲得久安，以怡悦心志为要旨耳。"王教授强调练习八段锦、太极拳、五禽戏时需平心静气，配合呼吸吐纳，不可急于求成，否则难以达到成效。

【治疗绝技】

早泄病机繁杂，病证众多。王教授治疗早泄遵循辨证论治，删繁就简，谨守病机原则。强调早泄基本病机为命门火衰，概括为心肾不交及肝肾两虚证；主张固守肾精之时，以交通心肾，君相安位；调补肝肾，补血填精；并嘱患者辅助传统运动之八段锦等勤加锻炼，调整气机，平心静气，移情易性，临床疗效满意。

【验案赏析】

韩某，男，62岁，已婚。2015年8月24日初诊。主诉：早泄2年余。患者早泄，伴勃起困难，无其他基础性疾病，血压、血脂均正常，饮食可，二便调，睡眠可。自诉辅助检查无异常，否认原发性高血压、糖尿病、冠心病等慢性疾病，否认过敏史。舌质偏暗红，苔薄白；脉右弦而有力，左弦细。诊断：早泄；证型：肝肾亏虚；治法：滋补肝肾，固本培元；方药：六味地黄汤合二仙汤加减。处方：制首乌10g，生山药10g，山萸肉15g，茯苓12g，泽泻10g，牡丹皮10g，巴戟天10g，仙茅10g，淫羊藿15g，补骨脂10g，枸杞子10g，怀牛膝10g。7剂，水煎服，早晚分2次温服。

2015年9月16日二诊：患者诉性事有所改善，2～3分钟/次，勃起硬度较前改善，勃起时间较前延长；纳眠可，二便调，自诉服药后精力较前旺盛，劳累后腰困改善显著，情志舒畅。舌质暗红，苔薄白；脉弦硬，脉来无力。效不更方，汤药改为大蜜丸，早晚各1次，每次1丸。

2015年10月14日三诊：患者自诉性生活较前明显改善，勃起硬度及勃起时间俱明显增强。诉服药后伴随口干、眼干及手脚心发热等症状，观其舌脉见舌暗红，苔薄白，脉弦细。继续以滋补肝肾、固本培元之法治之，辅以滋阴清热之品。于上方加女贞子15g，墨旱莲15g，桑椹15g，知母10g，麦冬15g。14剂，水煎服，早晚分2次温服。

【按语】

患者年老体衰，先后天功能俱逐渐减退，其早泄日久，损伤肾精同时兼可耗伤肝血，观其早泄伴随勃起困难，概因肝肾俱亏。从五行角度分析，肝属木，肾属水；水能涵木，肾阴涵养肝阴，则肝阳不亢。从气血津液分析，肝藏血，肾藏精，精血同源，肝血滋养肾精，肾精又能补充肝血，故补肾兼须调肝。本证当从肝肾治之，治以滋补肝肾、固本培元，方用六味地黄汤合二仙汤加减。方中生山药、山萸肉、茯苓、泽泻、牡丹皮为六味地黄汤之配伍。生山药其性甘平，归脾经，《药性论》言："补五劳七伤，去冷风，止腰痛，镇心神"；山萸肉其性酸温，固涩下焦，补养肝肾；茯苓淡渗利湿，与泽泻相配合清泄肾浊，与生山药配伍健运脾胃；牡丹皮清热凉血，清泻肾火，入血分善于清透阴分之伏热；泽泻渗湿利水，善泻下焦虚火。上五味药补泻合用，功能平补肾阴。巴戟天、仙茅、淫羊藿取二仙汤之配伍，补肾壮阳。巴戟天入肾经，补肾阳，强筋骨；仙茅其味辛、热，性燥烈，善补肾阳，强筋骨，祛寒湿；淫羊藿又名淫羊藿，补肾填精。上三味共奏壮肾阳之效。辅助以制首乌补肝肾、益精血，枸杞子滋补肝肾、益精明目，怀牛膝滋补肝肾同时引血下行。二诊时效不更方，改剂型，将汤剂改为丸剂，以丸药缓图，固本培元；三诊时患者肾阳虚日久，阳损及阴，致其肾之阴阳俱损；又观巴戟天、仙茅、淫羊藿等补肾壮阳之品辛热燥烈，致患者虚火上炎之口干、五心烦热，遂加女贞子、墨旱莲，上二味为二至丸，皆能平补肝肾之阴，另加桑椹，可辅助前二药滋阴补血之功；知母滋阴降火，麦冬养阴生津、清心除烦，缓解患者口干、咽干等阴虚症状。

【参考文献】

［1］吴金鸿，王世民，张李博，等．国医大师王世民辨治早泄验案［J］．湖南中医药大学学报，2021，41（8）：1146-1149.

郭军治疗早泄辨证思路和临床经验

【经典名方】

1. 知柏地黄丸（源于《症因脉治》）

组成：熟地黄24 g，山茱萸、山药各12 g，茯苓、泽泻、牡丹皮、知母、黄柏各9 g。

2. 五子衍宗丸（源于《摄生众妙方》）

组成：枸杞子、菟丝子（酒蒸，捣饼）各240 g，北五味子（研碎）60 g，覆盆子（酒洗，去目）120 g，车前子（扬净）60 g。

调护：上为细末，炼蜜为丸，如梧桐子大。空腹时服90丸，睡前服50丸，温开水或淡盐汤送下，冬月用温酒送下。

【学术思想】

郭军教授根据前贤论述，结合实践经验，将早泄的基本病机概括为以心肾两虚为本，以肝郁湿热为标。提出首辨虚实、次辨病位及辨病与辨证相结合的识证思路，治疗时重视整体调理，采用内服药物、外用药物、针灸和心理辅导等综合疗法，以调补心肾、疏肝清热利湿为治疗法则；并认为早泄之病性和风性之劲急类似，故常配合息风药物治疗。

【诊断思路】

郭军教授认为，早泄多由情志内伤、湿热内侵、纵欲过度导致，此病基本病机是心肾两虚、肝郁湿热。正如《素问·六节藏象论》说："肾者，主蛰，封藏之本，精之处也。"《辨证录·种嗣门》曰："男子有精滑之极，一到妇女之门，即便泄精，欲勉强图欢不可得，且泄精甚薄，人以为天分之弱也，谁知心肾之两虚乎。"郭军教授据前人论述，结合自身临床经验，认为早泄病机当以心肾两虚为本。

《灵枢·经脉》曰："肝足厥阴之脉……过阴器……其别者……结于茎。"前阴为宗筋之会，在性交过程中，阴茎所接受的性刺激作用于肝脉。《证治概要》曰："凡肝经郁勃之人，于欲事每迫不遇，必待一泄，始得舒快。此肝阳不得宣达，下陷于肾，是怒之激其志气，使志气不得静也。肝以疏泄为性，既不得疏于上，而陷于下，遂不得不泄于下。"临证观察发现，早泄多与性生活时精神紧张、过度兴奋等情绪因素有关，风性善行而数变，风气通于肝，早泄之病性和风性之劲急类似。湿为阴邪，易袭阴位，与热相合，则使精不循常道，迫精外泄。故郭军教授指出早泄的病机以肝郁湿热为标。《素问·调经论》指出："百病之生，皆有虚实。"根据对本病病机的认识，郭军教授主张临证辨治早泄要首辨虚实，次辨部位。

【治疗方法】

早泄虽然是身体的局部症状，但郭军教授根据中医学整体观念，强调本病是身体整体失调（气血不和，五脏不睦）的局部表现，治疗时应从全局出发，切忌犯"盲人摸象"的错误，避免着眼局部而滥用固涩法。《景岳全书·新方八阵》指出："固方之制，固其泄也……然虚者可固，实者不可固……不当固而固，则闭门延寇也。"本病多伴全身和其他系统疾病，如甲状腺功能亢进、慢性前列腺炎、糖尿病、高血压、动脉硬化、高脂血症等。郭军教授认为治疗时应从整体出发，积极解决基础疾病，这样会比仅解决局部症状取得更加明显和持久的疗效。

临床中，早泄患者经常伴有阳痿，如果先治疗阳痿，或者二者同时兼顾，则早泄也会得到缓解或痊愈。郭军教授特别强调要重视患者勃起功能，很多患者就诊时未主诉勃起功能障碍，但经检查确有勃起功能障碍存在，于是兼顾阳痿和早泄，达到了事半功倍的效果。

1. 中药汤剂

郭军教授治疗早泄时，精于使用中药内服，临床常用翘芍合剂，此药为中国中医科学院西苑医院男科协定处方，由连翘 20 g，白芍 15 g，柴胡 15 g，石菖蒲 15 g，巴戟天 15 g，生黄芪 10 g 组成，具有疏肝、补气、固精的功效。又因早泄之病性和风性之劲急类似，故其常于方中加入息风缓肝之药，根据患者症状，从甘麦大枣汤、大定风珠、羚角钩藤汤、镇肝熄风汤中选择药物，加入翘芍合剂中组方治疗。

2. 针灸治疗

郭军教授认为通过对相关穴位刺激，能有效提高骶神经的神经传入阈值，进而延迟射精。与中药相配合治疗早泄，具有协同增效的作用。针对本病心肾两虚为本、肝郁湿热为标的病机，肾虚者常选太溪、三阴交、足三里、百会、关元、气海等穴，其中关元、气海采用灸法；太溪、三阴交、足三里、百会采用补法针刺。心气血亏虚者，加神门、内关、足三里、血海，其中灸关元、气海、足三里。肝气郁滞者选择太冲、间使、天枢、气海、太白；肝郁化火者加行间、侠溪，诸穴均用泻法。湿热者选择阴陵泉、中极、足三里、三阴交、天枢、复溜，诸穴均用泻法。

3. 心理行为疗法

郭军教授主张治疗早泄除药物疗法外，还应给予患者精神心理治疗。对于早泄患者，开展性教育、普及性知识十分必要，应对其性活动加以指导，注意夫妻间的相互体贴和配合，一旦出现早泄不可相互责备、埋怨，而应找出原因，共同配合治疗，消除可能引起的各种不良的心理反应，解除顾虑，树立战胜疾病的信心。

【治疗绝技】

郭军教授也善于使用外用药，自创五丁延时喷雾剂，此药可明显降低龟头敏感度，提高射精阈值；也常选择中药汤剂浸泡龟头及阴茎，水煎浓缩至300 mL，每次用 100 mL，药液温度以患者自觉舒适为宜，每天浸泡 2 次，性交时清水洗净。外洗经验方药物组成：五味子 20 g，五倍子 30 g，细辛10 g，丁香 20 g。

【验案赏析】

患者，男，29 岁，2012 年 6 月 10 日初诊。婚后 2 年出现性交时间缩短，有时一触即泄，自服金锁固精丸无效。患者自诉生意失利，心情抑郁。现症：行房即泄、咽干口苦、小便黄、阴囊潮湿，性生活后腰酸明显，伴疲乏无力，舌红、苔黄腻，脉弦滑数。辨证为肝郁湿热证，治以疏肝清热利湿，以翘芍合剂加减。方药组成：连翘 15 g，白芍 10 g，石菖蒲 10 g，青皮 10 g，钩藤 15 g，牡丹皮 10 g，栀子 6 g，郁金 15 g，泽泻 15 g，苍术 10 g，黄柏 3 g，生薏苡仁 20 g，川牛膝 10 g，香附 10 g，黄芩 6 g。7 剂，水煎服，早、晚各服 1 次。

2012 年 6 月 17 日复诊：患者诉咽干口苦、小便黄、阴囊潮湿均减轻，但行房时间未见明显延长。效不更方，原方加芡实 15 g，30 剂。后患者复诊，诉行房时间有所延长。仍有性生活后腰酸乏力，给予知柏地黄丸合五子衍宗丸治疗，2 周后患者诉腰酸症状消失，精力充沛。

【按语】

本案患者就诊时表现为肝胆湿热之象，虽有性生活后疲乏无力，郭军教授仍强调先祛除实邪，待实邪清除之后再进补益之药。故一诊时辨为肝郁湿热证，治以疏肝清热利湿，减翘芍合剂中温补之巴戟天、生黄芪，加青皮、钩藤、苍术、黄柏等清肝热利湿之品。患者复诊诉此时湿热之象已减，加入芡实既化湿又收敛，标本兼治。以此方治疗 1 个月，疗效满意，但仍有性生活后腰酸软、疲乏无力等症，故予知柏地黄丸合五子衍宗丸调理治疗。

【参考文献】

[1] 赵家有，王福，余国今，等.郭军治疗早泄辨证思路和临床经验[J].北京中医药，2013，32（11）：848-849.

第四节 逆行射精

王久源治疗逆行射精辨证心法要诀

【名医简介】

王久源，成都中医药大学教授，硕士研究生导师，曾任中华中医药学会男科分会副主任委员，四川中医男科学会主任委员，长期从事男科教学、临床及科研工作，对男科疾病治疗颇具经验。

【经典名方】

1. 逍遥散（源于《太平惠民和剂局方》）

组成：甘草（微炙赤）半两，当归（去苗，锉，微炒）、茯苓（去皮，白者）、白芍、白术、柴胡（去苗）各一两。

原文：逍遥散，治血虚劳倦，五心烦热，肢体疼痛，头目昏重，心忡颊赤，口燥咽干，发热盗汗，减食嗜卧，及血热相搏，月水不调，脐腹胀痛，寒热如疟。又疗室女血弱阴虚，荣卫不和，痰嗽潮热，肌体羸瘦，渐成骨蒸。

2. 金匮肾气丸（源于《金匮要略》）

组成：干地黄240 g，山药、山萸肉各120 g，泽泻、茯苓、牡丹皮各90 g，桂枝、炮附子各30 g。

原文：虚劳腰痛，少腹拘急，小便不利者，八味肾气丸主之。

【学术思想】

对于逆行射精一症，临床上王教授主张以虚补、瘀通、郁疏的治疗原则进行临床辨证，效果颇佳。

【诊断思路】

逆行射精是指阴茎勃起功能正常，性交时能达到性高潮，有射精的感觉，但无精液或仅有少量精液从尿道外口射出，部分或全部精液从后尿道逆行射入膀胱的一种病证，该病又称逆射精和向后性射精，是男科常见病及难治病之一。逆行射精在临床辨治过程中，中西医学的认识各不相同，可相互借鉴。现代医学认为逆行射精由不同病理因素影响，膀胱颈–尿道压力之比倒置，从而形成逆行射精。主要分为功能性和器质性逆行射精两种。其中以功能性逆行射精为多见，尤其以心理因素为主（如手淫史、夫妻关系不和、环境条件差、缺乏安全感等）。器质性原因方面常见的如手术外伤、药物因素、糖尿病等相关疾病、性生活时忍精不射等，部分无明显病因。

中医无逆行射精病名，因本病临床症状不甚明显，大多以不育症前来就诊，故历来医家将其归属于中医的"不育、少精"等范畴。病因病机方面认为多为素体虚弱，禀赋不足，或房事所伤导致肾气不足，无力摄精，或湿浊、瘀血阻滞精道，以及肝气郁结，疏泄失常，气机紊乱等导致精液不能循常道而出，逆入膀胱所致。

【治疗方法】

根据不同病因病机，中西医采取相应的治疗方法及手段。现代医学通过药物如麻黄素、丙咪嗪、左旋多巴等进行治疗。而损伤或先天性异常或解剖因素影响者则可通过相关手术治疗。然而，对于男性射精功能障碍而言，大多病因不明，临床疗效不确切，甚至有些疾病无统一定义，无一种现代医学认可的治疗方法。因此，王教授认为中医治疗男科疾病具有一定的优势。

【治疗绝技】

临床显示因逆行射精就诊的主要目的是解决生育问题。王教授多次叮嘱临床应与就诊需求保持高度一致，对于逆行射精经药物治疗效果较差而又有迫切生育需求者，在中医药治疗的同时，随着近年来辅助生育技术的发展，尤其是宫腔内人工授精、卵泡浆内单精子注射技术等的广泛应用，可采用从膀胱采集精子作人工授精，切勿耽误生育时机。

【验案赏析】

李某，男，33岁，2010年4月18日初诊。诉结婚6月余，同房有性高潮但无精液射出，平素阳强易举，脾气急躁易怒，晨起口苦，舌边尖红，脉弦数。多方中西药治疗效果不佳，遂来门诊就诊。王教授辨病属逆行射精，证属肝气郁滞、精关不利，治以疏肝解郁、通络开窍。方拟：柴胡 10 g，当归 15 g，白芍 30 g，白术 10 g，茯苓 15 g，甘草 6 g，龙骨（先煎）30 g，牡蛎（先煎）30 g，怀牛膝 30 g，黄芪 30 g，露蜂房 18 g，龙胆草 10 g，苍术 15 g，薏苡仁 30 g。7 剂。1 周后复诊诉射精已有快感。症对守方，加中成药前列通瘀胶囊，增强通络之力，续服 14 剂。诉已有少量精液射出，其他症状均减。守上方继进 10 剂，所有症状均消失，已正常射精。

【按语】

患者思想无穷，恣情纵欲，所愿不遂；抑或日久忧郁，肝气郁结而致疏泄失职，精窍不通。肝藏血，主疏泄；肾为作强之官，主藏精。方用逍遥散，调和肝脾，疏肝解郁，加龙骨、牡蛎敛阴止遗，黄芪补气，三妙散清下焦湿热，龙胆草清肝火、散郁结，露蜂房除湿通络，共奏疏肝解郁、通络开窍之功，加前列通瘀胶囊，活血化瘀、清热通淋，故能起效。

【参考文献】

[1] 尤耀东，黄晓朋，俞旭君 . 王久源治疗逆行射精辨证心法要诀［J］. 实用中医药杂志，2015，31（9）：861 – 862.

第五节　不射精症

郭军治疗功能性不射精症临证经验

【经典名方】

1. 柴胡疏肝散（源于《景岳全书》）

组成：陈皮、柴胡各 6 g，川芎、枳壳、芍药各 4.5 g，甘草（炙）1.5 g，香附 4.5 g。

原文：若外邪未解而兼气逆胁痛者，宜柴胡疏肝散主之……柴胡疏肝散，治胁肋疼痛，寒热往来。

2.桃红四物汤（源于《医宗金鉴》）

组成：当归、熟地黄、川芎、白芍、桃仁、红花各 15 g。

原文：若血多有块，色紫稠黏，乃内有瘀血，用四物汤加桃仁、红花破之，名桃红四物汤。

【学术思想】

郭军教授认为功能性不射精症的发生与肝、肾二脏密切相关，治疗时应肝肾同调，以疏肝补肾为治疗大法，同时在治疗中注重开窍法及心理疗法的应用。提出脑－心－肾－精室轴辨治男科疾病，以患者为中心，心身同调，整体与局部同治，取得了较好的疗效。

【诊断思路】

功能性不射精症是指在性交时阴茎能硬性勃起，插入阴道并有正常抽送动作，却无性高潮和精液射出，但在手淫或梦中会有精液射出。功能性不射精症在男子性功能障碍中并不少见，是导致男性不育的常见病因之一。

在中医学中，没有功能性不射精症的称谓，与之类似的记载散见于"精闭""不嗣"等病中。郭军教授认为本病病位主要在肝、肾二脏。肾主生殖，"肾者，主蛰，封藏之本，精之处也"，男子"二八，肾气盛，天癸至，精气溢泻"，说明男子肾气盛，精气充足，就能泄精而发挥其生殖功能；若肾精亏损，天癸不足，冲任血虚，一则无精可射或精少不足射，二则肾"职司开阖"精关开启失司，肾阳不足，精关开启无力。《灵枢·经脉》说："肝足厥阴之脉，起于大趾丛毛之际……循股阴，入毛中，过阴器，抵小腹"，肝失疏泄，精神失常可诱发不射精症。此外，朱丹溪在《格致余论》中谓："主闭藏者，肾也。司疏泄者，肝也，二脏皆有相火，而其系上属于心。"可见，精关开阖其制在心，是因"心为情欲之府"；其藏在肾，是因肾藏精，主阴器之功能；其动在肝，是因肝主疏泄，司阴器之活动。

【治疗方法】

1.以疏肝补肾为重

郭军教授认为，功能性不射精症的主要病机为肝郁肾虚，治疗当以疏肝补肾为重，而疏肝解郁、通利精关是治疗本病的关键。正如陈士铎在《辨证录》所说："血藏肝中，精涵肾内，若肝气不开，则精不能泄。"肝主疏泄，调节精关之开阖，因此治疗功能性不射精症的方中常加入柴胡、郁金、石菖蒲等，既可调达肝气而疏肝解郁，又可引药入肝经。

《医贯砭·阴阳论》有"阴阳又各互为其根，阳根于阴，阴根于阳；无阳则阴无以生，无阴则阳无以化"之说，故郭军教授在补肾中往往是阴阳双补。例如他最常用的滋阴养血药物有熟地黄、白芍、当归、首乌、枸杞子、石斛等，此类药物多归属肝肾二经，肝肾同源，互补互助。但在遣方用药中常配伍一两味药性微温或平和的补阳药，如菟丝子、续断、寄生等药物，以达到阳中求阴的目的。

2. 开窍贯彻始终

郭军教授认为，不论功能性不射精症辨证为何种证型，都有精窍郁阻的病理存在，因此在治疗中开窍贯彻始终，常选药物有石菖蒲、远志、路路通、王不留行、川牛膝等。石菖蒲《神农本草经》谓："开心孔，补五脏，通九窍。"远志《神农本草经疏》缪希雍谓其："阳主发散，故利九窍"，《本草正义》张山雷谓其："利九窍。"两者在局部开窍的同时，亦能疏肝解郁、宁心安神，调节患者的情志，治疗患者的精神症状。路路通通行十二经，川牛膝引药下行，同奏通利精窍的功效。在辨证治疗功能性不射精症的基础之上，同时配合开窍通利法，从而达到标本兼治的目的。

3. 擅于运用虫类药

每在治疗功能性不射精症时，郭军教授大多加入虫类药物，如蜈蚣、地龙、全蝎、露蜂房等。虫类擅动，飞升走窜，能入窍络，性峻力猛而专，有通水道、通利血脉及九窍之功，使宗筋调节有制，疏通精关。如蜈蚣含组胺样物质及溶血蛋白质，与他药配伍应用，如柴胡、白芍、路路通等，既能活血又能通络。《医学衷中参西录》蜈蚣："走窜之力最速，内而脏腑，外而经络，凡气血凝聚之处皆能开之。"此外药理研究发现，蜈蚣有性激素样作用，可明显提高男子的性兴奋。露蜂房能温运脾阳，调肝通络，祛风止痒，为调补阳明之妙药，以其飞升走窜活泼之性用于治疗肝郁络阻而致之不射精等，多与路路通配伍，常可提高疗效。

【治疗绝技】

郭军教授认为，功能性不射精症的治疗除了药物疗法外，还应包括精神心理治疗等。心理治疗包括必要的性教育，应使男女双方充分了解生殖系统的解剖生理和性反应过程，注意性生活的姿势和方法。对于绝大多数功能性不射精症患者，开展性教育、普及性知识十分必要，应对其性活动加以指导，注意夫妻之间的相互体贴和配合，一旦出现不射精不可相互责备、埋怨，而应找出原因，共同配合治疗，消除可能引起的各种不良的心理反应，解除顾虑，树立战胜疾病的信心。

【验案赏析】

王某，34岁，因"持续性不射精1年余"来诊。患者平时性格内向，沉默寡言，闷闷不乐，结婚1年，夫妻性交久不射精，却有梦遗出现。且胸闷不舒，两胁作胀，太息频作，舌边紫暗，苔薄自，脉弦涩。体格检查未见异常，无阳痿现象。脉沉弦，舌质紫暗、苔薄而略黄，辨证为肝郁血瘀、精道受阻，治宜疏肝化瘀、通精开窍。以柴胡疏肝散合桃红四物化裁：柴胡12 g，白芍10 g，当归10 g，桃仁10 g，红花10 g，枳壳6 g，川牛膝15 g，王不留行10 g，郁金10 g。7剂，水煎服，每日1剂。

二诊：患者服用上药无不适但仍不射精，继以前法增强开窍力量：柴胡12 g，白芍10 g，枳壳6 g，川牛膝15 g，当归10 g，桃仁10 g，红花10 g，王不留行10 g，郁金10 g，路路通10 g，蜈蚣1条。

三诊：患者服用上7剂药后，已可以射精，再守前方服用14剂，以巩固疗效。停药1个月后，电话复诊已痊愈。

【按语】

本例患者，其不能射精归之于肝郁血瘀、精道闭塞。厥阴肝木主疏泄，患者的症状系肝失疏泄之象，乙癸同源，以致肾之关门不利。故从疏泄肝肾之气出发，选用柴胡疏肝散合桃红四物加减：方重柴胡疏泄肝气，郁金行气解郁凉血，枳壳行气导滞，三药合用而开气郁；王不留行通利而通窍，当归养血活血，桃仁、红花活血化瘀，诸药合用，活血通经而开血郁。一诊后，患者没有射精，说明病重药轻。二诊在一诊的基础上，加用蜈蚣、路路通，服用7剂后已可以射精，前后两诊用药区别不大，而第二诊能见效，恐系蜈蚣的作用。

【参考文献】

[1]李基錫，耿强，张强，等.郭军治疗功能性不射精症临证经验［J］.中国中

医基础医学杂志，2012，18（3）：342-343.

徐福松教授辨治不射精症经验

【经典名方】

1. 交泰丸（源于《韩氏医通》）

组成：桂心 3 g，黄连 18 g。

调护：上为末，炼蜜为丸，空心淡盐汤送下。

2. 六味地黄汤（源于《景岳全书》）

组成：熟地黄 15 g，山萸肉 12 g，山药 12 g，牡丹皮 10 g，泽泻 10 g，茯苓 10 g。

原文：六味地黄汤，论妇人经病，头弦目胀，腰胁痛连小腹，四肢清冷，不思饮食，其脉肝肾大而无力，或沉而涩，脾脉浮弦而迟，命门脉浮大而散，其经来六七日淋沥不止。此得之郁怒伤肝，劳倦伤脾，肾气虚而脾气陷也。以补中益气汤合六味地黄汤，加何首乌、阿胶主之。

【学术思想】

徐老发挥中医之所长，从整体出发，审证求因，辨证论治，通过大量临床举例，说明不射精症病因之复杂，介绍了灵活多变的中医整体观及很好的临床疗效；分析、总结了酸甘化阴、塞因塞用、通冲并使等独特有效的不射精症治疗经验。

【诊断思路】

徐老认为，不射精症又称射精不能、射精障碍，指性交时阴茎能硬性勃起，插入阴道内并有正常抽送动作，但无性高潮和精液射出。不射精症在男子性功能障碍中并不少见，是导致男性不育的常见病因之一，据统计占男性不育的 8%～39%。不射精症常见的治疗方法是利用振动器振动刺激诱导射精，但此法只能获得精液，以便进行人工授精、解决生育问题，仍不能解决自主射精功能。本病中医称为"精瘀""精闭",在中医文献中虽无专题论述,但早有一定认识。如隋代《诸病源候论》中即有"精不射出,但聚于阴头,亦无子",唐代《备急千金要方》有"能百接,而不施泻",清代《医贯》有"久战而尚不泄"等记载,悉指此症而言,但都缺乏具体的病因病机分析及有效的治疗方法。

正常射精是由中枢神经、交感和副交感神经、性腺、内分泌和生殖器官等多系统共同协调参与的复杂生理活动。其神经反射通路及机制尚未完全明了,目前被广泛认同的射精反射通路:阴茎躯体感受器感受的性刺激信号经阴茎背神经传入阴部神经感觉纤维,然后通过骶丛传入腰骶髓的低级射精中枢,再经脊髓上传至下丘脑及大脑皮质前庭叶的高级射精中枢。射精信号经高级中枢综合翻译后,第一条下传通路是经下丘脑依次传至脊髓胸腰段的交感神经节、腹腔神经节、节后纤维及靶器官(精囊腺、前列腺和膀胱颈括约肌等),节后纤维发出信号使精囊腺和前列腺收缩而泄精,使膀胱颈括约肌收缩而关闭尿道内口,以防逆行射精。第二条下传通路是将射精信号经下丘脑依次传至脊髓、骶髓的 Onuf's 核、骶丛、阴部神经运动纤维。在副交感神经支配的阴茎强直性持续勃起状态下,阴部神经运动纤维将射精信号传至球海绵体肌、坐骨海绵体肌及耻骨尾骨肌,使其发生强直阵挛节律性收缩,将贮存于前列腺段尿道内的泄精经尿道外口射出并伴性快感。如果射精通路的任一环节的器质或功能性障碍,即可导致不射精症。

【治疗方法】

1. 分清主次,掌握标本

徐老认为,中医上的不射精其病在肾。肾者,作强之官,主藏精,司开阖,肾经功能失常,精关开阖失度,是以同房时不射精,同房后遗精,此乃一对矛盾,但实属功能性病变。治疗之法,涩精窍、治遗精则射精更难,通精窍则遗精更甚,然一旦同房时发生了射精,同房后便不会遗精,故不射精乃为矛盾的症结、治疗的关键。根据临床所见,本病早期,以性欲旺盛、阳强不倒、射精不能、遗精频繁为多,治疗当以通精窍为主,只要同房时能够射精,其余诸症均可随之改善。本病后期,则性欲减退、阳痿难起、射精不能、遗精减少,治疗当以增强性功能为主,然后始能言及治疗不射精。

2. 欲促射精,多用"疏""导""调"法

所谓疏,就是疏肝理气,以恢复疏泄功能;所谓导,就是导湿热之蕴

滞，导精液之下达；所谓调，就是调和气血，调理肾经的开合功能，使之归于常度。有一点值得一提，本病初起，常见性欲旺盛，阳强不倒，性交时欲求一泄而不能，此时每用大补阴丸加山栀、龙胆草等以滋阴降火，但黄柏、山栀、龙胆草等苦寒泻火之品宜暂不宜久，宜轻不宜重，以免苦寒过度，相火泻之太过，影响正常性功能，造成性欲淡漠、阳痿、遗精，其后果不堪设想。《景岳全书》说："久服冷利等剂，以致元阳失守而滑泄者，此误药之所致也。"

【治疗绝技】

徐老重视个体化治疗，曾云："行医贵有悟心。首先通过四诊，悟出患者的脉理和心理，然后悟出其中的医理和哲理，最后因人、因时、因地、因病、因源而宜。对症下药，审因疏导，始克有效。"行医之道集中到一点，就是个体化治疗。诊治不射精，尤显突出。30 余年来，徐老临诊所遇不射精病案不下百余例，证型却有 10 余种，有的病例难得一见，有的病例证型雷同，前后难以复制，故临床多以个案报道为多。因此，临诊时仍需审证求因，三因制宜。这也充分体现了中医辨证论治的精髓。

【验案赏析】

王某，24 岁，农民，2004 年 3 月初诊。患者结婚已 8 个月，从无射精现象，至今不育，症见头昏心烦，失眠多梦，精神紧张，口苦咽干，不欲饮食，性交时无快感，无精液射出，稍有分心，旋即痿软，噩梦纷纷，时有梦交。舌淡红，苔薄黄，脉细数。辨为肾水不足，心火亢盛，心肾不交。治宜补肾水、降心火，药用交泰丸加黄芩、山栀、淡竹叶、生地黄、枸杞子、远志、酸枣仁之品，服药 9 剂，并嘱其调情志、节饮食、戒烟酒、忌辛辣动火之品。4 月 1 日复诊，患者头昏心烦症状消失，睡眠良好，饮食增加，心情较好，性交已有精液射出，处方改为六味地黄汤加菟丝子 30 g，玄参 15 g，麦冬 24 g，灯心草 3 g。嘱再服 14 剂，以善其后。半年后追访，妻有身孕。

【按语】

心主神明，肾主封藏，肾水不足，心火亢盛，心肾不交，补肾水，降心火，交泰阴阳，使心肾相交，水火既济，作强行令而能射精。交泰丸由黄连和肉桂组成，方名出自清代王士雄《四科简效方》，但早在明代韩慈《韩氏医通》中就有黄连与肉桂配伍的记载。本方药仅两味，黄连苦寒以清心火，肉桂辛热以温肾阳，有交通心肾的作用。服之可使水火既济，心肾交通，心火、肾水两者，泰然共处，相安无事，故名"交泰丸"。

【参考文献】

[1] 李相如，刘建国，金保方，等.徐福松教授辨治不射精症经验 [J].南京中医药大学学报，2009，25（1）：6-9.

第六节　血　精

戴宁治疗血精经验介绍

【名医简介】

戴宁，安徽省中医院男科主任医师，第一届江淮名医，从事男科疾病的临床、教学、科研工作 30 余年，对男性不育、性功能障碍、前列腺炎、精囊炎等疑难杂症有系统深入的研究，擅长运用中西医结合手段治疗男性疾病，尤其擅长运用自创"戴氏飞针"治疗男科疾病。

【经典名方】

脾肾双补汤（源于《医学传灯》）

组成：桑寄生 30 g，玉米须 30 g，生龙骨（先煎）30 g，磁石（先煎）30 g，何首乌 24 g，川芎 9 g，淫羊藿 9 g，杜仲 9 g。

原文：如下多亡阴，津液不足，脉来细数无力，甘温毫不可投，宜用脾肾双补汤。

【学术思想】

戴教授认为血精的主要病机为湿热、血瘀，临床分为湿热下注证、瘀血阻滞证、阴虚火旺证、脾肾两虚证4种证型，分别采用清利湿热、活血化瘀、滋阴降火、调补脾肾等治法，同时结合西药与针灸，获得很好的疗效。

【诊断思路】

戴教授认为血精的病位在精室。精室贮藏精液从而助人体繁衍后代。血精的发生机制为男子胞络脉损伤，血从脉出，当排精时，随精液从尿道射出，发生血精。导致血精的病因、病机有很多，总的来说有虚实两个方面。实者表现：①外感或内伤导致湿热产生，热则易灼伤脉络，从而导致血精；②瘀血阻滞，有外伤或久病气血停滞者，血脉不畅，气血离经，发为血精。虚者可表现为阴虚火旺或脾肾两虚：阴虚火旺，虚火易灼伤血脉；脾肾两虚证是由于气为血之帅，气能摄血，气虚则统摄血液功能失司，导致出血，发为血精。

【治疗方法】

1. 湿热下注型

感受湿热邪气，或久食滋腻，损伤脾胃，湿热滋生；或膀胱湿热，久滞不解；或性交不洁，外染湿毒等，均可导致湿热火毒蕴结下焦，灼伤精室，损伤血络，迫血妄行，精血同下，发为该病。临床表现为血精鲜红或暗红，伴少腹、会阴、睾丸疼痛或不适，射精加剧，尿频尿急，舌红、苔黄腻，脉数。临床中该证最为常见，然多为兼证。戴教授选用程国彭萆薢分清饮加减治疗，药用：莲子心、丹参各15 g，石菖蒲、萆薢、黄柏、白术、车前子各9 g，茯苓6 g。方中萆薢、车前子、茯苓、石菖蒲清热利湿化浊，白术健脾燥湿，莲子心增强清热之功效，黄柏清热燥湿，加丹参祛热兼可祛瘀。有火毒炽盛者，改用龙胆泻肝汤，加用水牛角、蒲公英之类，以增清火之力；若血精量多，止血为重可选用大小蓟加强止血；若遇有血精凝结者，戴教授多加用水蛭、土鳖虫等虫类药，因虫类药物通经活血之力尤强，加用三棱、莪术破血行血；有痛甚者加用延胡索、川楝子行气止痛。

2. 阴虚火旺型

素体阴虚，又房劳过度不知节制，或自渎甚频，耗损阴精；或过用阳热制品，热盛伤阴等，皆为戕害真阴之元凶。《内经》云"阴在内，阳之守也；阳在外，阴之使也"，正如所言，阴不足，则阳不守，虚火下逼精室，火热之力灼伤血络，血溢脉外，血随精出，发为该病。戴教授采用滋阴降火、凉血止血二至地黄汤加减治疗，药用：女贞子、墨旱莲各12g，生地黄、山药、天冬、党参、知母、黄柏、山茱萸、泽泻、牡丹皮、茯苓各10g，砂仁（后下）6g。然有患者虚热过甚，日烦夜躁，盗汗频发，加用三才封髓丹，以方中熟地黄补肾中之精血；人参补气安神益智；天冬下补肾水，上能清肺，以求金水相生之效。故封髓丹清下焦虚火，在清虚热的同时增固精之效。如兼有湿热，加用车前草、蒲公英。

3. 瘀血阻滞型

有外伤跌仆者，伤及会阴，损伤精室血络，络破血溢出；或久病入络，血瘀阻滞血脉；或强力入房，逼令精出，精室血络受损，瘀血败精阻络等，均可导致血不循经，溢出精室，随精而出，发为本病。该证偏于寒者戴教授选用少腹逐瘀汤加减，药用：急性子、当归、赤芍、五灵脂、延胡索、生蒲黄、没药各10g，土鳖虫8g，川芎、干姜、官桂各6g，小茴香3g。方中主药当归、赤芍、川芎活血化瘀、养血通经；辅以没药、延胡索散结气，通血滞；五灵脂、生蒲黄祛瘀通脉；小茴香、干姜、官桂温经散寒，引诸药直达病所；若血瘀重，加急性子、土鳖虫等增强活血化瘀之功。偏于热者，临床多见为湿热并瘀证，多选用《张氏医通》柴胡胜湿汤加减，随证加祛湿热及活血化瘀之品。

4. 脾肾两虚型

脾肾者，先后天之本也。若劳累过度、房事频繁或久病等，均可脾肾亏损。脾肾两虚，气不统血、摄精，精血俱出，发为该病。该证多见于中老年男性，随着年龄增长，肾气逐渐衰落，然而加上后天脾胃被六淫七情所伤，先后天俱损，精不固，血亦不摄尔，所以发为该病。亦有中青年男性，由于社会、工作压力等原因，多伤正气，也可发为该病。戴教授选用《类证治裁》脾肾双补汤加减，药用：党参、黄芪各30g，山药、白术各15g，建莲子、菟丝子、巴戟天、陈皮、山茱萸、补骨脂各10g，五味子、肉豆蔻各9g，甘草6g。方中党参、黄芪、白术健脾益气，肉豆蔻、巴戟天、补骨脂、山茱萸补益肾气，山药、建莲子兼顾脾肾，五味子收敛止血，甘草调和诸药。

【治疗绝技】

戴教授认为该病的病机为精室络损血溢，故将血精分为湿热下注、阴虚火旺、瘀血阻滞、脾肾两虚4种证型，分别进行辨证论治。

【验案赏析】

李某，男，48 岁，2020 年 10 月 27 日初诊。发现精液淡红色 3 个月。患者 3 个月前房事后发现精液淡红色，此后每每房事后均发现精液淡红色，伴腰酸、乏力，就诊于当地诊所，诊断为"慢性精囊炎"，予"左氧氟沙星"等药物治疗（具体药量不详），未见明显成效。后患者多方求医，疗效亦不理想。遂求诊于戴教授。病程中患者房事第 2 天肢体乏力，腰酸，自汗，耳鸣，纳减，怕冷，肛门坠胀，夜眠差，多梦，小便可，大便时溏。性生活 1 周 3～4 次，平素身体健康，否认高血压、糖尿病等病史。查体未见明显异常。舌淡、苔薄白，脉沉细。辅助检查：尿常规：白细胞（－），血常规未见明显异常。生殖系统彩超：精囊炎性改变，精囊内壁毛糙。中医诊断：血精（脾肾两虚证）；西医诊断：慢性精囊炎。治法：补肾健脾，益气摄血。治疗方法如下。①针刺选穴：三阴交、足三里、天枢、气海、关元等穴，配合 TDP 神灯照射 30 分钟。针刺手法：采用提插补法，针刺每 10 分钟后行针 1 次。1 周 2 次。②中药药用：党参、黄芪各 30 g，山药、白术各 15 g，当归、陈皮、建莲子、山茱萸、菟丝子、补骨脂、巴戟天各 10 g，柴胡、五味子、肉豆蔻各 9 g，甘草 6 g，大枣 3 枚。14 剂，每日 1 剂，水煎服。③嘱患者禁房事，禁烟酒，清淡饮食。

2020 年 11 月 10 日二诊：服药期间，患者无房事，无遗精现象。未再出现肛门坠胀感觉，乏力、耳鸣较前明显减轻，怕冷明显改善，纳可，近日出现口干、口苦，舌稍红、苔薄，脉细。初诊方明显起效，考虑到益气温阳燥热之品不可过用久服，遂在初诊方基础上去巴戟天，党参减为 20 g，另加知母、生地黄各 10 g，以平衡阴阳。14 剂。嘱患者 1 周房事 1 次，针刺治疗同前。

2020 年 11 月 25 日三诊：服药期间，患者行房 2 次，未出现血精，近来大便成形，口干、口苦症状基本消失，自汗减轻，睡眠一般。患者的精神状态明显改善。改用十三味滋阴壮阳胶囊口服，针刺治疗继续，另加用乌灵胶囊改善睡眠。半月后患者网上问诊，再未出现血精。2020 年 12 月 18 日回访，患者恢复正常。

【按语】

血精在男科疾病中较为常见，戴教授认为其主要病机为湿热、血瘀等，临床常见湿热下注、阴虚火旺、瘀血阻滞、脾肾两虚 4 种证型。其采用中西医结合的手段治疗血精，从辨证论治的角度出发，选用程氏萆薢分清饮、知柏地黄汤合三才封髓丹、少腹逐瘀汤、脾肾双补方等联合针刺或加用西药、中成药来治疗患者血精，临床疗效显著。

【参考文献】

［1］王天枢，戴宁. 戴宁治疗血精经验介绍［J］. 山西中医，2021，37（9）：10-11.

李其信教授基于"体病相关"论辨治血精经验浅析

【名医简介】

李其信教授是宝安中医院男科主任、学术带头人，广州中医药大学教授、硕士研究生导师，广东省及深圳市名老中医药专家学术经验继承工作指导老师，从事男科临床工作30余年，学识渊博，治学严谨。李教授对男科常见病及疑难病证有丰富的诊治经验，尤其对血精的诊治有独到的见解，其运用"体病相关"的中医体质学理论，在辨病辨证的基础上，通过辨体治体防治血精，疗效显著，治验无数。

【经典名方】

知柏地黄汤（源于《医宗金鉴》）

组成：山药四两，牡丹皮三两，白茯苓三两，山萸肉四两，泽泻三两，黄柏（盐水炒）三两，熟地黄（蒸捣）八两，知母（盐水炒）三两。

【学术思想】

李教授认为血精与体质偏颇状态高度相关，临床上血精患者体质特点以阴虚体质、湿热体质、血瘀体质为主。治疗上，阴虚体质重在滋阴培本，辅以清热；湿热体质强调分清湿热，注重凉血止血；血瘀体质以活血祛瘀为主，兼行补气行气之法。在辨病辨证的基础上，结合辨体论治，调理偏颇体质，标本兼治。

【诊断思路】

中医学认为，体质是个体生命过程中所表现出的形态结构、生理功能及心理状态等方面综合的、相对稳定的特质，而这种特质又决定着人体对某种致病因子的易感性及其病变类型的倾向性。大量的横断面流行病学调查及现代分子生物学研究也已经证实，体质与某些慢性病具有明显的相关性。体质与疾病的相关性论述最早可追溯到秦汉时期，如《灵枢·五变》言："人之有常病也，亦因其骨节皮肤腠理之不坚固者，邪之所舍也，故常为病也。"《灵枢·百病始生》曰："风雨寒热不得虚，邪不能独伤人，猝然逢疾风暴雨而不病者，盖无虚，故邪不能独伤人。此必因虚邪之风，与其身形，两虚相得，乃客其形。"阐述了不同的体质状态对于疾病的发生与否具有重要影响。东汉时期医圣张仲景将《内经》之体质理论运用于临床之中，继承并发展了"体病相关"的内涵。如《伤寒论》中"血弱气尽，腠理开，邪气因入，与正气相搏，结于胁下……小柴胡汤主之"，论述了体质状态为气虚血弱之人容易罹患少阳病证，适用扶正祛邪、和解少阳之小柴胡汤治之。此后"体病相关"的论述散见于历代古籍之中，多为体质与疾病倾向性、病机、证候、治疗等相关性的阐述，未形成系统的理论体系。"体病相关"理论体系，则是以李教授之恩师王琦教授为代表的中医体质研究者在系统整理和继承历代中医古籍及体质相关论述的基础上，综合现代多学科方法，开展体质分类研究，从而构建形成。该理论认为，体质与某些慢性疾病具有一定的相关性，体质影响机体对疾病的易感性和病变类型的倾向性。

李教授在临床实践中，观察总结发现血精患者大多存在体质的偏颇，尤以偏颇体质中的阴虚质、湿热质、瘀血质最为多见；而部分医者见血止血，见热清热，只治其标，未发现体质偏颇才是使血精反复发作、缠绵难愈的根本。故李教授在临床诊治血精时，依据偏颇体质与血精之间的矛盾关系，往往将辨体论治运用其中。

【治疗方法】

1.阴虚体质

阴虚体质是由于体内津液精血等阴液亏少，以阴虚内热为主要特征的体质状态，主要临床表现为手足心热、目涩口燥咽干、口渴喜冷饮、大便干、小便短涩、舌红苔少、脉细数等。李教授在临床诊治过程中发现血精属阴虚体质的患者最为多见，究其缘由，乃随着现代生活水平的提高，科技日益发达，人们生活作息无规律，熬夜久视，日久伤肝耗血；喜食酒炙煎炸辛辣之品生热助火，体内阴液渐耗；或纵欲不节，耗伤阴精，阴不能制阳则易化火，火盛进一步灼耗阴液，如此恶性循环，终成相对稳定的阴虚体质。《景岳全书》言精道之血："多因房劳，以致阴虚火动，营血妄行而然。"阴虚体质患者常性欲亢进，房事过劳，日久精血益损，肾水不能制阳，水火失济则心火更旺，血热妄行，灼伤血络，血随精出，则血精迁延难愈。根据"体病相关"论，阴虚体质发病倾向多为热证，或易从热化，易病失眠、早泄、血精等。李教授对于辨病为血精、辨证为阴虚火旺、辨体为阴虚体质者，常用中药知母、黄柏、生地黄、山萸肉、山药、茯苓、泽泻、女贞子、墨旱莲等长期调理其偏颇体质，体病共调，标本兼治。

2. 湿热体质

湿热体质是由于久居湿地、喜食辛辣肥甘厚腻，或长期嗜酒吸烟，湿热蕴生，多以急躁易怒、面垢油光、口苦口干、身重困倦、大便燥结、小便短赤、舌红苔黄腻、脉滑数或弦数等为主要临床表现的体质类型。湿热体质患者容易罹患下焦病证，男性易见阴囊潮湿、热淋、尿血、癃闭、遗精、血精等，女性多见会阴湿痒、白带量多黄稠、热淋等。《温热论》云："有酒客里湿素盛，外邪入里，里湿为合。在阳旺之躯，胃湿恒多，在阴盛之体，脾湿亦不少，然其化热则一。"而湿热体质病发血精，其病机不外乎嗜酒过度、恣食辛辣肥甘厚腻，或是外感六淫致病，由于体质倾向性及易感性使其更易聚湿生热，湿性重浊，易趋下焦，湿热相互搏结，直捣精室，损伤血络，终酿血精。李教授在辨治血精属湿热体质者时，强调"塞流"的同时需重视"澄源"，"塞流"即急则治标，分清下焦湿热，截流凉血止血，常用药物为大黄、生地黄、大蓟、小蓟、白茅根、地榆、血竭、三七等；"澄源"即澄本清源，审因论治，着重调理湿热体质之本，常用龙胆草、黄柏、栀子、土茯苓、苍术、茯苓、黄连、陈皮、蒲公英、川牛膝、木通、滑石、淡竹叶等。值得一提的是，李教授在辨证得法、遣方用药的同时，常告诫患者重视饮食调护，保持清淡饮食，少吃荤腥发物，忌食辛辣肥甘奶酪油炸，禁酒戒烟，将助益于湿热偏颇体质的纠正。

3. 瘀血体质

瘀血体质是由于先天禀赋不足，正气亏虚；或后天损伤，忧郁气滞，久病入络而形成的以面色黧黑晦暗、皮肤瘀斑、口唇暗紫、舌暗有瘀斑、脉结代或细涩为主要临床表现的体质类型。李教授在治疗血精之时，无论何证，无论何体质，只要辨病为血精，都会酌情加活血止血、祛瘀通络之品，正是出于"去菀陈莝"、祛瘀生新之意。值得一提的是，李教授在辨治瘀血体质的血精患者时，常将患者发病归结于两大因素：其一是气郁致瘀，其二是气虚致瘀。见血则恐，血精并见则坐立不安，这是临床上绝大多数血精患者的表现。七情内伤直中脏腑，肝气不舒，气机郁滞，加之血瘀体质易于成瘀，瘀血阻滞精室脉络，血不循经则外溢，乃成血精；或是久病迁延难愈，叶天士在《临证指南医案》谓之"初为气结在经，久则血伤入络"，久病耗气伤血，气虚无力运血则血滞而成瘀，脉道受阻，血溢于外，终成血精。故李教授对属血瘀体质的血精患者遣方用药时，常同时配伍理气药或补气药，如党参、黄芪、炒白术、茯苓、升麻等，疗效显著，少有再发者。

【治疗绝技】

李教授运用中医体质学中的"体病相关"论，将血精患者归属为阴虚体质、湿热体质、血瘀体质三种常见类型。在临床诊治中除了充分利用中医药诊治优势，注意体病同调，同时重视西医辅助检查以排除泌尿系统的炎症、结核、结石、肿瘤等疾病；重视日常行为习惯，如告诫患者忌纵欲、禁欲，避免久坐，加强锻炼，注重调畅情志，清淡饮食等。在血精的治疗中，切忌见血妄止血，见热直泄热，以免犯虚虚实实之过，而应明辨标本缓急、寒热虚实，谨守因势利导，引血归经，方为正治。此外，离经之血，不宜久郁，故李教授鼓励血精患者在治疗的过程中适当排精，每周1次为宜，且尽量缩短房事时间，以利于瘀祛新生。李教授在辨病辨证基础之上，通过辨体调体防治血精，为该病的防治开拓了新思路、新方法，对指导临床有实用价值，值得借鉴。但目前国内外有关中医体质与血精的相关性研究不多，还需进一步深入研究基于中医体质防治血精的内在机制，使中医体质学说更好地运用到血精的防治中。

【验案赏析】

戴某，男，47岁，2020年7月26日初诊。主诉：血精反复5月余。现病史：患者5个多月前无明显诱因下自慰后出现精液带血症状，色红褐，量少，伴腰膝酸软、失眠多梦、口干咽燥，无腹痛。昨日自慰又发现血精，色红褐，量少，二便正常，胃纳可。查体：腹平软，双侧输尿管行程无压痛，膀胱区无膨隆，触诊双侧睾丸附睾大小和质地尚好，未触及静脉曲张团块。直肠指检：前列腺不大，质韧，中央沟存在，表面光滑，触痛阴性，指套未见沾血。舌红，苔少，脉细弦。行经直肠彩超检查：双侧精囊腺增厚15～16 mm。西医诊断：精囊炎；中医诊断：血精，证型属阴虚火旺证；体质诊断：阴虚质。在辨病辨证的基础上，结合辨体论治，治宜滋阴泻火、凉血安络，方用知柏地黄汤加减。药物组成：知母10 g，黄柏10 g，生地黄15 g，山药15 g，山茱萸12 g，茯苓15 g，牡丹皮9 g，泽泻10 g，女贞子12 g，墨旱莲15 g。共7剂，水煎服，每日1剂，早晚分服。嘱患者调畅情志，注意睡眠，忌食煎炸辛辣，节制房事，慎避风寒，配合坚持调理阴虚质。

2020年8月2日复诊：自诉服药期间自慰1次，未见精液带血，疗效显著，再予3盒中成药知柏地黄丸继续调理阴虚体质，预防再发。

【按语】

患者平素喜看手机电视，常熬夜，失眠日久，形体偏瘦，再加青壮年时自慰频繁，为典型的阴虚体质。观其舌脉，舌红、少苔、脉细弦，兼有口燥咽干、腰膝酸软，一派阴虚火旺之象。处方予生地黄、山药、山茱萸补其肝肾之阴，壮水之主以制阳光；泽泻、牡丹皮、茯苓利湿泄热，并防滋阴药之滋腻恋邪；知母、黄柏加强清热降火之功；女贞子、墨旱莲滋阴凉血止血。诸药共奏滋阴泻火、凉血安络之功。患者服药7剂之后，下焦阴虚火旺之证暂除，精室自安，故未见精液带血。但患者阴虚体质尚存，若再受外邪内伤，极易转化为阴虚火旺之证，扰动精室，再发血精，故再予中成药知柏地黄丸长期调服，嘱患者回归正常生活作息，早睡早起，忌食煎炸辛辣，节制房事，以助阴虚体质的纠正。

【参考文献】

[1] 吴丽通，李其信，车祖钊，等.李其信教授基于"体病相关"论辨治血精经验浅析［J］.浙江中医药大学学报，2021，45（3）：278-281.

郭军教授辨治血精临床经验

【经典名方】

1. 八正散（源于《太平惠民和剂局方》）

组成：车前子、瞿麦、萹蓄、滑石、山栀子仁、甘草（炙）、木通、大黄（面裹煨，去面，切，焙）各一斤，入灯心草。

原文：大人、小儿心经邪热，一切蕴毒，咽干口燥，大渴引饮，心忡面热，烦躁不宁，目赤睛疼，唇焦鼻衄，口舌生疮，咽喉肿痛。又治小便赤涩，或癃闭不通，及热淋、血淋，并宜服之。

调护：小儿量力少少与之（现代用法：散剂，每服 6～10 g，灯心草煎汤送服；汤剂，加灯心草，水煎服，用量根据病情酌定）。

2. 桃红四物汤（源于《医宗金鉴》）

组成：当归、熟地黄、川芎、白芍、桃仁、红花各 15 g。

原文：若血多有块，色紫稠黏，乃内有瘀血，用四物汤加桃仁、红花破之，名桃红四物汤。

【学术思想】

郭军教授认为，血精的病因主要有饮食不节、房事不洁（节）和脏腑虚损，临证应"整体把握，局部入手"，采取宏观与微观相结合的辨证策略，从虚实入手，以湿热伤络、瘀血阻络、阴虚火旺、脾虚不固 4 个证型最为常见，同时对患者的恐慌进行心理干预，疗效显著。

【诊断思路】

郭军教授认为，血精思辨，要做到"整体把握，局部入手"。整体把握，就是要有对患者医疗安全负责的底线思维，血精最不乐观的病因是生殖系统肿瘤，要及时排除。通过评估患者全身状况，并借助彩超、磁共振等影像学检查或精囊镜等其他专科检查，查看有无肿瘤、结石、结核等其他情况。若有，则需要外科手术及其他相关治疗；若无，按照西医精囊炎，结合中医辨证治疗即可。局部入手，就是要针对血精微观表现，查明原因，中西医协同，辨证治疗。

血精辨治，需采取宏观与微观相结合的辨证策略，即患者全身状况与血精具体表现相结合。郭军教授认为，精液中血的量和颜色，对于判断虚实并指导用药具有重要意义，并认为若合并有其他疾病或症状，应中西医协同综合诊治。

1. 宏观辨证与微观辨证相结合

宏观辨证，主要是根据患者体质、发病前的生活习惯、就诊时的全身状况，结合舌苔、脉象，进行辨证分型。微观辨证，就是根据精液中血的颜色和量，判断是新鲜出血还是陈旧性出血，从而推断有无瘀血，然后选择相应治法。

2. 追溯病因，分型论治

邪气致病，无非虚实两端。血精之变，与之密切相关者主要有饮食不节、房事不洁（节）和脏腑虚损。饮食不节主要是患者平素嗜食肥甘厚味，或嗜烟酒辛辣，使脾胃受伤，湿热内盛，流注于下焦乃至精室。或致精室瘀阻，血脉不利，精液带血多为暗红色；或致热扰精室，迫血妄行，精液带血多为鲜红色。此因发病，多伴有口干、口苦，阴囊潮湿、瘙痒，小便发黄，大便黏腻不爽等湿热表现，其舌多红或暗红，苔多黄或黄腻，脉多弦数、滑数。房事不洁可导致邪毒外感，循经下注，扰动精室。此因发病，多伴有尿急、尿痛、尿频或会阴部疼痛等类似感染表现，其舌多红，苔多黄但不明亮，脉多弦。临床需要注意借助西医检查明确诊断，并排除其他疾病，以方便针对病因中西医协同治疗。房事不节为纵欲过频，精室紧张无度，以致肾阴亏虚，相火妄动，灼伤精室血络。此因发病，多伴有性欲亢进、早泄，或伴有失眠多梦、急躁易怒等虚火表现，其舌多淡红，舌苔薄而少，脉细。脏腑虚损，多因久病，或过于劳累，脾虚不能统摄，血液不能循于经络，溢于脉外而发病。加之肾虚不能闭藏，精室失用，而致血液离经叛道，随精而出，发为血精。

综上所述，血精辨证从虚实入手，可辨证为湿热伤络、瘀血阻络、阴虚火旺、脾虚不固4个证型。

【治疗方法】

1. 治则治法

（1）治则

根据血精的总体思辨特点和辨治思路，郭军教授确立其诊治的三大原则。第一，无论患者有无伴随症状，必须借助西医辅助检查排除生殖系统甚至泌尿系统肿瘤。第二，合并有急慢性前列腺炎或后尿道炎症的患者，多种疾病必须同时治疗，多采用中西医协同治疗。第三，中医药辨证先宏观再微观，二者结合，提高疗效。

（2）治法

血精的治法，中医思维框架下可分内治法和外治法，内治法就是根据辨证服用中药，外治法可采用针灸、灌肠、穴位贴敷等手段。但根据郭军教授长期的临床实践，一般推荐中西医协同治疗。根据血精发病的急缓和是否合并其他疾病，采取不同的治疗策略。急性发病且合并生殖系统、尿路感染者，应给予中西医同治，采取抗感染治疗，同时应用中药。慢性发病，排除肿瘤或感染征象不明显者，可以独立使用中医药治疗。中医具体治法要根据临床辨证分型确立。湿热伤络证，给予清利湿热。湿热既除，精室得清，脉络得和，管束有力，血自安分。瘀血阻络证，给予活血化瘀通络。瘀血既除，精室得用，脉道畅通，血行复常。阴虚火旺证，给予滋阴降火。阴为阳之守，肾阴实，则闭藏强。阴生阳长，滋阴可助阳。真火不足或离位，相火则易妄动。阴实阳生，真火足，相火便归位。脾虚不固证，给予健脾益气。脾主统血，脾健则统摄有力，血行有道而不失常。

2. 处方用药

（1）湿热伤络证

自拟清利湿热方（车前子15g，瞿麦10g，萹蓄10g，滑石15g，栀子6g，炙甘草6g，通草6g，大黄6g，泽兰10g，大蓟10g，艾叶10g），方中滑石、通草清利湿热效专力宏，为君药；萹蓄、瞿麦、车前子、泽兰皆为利水通淋、清利湿热之品，伍以栀子清利三焦湿热，共为臣药；大黄泄热通腑、使湿热由二便分消，大蓟凉血止血，艾叶活血止血，少佐可提升总体疗效；甘草调和诸药，兼以缓急止茎中涩痛，本方集诸多苦寒通利之品于一方，共奏清热利湿之功。

（2）瘀血阻络证

自拟桃红失笑活血汤（桃仁 10 g，红花 10 g，熟地黄 15 g，川芎 10 g，当归 10 g，赤芍 10 g，醋蒲黄 15 g，五灵脂 10 g，生大黄 6 g），方中桃仁、红花为君药，以活血化瘀。当归滋阴补肝、养血调经；赤芍活血凉血；川芎活血行气、调畅气血，以助活血之功；五灵脂甘温，善入肝经血分，能通利血脉而散瘀血，用治瘀血疼痛；蒲黄甘平，亦入肝经血分，活血散结，祛瘀止痛作用增强，可治一切心腹诸痛，用醋冲服，取其利血脉、化瘀血，以加强活血止痛之功，以上共为臣药。熟地黄滋补肝肾，以防行血太过伤阴；加用生大黄，取其能去瘀生新之意，二者为佐药。两方合用，使得行气化瘀、活血止血。

（3）阴虚火旺证

自拟知柏滋阴降火汤（知母 10 g，盐黄柏 10 g，熟地黄 30 g，生山药 30 g，茯苓 10 g，牡丹皮 10 g，山萸肉 30 g，女贞子 10 g，墨旱莲 15 g），方中知母、盐黄柏用来滋阴降火，重用熟地黄滋阴补肾、填精益髓，三者共为君药。二至丸方中女贞子甘苦、凉，滋肾补肝；辅墨旱莲甘酸、寒，滋阴益精、凉血止血；山萸肉补养肝肾，并能涩精；生山药补益脾阴，亦能固肾，以上共为臣药。泽泻利湿而泄肾浊，并能减熟地黄之滋腻；茯苓淡渗脾湿，并助生山药之健运，与泽泻共泄肾浊，助真阴得复其位；牡丹皮清泄虚热，并制山萸肉之温涩，三者为佐药。

（4）脾虚不固证

自拟健脾涩土汤，由灶心黄土 12 g，干地黄 6 g，白术 20 g，炙黄芪 15 g，炮附子 6 g，黄芩 15 g，阿胶 9 g，炙甘草 6 g，麻黄根 6 g，白及 10 g，炮姜炭 10 g 组成。郭军教授认为，气为血之帅，此证属脾虚气弱、固摄无权。方中灶心黄土（伏龙肝）为君，辛温而涩，温中止血；白术、炮附子温阳健脾，助君药以复脾土统血之权，另以干地黄、阿胶、麻黄根滋阴养血固护津液，以防过度耗血动血，与黄芩合用，又能制约白术、炮附子温燥之性；白及为止血要药；炮姜炭温经止血；炙甘草调和药性。

【治疗绝技】

血精是男科常见病、多发病，最常见的原因是精囊炎性血精，中西医治疗本病各有优势。郭军教授认为，饮食不节、房事不洁（节）和脏腑虚损是导致本病的主要原因；临证应"整体把握，局部入手"，采取宏观与微观相结合的辨证策略，从虚实入手；本病以湿热伤络、瘀血阻络、阴虚火旺、脾虚不固4个证型最为常见，处方时常选用清利湿热方、桃红失笑活血汤、知柏滋阴降火汤、健脾涩土汤等自拟方为主；同时对患者的恐慌心理进行干预，疗效显著，值得临床借鉴、学习和进一步研究。

【验案赏析】

王某，男，27岁。主诉：发现精液带血3天。患者3天前性生活后，发现避孕套内精液呈现红色，至今未再行性生活。3天来排尿颜色正常，有时尿分叉，稍有尿急。询问自入夏以来，经常在地摊吃饭，饮酒吃辣较多，晨起口苦，大便黏腻，有排便不尽感。阴囊潮湿，轻微瘙痒。舌红，苔黄腻，脉滑数。平素性生活1～2次/周，否认高血压、糖尿病病史，近期无体重下降，无会阴部疼痛。辅助检查：性激素六项（－）；尿常规：白细胞（＋）；前列腺液常规：白细胞满视野/HP；男性生殖系统彩超显示精囊腺管扩张。专科查体：外生殖器发育正常，睾丸、附睾、精索未触及明显异常，阴毛呈男性分布。尿道口未见异常分泌物。中医诊断：血精，湿热伤络证。西医诊断：精囊炎，前列腺炎。治则：清利湿热。处方：车前子15g，瞿麦10g，萹蓄10g，滑石15g，栀子6g，炙甘草6g，通草6g，大黄6g，泽兰10g，小蓟10g，艾叶10g。7剂，水煎服，嘱忌辛辣，暂停性生活。

二诊：患者服药期间未行性生活，未发生遗精。排尿通畅，尿分叉消失。大便增加，不成形，黏腻明显好转。阴囊潮湿明显减轻，瘙痒消失。舌红，苔薄黄偏腻，较前减轻，脉滑数。前方有效，湿热清利不少，增加健脾药味，继服。处方：太子参15g，炙黄芪30g，炒白术30g，陈皮6g，车前子15g，瞿麦10g，萹蓄10g，滑石15g，栀子6g，炙甘草6g，通草6g，泽兰10g，小蓟10g，艾叶10g。7剂，水煎服，忌辛辣。

三诊：患者服用上药期间行性生活1次，未出现精液带血，无尿道不适，排尿基本正常，阴囊潮湿基本消失。大便每天2次，不成形，但不再黏腻。口苦消失。患者症状已"衰其大半"，嘱忌辛辣，停中药汤剂，改服八正胶囊2周善后。

【按语】

患者精液中带血，中医属血精。西医检查基本排除肿瘤，彩超检查基本可以确定精囊炎。其他检查和排尿症状证实此患者同时合并有前列腺炎。郭军教授认为，患者嗜食辛辣，导致湿热内蕴，下注于精室，损伤脉络，导致血行于脉外。热注膀胱，迫津妄行，故出现尿急。阴囊潮湿、瘙痒亦为湿热浸淫所致。证属湿热伤络证，舌红苔黄腻、脉滑数俱为湿热之象。本例血精乃典型湿热下注于精室，损伤脉络导致。湿热趋下，宜清利。"清利湿热方"来源于八正散和六一散，清利作用较强，最适合下焦湿热。治疗此型血精，最忌止血。因湿热不除，出血不止，止血反而易致血瘀，迁延不愈，发展成慢性疾病。初期急则治标，先清利湿热为主。前期清利有效，后期给予健脾，既可加快对湿热的运化，又可增加脾的统摄能力。湿热型血精临床比较容易见效，但也容易复发。其根源在于患者很难纠正不良的饮食习惯。有病就医时可做到忌口，但血精消失后可能又归于习惯。因此，改变饮食偏好才是预防之关键。

【参考文献】

[1] 王永，王福，刘擎，等.郭军教授辨治血精临床经验［J］.世界中西医结合杂志，2020，15（12）：2211-2215.

沈家骥教授治疗血精经验

【名医简介】

　　沈家骥主任医师是第四、第六批全国老中医药专家学术经验继承工作指导老师，曾任中华中医药学会男科分会委员、中华中医药学会男科学会性功能障碍专业委员会副主任委员。沈老于2000年被遴选为云南省首届中医药师带徒工作指导老师，于2018年获批沈家骥全国名老中医药专家传承工作室。沈老中医临证63年，先后师从姚贞白、李继昌、苏境川、戴瑞安、夏仲鲁等省内外名师，擅常运用中医中药治疗内科杂症、妇科，以及前列腺增生、前列腺炎、不育等男科疾病，有丰富的临床和带教经验。

【经典名方】

金匮肾气丸（源于《金匮要略》）

组成：干地黄240 g，山药、山萸肉各120 g，泽泻、茯苓、牡丹皮各90 g，桂枝、炮附子各30 g。

原文：虚劳腰痛，少腹拘急，小便不利者，八味肾气丸主之。

【学术思想】

沈老认为血精为肾虚不固或肝肾阴虚、相火偏旺，或湿热循奇经深入下焦血分，导致精室受损，精道排泄障碍，"有形败浊阻于精道"而致。治疗采用活血化瘀、清热利湿及补肾之法，疗效较好。

【诊断思路】

古代最早论述血精的是出自巢元方所著的《诸病源候论·虚劳精血出候》，说："此劳伤肾气故也。肾藏精，精者，血之所成也。虚劳则生七伤六极，气血俱损，肾家偏虚，不能藏精，故精血俱出也。"本病少年至老年均可发病，然多见于性活跃的中青年，据血精的临床表现和青壮年多喜烟好酒、生活不规律与相火旺盛等特点，沈老认为其病位在"精道""精室"，涉及"水道"，主要病机系肾虚，肾虚不固，相火妄动，扰动精室，迫血妄行而成血精，或湿热之邪循肝经流注下焦血分，导致精室受损，精道排泄障碍，精室血络受损而成血精。本病肾虚精弱，或湿热为病，瘀浊阻滞，或伤于阴或伤于阳是本病的病机特点。血精的病机多为血热迫血妄行和瘀血阻络、血不归经，阴虚火旺及气虚等情况相对少见。其因有三：①血精患者以中青年为主，体质多强盛，易生热化火。②血精者多有嗜食辛辣、燥热之品之偏好，一方面可直接助热内生；另一方面，燥热易损伤脾胃运化功能，水湿之邪内生，郁而化热，湿热下注，若脾气受损，则气不摄血。③血精患者多有性情急躁、多愁善感等情志因素，可造成气机逆乱，气郁化火等。

以上3个方面的病因既可以单独致病，也可共同致病，从而使热入精室，损伤血络，迫血妄行，血随精出，由此引起的血精以血热证为主。血精的关键是无论新病久病均有血瘀精道，湿热、浊毒、本虚等均为兼夹病机，这些病机常随病程长短、病情变化、体质差异、治疗得当与否，在血瘀精道的基础上派生而出病理产物或导致新的病机。如失治误治，久则病势缠绵，坏血、死血、瘀血阻滞精室，或脏腑气虚不固、阴虚内热，血失其常道而成顽固血精之症，病情发展在本阶段以血瘀证为主，可兼杂气虚、阴虚等。

【治疗方法】

1.活血化瘀法

中医病理基础是瘀血阻滞，久病入络，使血脉瘀阻，血行不畅，血不循经而致。活血化瘀药物能通畅前列腺腺管，引流出过多的炎性分泌物，结合补肾益气药物调节腺体功能。

2.清热利湿法

本病系湿热之邪蕴结下焦、结聚会阴所致，常采用清热利湿法配伍解毒或凉血之品治疗血精。常用清热利湿药为泽泻、黄柏、车前子、甘草、柴胡、生地黄等，清热解毒药有蒲公英、金银花等。

3.补肾法

血精以肾亏为本，或为肝肾阴虚、阴虚火旺，或为脾肾亏虚、命门不固。治当以补肾为法，常用药物有熟地黄、山药、枸杞子、菟丝子、淫羊藿、牛膝、女贞子、墨旱莲等。多以利湿、活血等法并用。

【治疗绝技】

沈老认为血精在临床多为寒热、虚实错杂之证，且瘀浊阻滞为其病理基础，治疗以祛瘀排浊为原则，或佐以清热解毒、利水渗湿，或佐以行气导滞、疏肝通络，或佐以养阴，或佐以温阳。临床以辨证论治为主，抓住"肾虚为本，湿热为标，瘀滞为变"三个基本病理环节，分清主次，权衡用药，在治疗手段和方法上呈现出多样化。

【验案赏析】

刘某，46岁，已婚。因"房事射精伴血丝6个月，加重2周"于2019年1月12日初诊。患者于2018年7月夫妻行房中发现所射出精液为血性分泌物，此后每于同房后均出现，同时伴有小腹坠胀、小便不利。在当地社区门诊检查：腹部未扪及包块，无压痛及反跳痛；外生殖器未发现异常；前列腺大小正常，表面光滑无结节感；小便常规化验未见异常。按"精囊腺炎"服"左氧氟沙星片"治疗无效，后用"车前草"泡水服及"三金片"治疗等均无效，又因投医无门就此作罢。近2周，其腰及小腹部坠胀加重，心烦意乱，房事时血精较前颜色更深且有小碎血块，导致惧怕房事。经亲友介绍前来求诊。刻见神疲乏力，面色蜡黄，双手撑腰。自述腰膝酸软，四肢及少腹冷痛，大便溏薄，小便清长，舌淡苔白腻，脉细无力。西医诊断：精囊腺炎。中医诊断：血精（肾气亏虚，血不化精）。治则：补肾益气，摄血生精。方药：金匮肾气丸化裁。制附片15 g，肉桂5 g，茯苓30 g，泽泻15 g，牡丹皮15 g，熟地黄20 g，山药10 g，金樱肉20 g，台乌药15 g，益智仁15 g，杜仲15 g，炒地榆15 g，白茅根20 g。3剂。煎服法：先将制附片开水煎3小时，极少量口尝无麻、辣、锁喉等症状后加入其他药物煎开30分钟即可，以后每道开水煎开15分钟即可。3日1剂，每日3次温服。

2019年1月27日二诊：服药后，除小便涩痛外，余下症状均有明显改善，此间同房时排泄物中血性分泌物较前减少。上方兼清湿热，加萆薢30 g，土茯苓20 g，瞿麦15 g，车前子（布包煎）30 g。再服5剂巩固疗效。随访8个月，未再复发。

【按语】

精囊腺、前列腺与肾气的盛衰有着密切的关系。《素问·上古天真论》有云："……五八，肾气衰，发堕齿槁。六八，阳气衰竭于上，面焦，发鬓斑白。七八，肝气衰，筋不能动，天癸竭，精少，肾脏衰，形体皆极。八八，则齿发去。肾者主水，受五脏六腑之精而藏之，故五脏盛，乃能泻。今五脏皆衰，筋骨解堕，天癸尽矣，故发鬓白，身体重，行步不正，而无子耳。"男子五八肾气始衰，七八则天癸竭，精少，肾脏衰。因此，血精的体质因素：肾气衰是一种客观存在，此乃病之本。而在肾气不足的影响下，脏腑功能减退，痰浊瘀血阻滞。房事泄排之物，应为肾所藏生殖之精，而生殖之精禀受先天，又赖于气血生化而得到充养。《诸病源候论》载："精者，血之所成也。"血液化生成精入于肾中与肾精化成肾藏之精。《血证论·男女异同论》载："男子以气为主，故血入丹田，亦从水化而变为水，以其内为血所化，故非清水，而极浓极稠，是之谓肾精。"而血与肾精化成生殖之精，有赖于肾气的气化功能。如《中西汇通医经精义》所载："精窍则内通于胞室，女子受胎，男子藏精之所，尤为肾之所司。"故房事射血之症，究其病源乃肾气亏虚，气化功能失司，血不能化精，从精窍射出而成。患者已近中年，阳气始衰，长期劳累，生活奔波，劳损伤肾，肾气亏虚，故并见乏力，面色蜡黄或苍白，腰酸，小腹坠胀，小便多，大便偏溏，舌淡、苔白润，脉沉细无力等阳气亏虚、寒湿内盛之象。首先拟用金匮肾气丸温补肾气；加金樱肉、台乌药、益智仁、杜仲、炒地榆、白茅根止血涩精。初见成效后，唯有小便灼痛，上方加萆薢、土茯苓、瞿麦、车前子清化湿热。诸药合用，共奏温补肾气、化血生精兼清湿热之功。

【参考文献】

[1] 沈宇明，翟毓红，沈家骥，等.沈家骥主任治疗血精症经验 [J].云南中医中药杂志，2020，41（12）：8－10.

曾庆琪教授辨治血精经验

【经典名方】

1. 二至丸（源于《医便》）
组成：女贞子 500 g，墨旱莲 500 g。
原文：久服发白再黑，返老还童。

2. **六味地黄汤（源于《景岳全书》）**
组成：熟地黄 15 g，山萸肉 12 g，山药 12 g，牡丹皮 10 g，泽泻 10 g，茯苓 10 g。

原文：六味地黄汤，论妇人经病，头弦目胀，腰胁痛连小腹，四肢清冷，不思饮食，其脉肝肾大而无力，或沉而涩，脾脉浮弦而迟，命门脉浮大而散，其经来六七日淋沥不止。此得之郁怒伤肝，劳倦伤脾，肾气虚而脾气陷也。以补中益气汤合六味地黄汤，加何首乌、阿胶主之。

【学术思想】

曾庆琪教授认为血精肝肾阴虚是其本，湿热蕴结、瘀血阻络为其标，脾肾两虚乃其失精失血之结果，治疗重视恢复精室的"藏泻"功能，以滋阴降火为治疗血精之常，清热化湿为治疗血精之变，补益气血为治疗血精之本，凉血止血为治疗血精之标。临证治疗分为肝肾阴虚型，方选二至丸合六味地黄丸加止血药化裁；湿热蕴结型，方选龙胆泻肝汤合小蓟饮子化裁；瘀血阻络型，方选失笑散合桃红四物汤化裁；脾肾两虚型，方选十全大补汤合鹿角胶丸加减。

【诊断思路】

曾庆琪教授认为房劳过度是血精的主要病因，肾虚是血精的主要病机。房劳过度则伤肾，肾阴不足，虚火自炎，梦交或性交之时，欲火更旺，精室被扰，迫血妄行，血从内溢，乃成血精，日久母病及子可导致肝阴不足，肝肾两虚；或青年人相火旺盛，手淫排精，或强力入房，或强忍精出，精室之血络受损，瘀血阻络，每可导致血精。部分患者则因包皮过长，或遗精频繁，或性交不洁等原因，导致湿热之邪从尿道口袭入，循经上沿，熏蒸精室，血热妄行而成。某些血精患者，素体气血虚弱，加上精血消耗日久，后期可出现脾肾两虚之象。辨治血精，曾庆琪教授认为当对血精的中医药治疗适应证了然于心，首先要明确诊断，以正确选择治疗方案及判断预后；除外伤成分外，40岁以下患者以精囊腺炎、前列腺炎为多，运用中医药进行诊治，每奏良效；40岁以上患者，则有肿瘤等其他病变可能，需仔细进行肛门指检、实验室检验和器械检查加以辨别诊断，选择其他治疗方案，以中医药治疗为辅，以免贻误治疗。

【治疗方法】

曾庆琪教授根据多年临证经验，认为血精可分为肝肾阴虚、湿热蕴结、瘀血阻络、脾肾两虚4型。肝肾阴虚是其本，湿热蕴结、瘀血阻络为其标，脾肾两虚乃其失精失血之结果，其辨证论治要领如下。

1. 肝肾阴虚型

症见精液带血，色鲜红，量少，并见头晕心烦，腰膝酸软，午后潮热，夜寐盗汗，小便短赤，少腹胀痛伴射精疼痛，舌红少苔，偶伴龟裂，脉细数。多因房劳过度，责之肝肾，伤及阴精，水不制火，相火旺盛，迫血妄行。治宜滋养肝肾之阴精，凉血止血，引火归元。方选二至丸合六味地黄丸加止血药化裁，药用墨旱莲、女贞子、牡丹皮、云茯苓、泽泻、龟板、苎麻根、侧柏炭、大蓟、小蓟等。

2. 湿热蕴结型

症见精液暗红，量多，黏稠不化，脘腹痞闷，肢体困重，小便频数，短赤涩痛，便溏味臭，阴囊潮湿，坠胀不适，口苦干而黏，舌质红、苔黄腻，脉弦滑而数。本型多因平素过食辛辣肥腻、厚味酒湿，或房事不洁，致使脾失健运，湿热蕴结下焦，耗伤气阴，灼伤阴络。治宜清泄湿热，洁净精室。方选龙胆泻肝汤合小蓟饮子化裁，药用栀子、黄芩、泽泻、车前子、柴胡、生地黄、小蓟、滑石、木通、淡竹叶、甘草等。

3. 瘀血阻络型

症见精液暗红或暗紫，黏稠不化，伴阴部刺痛，小便短涩，舌暗、苔黄、脉涩。本型多因阴部外伤、伤及精室、瘀血内停，或因反复出血、血停经络、瘀血内生，从而阻滞血络，使得血不循经，随精而出。治宜行气化瘀、引血归经。方选失笑散合桃红四物汤化裁，药用五灵脂、蒲黄、当归、熟地黄、川芎、白芍、桃仁、红花等。

4. 脾肾两虚型

症见血精日久，色淡量少稀薄，伴面色少华，身倦乏力，纳少便溏，心悸失眠，性欲减退，小便清长，舌淡胖，边多有齿痕，脉弱。本型多因患者禀赋不足或劳倦太过所致脾肾两虚，精关不固，气不摄血，血随精出。故治当补肾健脾，益气摄血。方选十全大补汤合鹿角胶丸加减，药用黄芪、党参、白术、白芍、川芎、当归、熟地黄、菟丝子、茯苓、五味子、杜仲、鹿角胶、没药、血余炭、仙鹤草等。

【治疗绝技】

曾庆琪教授认为血精的发生多与脾肾两脏亏虚出现的阴虚不能制阳、血虚不及化精、气虚不能固摄有关，治以滋阴降火、健脾益气之法，兼以活血化瘀贯穿始终。曾庆琪、王劲松教授等首提"精室理论"，指出男性的前列腺、精囊腺、睾丸等生殖器官属于"精室"范畴，与女性的女子胞相对应，精室藏精（来源于肾精）、主生殖，男子督、任、冲三脉起源于精室，属于奇恒之腑。因此，在临证中治精囊疾病尤其重"精室理论"的指导作用，强调将精囊作为奇恒之腑看待，调整其"藏泻"功能，攻补兼施。在血精的临床治疗中，曾庆琪教授重视以下几点：①滋阴降火为治疗血精之常；②清热化湿为治疗血精之变；③补益气血为治疗血精之本；④凉血止血为治疗血精之标。

曾庆琪教授认为血精的治疗需运用中医药治疗和同时重视对患者的心理疏导，患者应保持心情舒畅，清淡饮食，劳逸结合，忌烟酒，少食辛辣刺激食物，避免久坐，减少对会阴部的压迫，以利于改善局部血液循环。对于血精治疗期间是否禁欲，曾庆琪教授认为，结合西医炎症引流及中医腑以通为用的原则，一般建议患者适度排精为佳（每月1～2次为宜，痊愈后逐渐增加次数）。

【验案赏析】

葛某，男，35岁，已婚，2015年3月8日初诊。自诉近半个月性生活过后，精液带血少许，头晕耳鸣，腰酸膝软，口干咽燥，手足心热，每周性生活5次，否认不洁性生活史，舌红少苔，脉细数。精液常规：总数80×10^9/L，量约3 mL，精子形态正常，白细胞（＋＋）、红细胞（＋＋＋），精子活动率为80%。B超示精囊炎。中医诊断：血精；证型：肝肾阴虚。西医诊断：急性精囊炎。患者房事过度，责之肝肾，阴虚火旺，扰于精室，伤及血络。治宜滋养肝肾之阴精，凉血止血，引火归元。方拟二至丸合六味地黄丸：墨旱莲15 g，女贞子15 g，牡丹皮10 g，云茯苓10 g，泽泻10 g，龟板（先煎）10 g，芦麻根30 g，侧柏炭15 g，大蓟10 g，小蓟10 g，仙鹤草30 g，桑寄生30 g。7剂，日1剂，水煎服，嘱其服药期间忌烟酒、禁房事，每晚坐浴1次，每次20分钟，水温40 ℃，药后1周精液未见血色，复查精液常规：白细胞（＋）、红细胞（＋）。效不更方，再服7剂，症状消失，精液、精囊检查均正常，1年内随访未见复发。

【按语】

患者头晕耳鸣，腰酸膝软，手足心热，舌红少苔，脉细数，辨证当属肝肾阴虚型。患者房事过劳，损伤肝肾阴精，相火妄动，扰乱精室，迫血妄行，血不循经，溢出脉外，乃致精液鲜红。方中墨旱莲、女贞子可补益肝肾，滋阴止血，配以六味地黄汤三泻以降虚火，辅以大蓟、小蓟、侧柏炭等增强凉血止血之功。全方共奏滋肝肾、养阴精、引火归元之功，故能诸症悉除，血精得愈。

【参考文献】

［1］陈强，朱勇，郭宏志，等.曾庆琪教授辨治血精症经验［J］.湖南中医药大学学报，2016，36（5）：52-53，60.

孙自学教授治疗血精经验

【经典名方】

1.滋水清肝饮（源于《医宗己任编》）

组成：熟地黄、当归身、白芍、酸枣仁、山萸肉、茯苓、山药、柴胡、山栀、牡丹皮、泽泻。（原始剂量缺失，酌情加减）

2.龙胆泻肝汤（源于《医方集解》引《太平惠民和剂局方》）

组成：龙胆草6g，黄芩9g，山栀子9g，泽泻12g，木通9g，车前子9g，当归8g，生地黄20g，柴胡10g，生甘草6g。

原文：此足厥阴、少阳药也。龙胆泻厥阴之热，柴胡平少阳之热，黄芩、栀子清肺与三焦之热以佐之，泽泻泻肾经之湿，木通、车前泻小肠、膀胱之湿以佐之，然皆苦寒下泻之药，故用归、地以养血而补肝，用甘草以缓中而不伤肠胃，为臣使也。

【学术思想】

孙教授根据多年的临床经验认为，血精发病虚实有别，辨证应为虚实夹杂；治疗上不仅重视辨证以治本，而且强调化瘀止血以治标。

【诊断思路】

孙教授认为，血精虚实皆可发病，其病因复杂，病机虚实多变，辨证当以虚实夹杂为主。血精初期多为湿热内蕴之实证；日久不愈则为阴虚火旺、脾肾亏虚，或久病入络，瘀血阻滞，正虚邪恋，乃成虚实夹杂之证。

【治疗方法】

孙教授认为，血精之成，虚实皆可为之，治疗原则为辨证以治本，化瘀止血以治标。血溢于精液之中治疗当以止血为要，治法有滋阴降火、凉血止血、益气止血。湿热下注者，当清热利湿、凉血止血；瘀血阻滞者，当活血化瘀、通络止血。然离经之血，溢出脉外即成瘀血；瘀血不去，新血不得归经，出血不止；瘀血阻碍气机，又成为新的致病因素，致使血精反复发作，难以治愈。化瘀止血以治标不仅能止血而不留瘀，又能祛瘀而止血，一举两得。所以孙教授较重视化瘀止血药和活血化瘀药的应用，常用三七、蒲黄、花蕊石、赤芍等药化瘀止血，瘀血重者加水蛭、三棱、莪术等破血行气以化瘀。

【治疗绝技】

血精有急有缓，有实有虚，只要辨证准确，用方得当，自会收到显著疗效。孙教授辨证治本是针对病因而治，从根本上止血，体现了治求因、治病求本的原则；此法之用既能使病因得除，又能使出血即止，故能达标本兼治之效。活血止血之法和相应药物的应用是治病防变思想的体现；活血止血既能使出血得止，又能止而不留瘀。脾胃为后天之本，在疾病即愈采用陈皮、白术调理脾胃，一是理气健脾修护诸药对脾胃的伤害；二是固护人体正气防止血精复发。故以此遣方用药，方能收到较好的效果。

【验案赏析】

患者，男，38岁，2009年8月22日初诊。主诉：精液颜色发红3天。症见会阴部疼痛不适，腰酸困，晨起咽干，心烦，自述脾气较暴，饮食可，睡眠差，舌质红，少苔，脉细数。精液常规检查：血精量少，色红，红细胞（＋＋），白细胞少许。辨证属肝肾阴虚、虚火灼络，治宜滋阴降火、凉血止血，给予滋水清肝饮加减。药物组成：知母12g，黄柏10g，生地黄20g，山药15g，山茱萸10g，泽泻12g，牡丹皮15g，墨旱莲30g，女贞子15g，柴胡9g，当归15g，赤芍15g，白芍15g，酸枣仁30g，小蓟12g，仙鹤草30g，三七粉（冲）5g。水煎服，7剂。

二诊：诉会阴部疼痛已减轻，睡眠好转，咽干、心烦症已无，因无性生活，精液颜色不知，效不更方，继服7剂。

三诊：自述精液已无红色，其他亦无不适，上方去黄柏、知母，加陈皮10g，取10剂以巩固疗效。嘱少吃辛辣，规律性生活。随访1年，无复发。

【按语】

患者平素情绪急躁，素体肝胆火旺，七情过极，致肝肾阴虚。肾阴虚则腰酸困；阴虚火旺，虚火上炎则口苦、咽干；热扰心神则心烦失眠；虚火扰于精室，伤及血络则见血精。本方滋阴不忘疏肝，选知母、黄柏、墨旱莲、女贞子、白芍等药滋补肝肾之阴并清虚火；柴胡疏肝以散郁热；血热出血，遂用牡丹皮、小蓟等凉血止血；凉厄太过又恐留瘀，所以采用当归、赤芍、三七粉、仙鹤草等药活血化瘀兼止血，以达止血不留瘀之效。全方滋肝疏肝以清火，凉血止血兼化瘀，使滋而不腻，止血而不留瘀，方证合拍，自能收效快捷。

【参考文献】

[1]陈翔，陈建设.孙自学教授治疗血精经验［J］.中医研究，2011，24（1）：65-67.

陈金荣辨治血精临床经验

【名医简介】

陈金荣，主任医师，曲靖市名中医，其20世纪90年代初期曾随中国中医研究院研究生部（现中国中医科学院研究生院）主任、当代著名中医学家、国医大师王琦教授进修研习1年，深得名师真传。从事中医教学及临床工作40余年，在曲靖市率先创建中医男科门诊，擅长男科疾病及男女不孕不育的诊治，学验俱丰。

【经典名方】

龙胆泻肝汤（源于《医方集解》引《太平惠民和剂局方》）

组成：龙胆草6g，黄芩9g，山栀子9g，泽泻12g，木通9g，车前子9g，当归8g，生地黄20g，柴胡10g，生甘草6g。

原文：此足厥阴、少阳药也。龙胆泻厥阴之热，柴胡平少阳之热，黄芩、栀子清肺与三焦之热以佐之，泽泻泻肾经之湿，木通、车前泻小肠、膀胱之湿以佐之，然皆苦寒下泻之药，故用归、地以养血而补肝，用甘草以缓中而不伤肠胃，为臣使也。

【学术思想】

陈金荣主任在治疗血精时强调气血关系，指出气血在生理上相互联系和相互转化，相互关联并相互影响，常在病理状态下表现为气血双虚、气虚血瘀、气滞血瘀等。因此，治疗时在传统辨证分型（湿热下注、阴虚火旺、瘀热互结、脾肾气虚）基础上，结合自身临床经验，巧用益气之法，通过益气摄血、益气化瘀、益气祛邪（湿热）、益气调本（五脏）等方法，达到治疗目的。

【诊断思路】

陈金荣主任指出，血精的证候表现，初期以湿热毒邪的实证多见，病久则一方面累及肾，致使肾阴亏虚；另一方面则出现久病入络，败血瘀滞内结，致使血精缠绵难愈。其急性期多与湿、热、瘀有关，慢性期多与气虚、阴虚有关，无论是何种原因造成的精室血络受损均可出现血精。因此，认为血络受损为该病之病理结局，治疗要点为益气摄血、益气化瘀、益气祛邪（湿热）、益气调本（五脏），从而达到宁血止血的作用。

【治疗方法】

1. 湿热下注

湿热之邪循肝经下注，肝经环绕阴器，伤及精室络脉，迫血妄行，则血随精出。正如皇甫中《明医指掌》："夫赤白二浊，其色虽殊，总归于火，火郁下焦、精化不清，故有赤白"，这里所说的赤浊即血精，指出血精与火郁下焦有关。又如《医学衷中参西录》所言："溺血之证，不觉疼痛，其证多出溺道，间有出之精者。大抵心移热于小肠，则出之溺道。肝移热于血室，则出之精道"，指出血精与湿热下注、扰动肝经密不可分。陈金荣主任在治疗该证型时惯用龙胆泻肝汤加减。方药组成：龙胆草 10 g，栀子 15 g，柴胡 15 g，黄芩 15 g，炒黄柏 15 g，泽泻 30 g，车前子 15 g，滑石（包煎）15 g，木通 15 g，当归 15 g，生地黄 30 g，炙黄芪 30 g，党参 30 g，茜草 30 g，三七粉（冲服）3 g，甘草 15 g。方中以龙胆草、栀子清泻肝火，解肝经郁热；柴胡入肝经，疏肝理气、调畅气机；黄芩、炒黄柏清热燥湿，解肝热之毒，陈金荣主任喜用炒黄柏可减少生黄柏燥湿伤阴之弊；泽泻、车前子、滑石、木通清热利湿，通利小便；当归、生地黄活血化瘀，养阴凉血，佐制苦寒之药伤阴；甘草调和诸药，引诸药下行，直达病位。在治疗时，陈金荣主任不忘调理气血，益气止血，化瘀宁血，在龙胆泻肝汤的基础上加用益气化瘀之药如炙黄芪、党参、茜草、三七粉，可加强止血的作用，达到事半功倍的效果。

2. 阴虚火旺

阴虚阳亢，阳亢则火旺，火性急迫，迫血妄行，损伤血络，精室络伤，可见血精。如《许履和外科医案医话集》所云："精血……多由肾阴不足，相火偏旺，扰动精室，迫血妄行……"指出血精与肾阴不足、阴虚火旺有关。陈金荣主任喜用知柏地黄丸合二至丸滋阴泻火、凉血止血，再合用益气活血药进行加减。方药组成：生地黄 30 g，山茱萸 15 g，山药 30 g，牡丹皮 15 g，泽泻 30 g，知母 15 g，炒黄柏 12 g，女贞子 30 g，墨旱莲 30 g，炙黄芪 30 g，太子参 30 g，炒蒲黄 30 g，五灵脂 15 g。方中生地黄、牡丹皮清热滋阴，凉血止血；山茱萸、山药滋补肾阴；知母、炒黄柏、泽泻清热泻火，凉血宁血；女贞子、墨旱莲滋补肝肾，凉血止血。在上述二方基础上同样加用益气化瘀之药如炙黄芪、太子参，再合失笑散，可加强益气活血、化瘀止血之功。

3. 瘀热互结

"瘀热"在《内经》中已有论述，如"大热遍身，狂而妄见、妄闻、妄言，视足阳明及大络取之……血而实者泻之"。朱丹溪亦云："血受湿热，久必凝浊。""瘀热"一旦形成，"瘀"和"热"就会相互影响，互为因果，导致病情不断发展，即所谓"热附血而愈觉缠绵，血得热而愈形胶固"。久病不愈，败精瘀血阻滞，湿热夹瘀，瘀热互结，下注精室，阻滞血脉，血络受损，可见血精。陈金荣主任在治疗该证型时，常用桃红四物汤合蒲灰散再加入益气化瘀之药进行化裁。方药组成：桃仁 15 g，红花 15 g，生地黄 30 g，当归 15 g，赤芍 15 g，川芎 15 g，炒蒲黄 30 g，滑石（包煎）30 g，炙黄芪 30 g，太子参 30 g，三七粉（冲服）3 g。方中桃仁、红花活血化瘀，宁血止血；生地黄、当归、赤芍、川芎活血养血，使瘀血去，引血归经；炒蒲黄活血化瘀，炒炭止血；滑石清热利尿，利湿止血；炙黄芪、太子参、三七粉益气活血，可增强化瘀止血之效。

4. 脾肾气虚

血精后期多以脾肾气虚为主。患病日久，脾肾亏虚，气不摄血，血溢精室，可见血精反复发作。如《诸病源候论·虚劳精血出候》说："肾藏精，精者，血之所成也。虚劳则生七伤六极，气血俱损，肾家偏虚，不能藏精，故精血俱出也。"认为血精多由肾气亏虚，精血俱损导致，与脾肾气虚有关。陈金荣主任在治疗时往往采用补肾健脾、益气活血、化瘀止血之法，方用大补元煎加益气活血之药治疗。方药组成：山药30 g，党参30 g，熟地黄30 g，当归15 g，杜仲15 g，枸杞子30 g，山茱萸15 g，炙黄芪30 g，三七粉（冲服）3 g，甘草15 g。方中山药、党参补肾健脾益气；熟地黄、当归补肾养血；杜仲、枸杞子、山茱萸滋肾固精；甘草健脾益气；炙黄芪、三七粉可增强益气化瘀止血之效。

【治疗绝技】

根据辨证分型，陈金荣主任在治疗时予清热利湿、凉血止血之法治疗湿热下注型血精；予滋阴泻火、凉血宁血之法治疗阴虚火旺型血精；予活血清热、化瘀止血之法治疗瘀热互结型血精；予补肾健脾、益气止血治疗脾肾气虚型血精。此外，陈金荣主任将益气活血法引用于血精的治疗，强调气与血之间的联系，指出气血在生理上是相互联系、相互促进、相互依存、共同维持人体生命活动的最基本物质，气血在病理状态下，可表现为气滞血瘀、气血双亏、气虚血瘀之证。运用气血之间的联系，在治疗血精时，巧用益气活血之法，通过益气活血使气旺血行，瘀去新生，气血畅通，使精室功能恢复正常，从而达到止血的目的。陈金荣主任在传统辨证分型用药基础上，常常加入益气活血之药，如炙黄芪、太子参、茜草、三七等药，重用黄芪达60 g以达益气活血止血之目的。

【验案赏析】

王某，28岁，教师，2016年12月15日初诊。诉精液间断呈咖啡色1月余。现症：时有口干口苦，大便干结，余无任何不适。曾在曲靖某医院行前列腺液常规检查：卵磷脂小体（＋＋＋），白细胞5～8/HP，无明显压痛。诊为精囊炎，应用抗生素针剂及口服云南白药治疗无效，前来我科诊治。查舌红苔黄腻，脉细弦。乃肝经湿热、湿热下注之证。治以清泻肝火，凉血止血。方用龙胆泻肝汤加味，其组成：龙胆草10 g，栀子15 g，柴胡15 g，黄芩15 g，炒黄柏15 g，泽泻30 g，车前子15 g，木通15 g，当归15 g，生地黄30 g，茜草15 g。给药4剂。每剂服2天，每天服3次。

2016年12月24日二诊：大便干结、口干口苦缓解，精液颜色变浅，呈粉红色样，守前方加小蓟15 g，又进4剂。

2017年1月2日三诊：血精时有时无，颜色仍呈粉红色，诉近期常感气短乏力，精神易疲乏，饮食欠佳，陈金荣主任立即调整思路，在原方清热解毒、凉血止血的基础上，强调气血关系，重用益气化瘀止血之药，在原方基础上加入黄芪60 g，太子参30 g，三七粉（冲服）3 g。再进4剂。

2017年1月10日四诊：血精完全消失，精神及饮食正常。守方3剂巩固，后未再复发。

【按语】

陈金荣主任在辨治血精时，在辨证分型基础上，强调气血关系，巧用益气之法，通过益气活血，气行血畅，血行经内，不溢脉外，从而达到止血的目的。

【参考文献】

［1］董保福，马顺海，杨莉，等.陈金荣辨治血精症临床经验［J］.云南中医中药杂志，2017，38（6）：6-8.

杜宝俊教授治疗血精经验

【名医简介】

杜宝俊，主任医师，教授，硕士研究生导师。1991年获中国中医研究院硕士研究生学位，现任中国中医科学院西苑医院不孕不育科主任，兼任中国中西医结合学会男科专业委员会委员、中国中医药研究促进会生殖医学专业委员会常务委员。

【经典名方】

1. 四妙散（源于《仙拈集》）

组成：雄黄、生矾、川椒、硫黄各等分。

2. 小蓟饮子（源于《严氏济生方》）

组成：生地黄24 g，小蓟15 g，滑石15 g，木通6 g，淡竹叶6 g，炒蒲黄

9 g，藕节 9 g，当归 6 g，栀子 9 g，炙甘草 6 g。

【学术思想】

杜教授认为血精的基本病机为火热熏灼、气虚不摄及外伤损络三大类，倡导明确诊断，分清虚实，分期治疗，生活协同。依据文献研究和多年临床总结，形成诊疗血精的四步诊疗思路。

【诊断思路】

杜教授将方约之在《丹溪心法附余》中提出的治崩三法："初用止血以塞其流，中用清热凉血以澄其源，末用补血以怀其旧"，扩展、变通、引申到血精的治疗中，指出血精临床也应分期治疗。初期病机多为血热，精液颜色多鲜红，治宜清热凉血止血。中期反复出血，血停经络，瘀血内生，治偏活血化瘀。病久多虚，后期多为阴虚内热或气虚，火盛气逆，迫血妄行，反复出血，则会导致阴血亏损，虚火内生；或因出血过多，血去气伤，以致气虚阳衰，不能摄血，治宜滋阴降火、补气益气。

【治疗方法】

1. 清热利湿，凉血止血

湿热之邪是血精发病主要原因之一，多由感受湿热邪毒；或内伤七情、五志化火致肝火旺盛；或饮食不节，嗜食辛辣、肥甘等，酿生湿热，侵犯经络，循经下移精室，灼伤血络，而成血精。临床表现：精液带血，色鲜红或黏稠，伴少腹、会阴及睾丸坠胀疼痛，口干口苦，心烦易怒，面红目赤，小便短黄，排尿灼热涩痛，大便黏腻。舌质红，苔黄腻，脉滑数。方以四妙散合小蓟饮子化裁的血精康加减。药用苍术、黄柏、生薏苡仁、川牛膝、生地黄、木通、蒲黄炭、藕节炭、大小蓟、当归、白茅根、仙鹤草、紫草、三七粉等。

2. 滋补肝肾，潜火凉血

肝肾阴虚，相火妄动，易致血精。素体阴虚久病，热病伤阴，或欲念不遂，恣情纵欲，房事过频，手淫过度等皆可伤及肝肾之阴精，相火无制，扰动精室，损伤脉络，迫血妄行。《景岳全书》曰："精道之血，必自精宫血海而出于命门。盖肾者主水，受五脏六腑之精而藏之，故凡劳伤五脏，或五志之火致令冲任动血者，多从精道而出。"临床表现：精液带血少许，色鲜红或见血丝，伴身体偏瘦，腰酸膝软，梦遗早泄，性欲强烈，潮热盗汗，头晕耳鸣，口干咽燥，两目干涩。舌淡红，少苔，脉弦细数。方药：知柏地黄汤加减。药用生地黄、山萸肉、山药、泽泻、茯苓、知母、黄柏、白茅根、牡丹皮、茜草、地榆等。

3. 补益脾肾，益气止血

脾肾阳虚多使血精反复发作。素体阳虚或久病体虚，劳累过度，房事不节等使脾阳损伤，不能充养肾阳，或肾阳受损，不能温养脾阳，导致脾肾阳气同时受损，固涩无权，统摄失司，血溢精流，而成血精。《金匮要略注》所云："五脏六腑之血，全赖脾气统摄。"临床表现：血精日久不愈，反复发作；颜色浅淡或暗淡，或仅有镜下血精；伴有性欲淡漠或阳痿早泄，纳谷不香，腹胀便溏，五更腹泻，精神疲乏，气弱懒言，腰膝酸软，头晕耳鸣，夜尿量多。舌质淡胖，苔白润，脉沉细弱。方选补中益气汤加减，药常用党参、白术、黄芪、山药、当归、升麻、柴胡、肉苁蓉、沙苑子、血余炭、仙鹤草、生蒲黄等。

4. 清心降火，凉血止血

心君火盛，下扰精室也常导致血精出现。五志过极化火，火易扰心神，神明失清，且火易动血，损伤血络而成血精；或劳思用心过度，心阴暗耗，君火独亢，扰于精室，损伤血络，血精遂成。《素问·至真要大论》云："诸躁狂越，皆属于火。"临床表现：精液鲜红，生气后出现，兼见情绪异常，口苦或渴，心烦少寐，小便热赤，口舌生疮。舌苔黄、质红，脉细数。方药：导赤散合黄连清心饮加减。药用生地黄、木通、甘草、竹叶、黄连、当归身、茯神、酸枣仁、远志、莲肉、侧柏炭、地榆、仙鹤草。

5. 活血化瘀，收敛止血

手术、外伤也是血精常见病因之一。手术、外伤损伤血络，渗于精室，或血精日久不愈，瘀血停滞，随精而出，皆可形成血精。临床表现：手术、外伤后，出现鲜红色精液，或日久不愈，精液暗红，常夹有血块、血丝，射精不畅或疼痛，舌质暗红，或有瘀斑瘀点，舌下脉络迂曲，脉涩。方选逐瘀止血汤加减，药用生地黄、大黄、赤芍、牡丹皮、当归尾、炒枳壳、醋龟板、桃仁、棕榈炭、紫珠、白及等。

杜教授在临床中十分注重情志和生活因素对疾病的影响，指出大部分血精患者由于缺乏医学知识，往往对血精十分恐惧，担心恶性疾病或再次出血，控制勃起，导致心理性勃起功能障碍，从而加重心理负担，心情烦闷，无法正常工作学习。因此，治疗同时应给予心理疏导，嘱其放松心情，抛弃压力，保持良好心态，树立起乐观态度，看淡疾病，遵循医嘱，使其心情条达，与医师形成良性互动。此外，还应交代一些生活习惯对其的影响，使各方面功能处于良好状态，如嘱其适当休息、避免性冲动和性生活，禁忌烟酒、辛辣刺激性食物和长距离骑车，以免加重充血程度；血精消失后仍应休息 1～2 周，恢复后同房也不宜过频、过激烈。

【治疗绝技】

杜教授认为血精多为情志内伤、感受湿热之邪、饮食不节、欲念不遂或恣情纵欲、劳神太过、外伤等所致。提出内伤所致者治法为上则清心降火，中则壮水潜火或益火补土，下则分利湿热；外伤所致者则以活血化瘀为主。同时强调血精治疗之中不可过敛、过行或过补，过敛则留瘀，过行则血甚，过补则滋腻。

【验案赏析】

孙某，24 岁，已婚，2012 年 9 月 16 日初诊。主诉：血精 5 天。患者 5 天前因饮酒后同房出现精液鲜红，伴射精热痛、阴茎疼痛，自服左氧氟沙星胶囊 2 粒，1 日 3 次，连服 3 天，昨日再次行房，精液仍鲜红，遂来门诊就诊。患者体格偏瘦，平素喜酒、易疲劳，近半年常腰酸、腰困，1 周同房 2～3 次，性生活后加重，性欲略减，刻下症：精液呈鲜红色，伴射精热痛、阴茎疼痛，精神疲惫，纳食可，眠差，小腹、腹股沟区胀痛，睾丸偶胀痛，伴小便短赤，尿频、尿急，偶有排尿时疼痛，舌红、苔黄腻，脉滑数。体格检查：双侧腹股沟区淋巴结轻度肿大，包皮过长，尿道口红肿。精液常规检查：色鲜红，白细胞（＋＋），红细胞（＋＋＋）。中医诊断：血精；中医辨证：湿热下注；西医诊断：精囊炎；治法：清热利湿，凉血止血；方用自拟血精康加减。处方：苍术 15 g，黄柏 10 g，生薏苡仁 20 g，川牛膝 15 g，生地黄 20 g，木通 6 g，蒲黄炭 10 g，大小蓟各 15 g，当归 10 g，白茅根 20 g，白花蛇舌草 20 g，仙鹤草 30 g，紫草 12 g，虎杖 15 g，三七粉（冲）6 g。7 剂，水煎服，日 1 剂，早晚分服。

二诊：患者精神好转，未排精，纳食可，眠好转，偶有小腹、腹股沟区胀痛，小便正常，无尿频、尿急、排尿疼痛，舌红、苔薄黄，脉滑数。说明药中病地，嘱生活配合，效不更方，去虎杖，继续服药 7 天。

三诊：患者前日排精，色正常，无射精疼痛，精力充沛，诸症已消失，性欲明显改善，晨勃明显，无其他不适，舌红苔白，脉滑。建议患者停药，其后2周复查精液正常，随访观察。3个月后随访，未复发。

【按语】

患者平素喜酒，酒后发病，以致湿热内生，下注精室，灼伤精络，迫血妄行，故见血精；湿热瘀滞，精道不畅，故射精痛、阴茎疼痛、睾丸胀痛；湿邪下注膀胱，则小腹、腹股沟区胀痛，小便短赤，尿频、尿急，偶有排尿时疼痛；苔黄腻，脉滑数等均为湿热之象。故选用在古方四妙散合小蓟饮子上化裁而来的自拟血精康汤，治以清利湿热、凉血止血，四妙散专治下焦湿热，小蓟饮子凉血止血功最甚，白茅根、白花蛇舌草祛湿热，并使邪去有通道；仙鹤草收敛止血；并用当归、紫草、三七粉、蒲黄炭活血散瘀止血。全方苦寒并用，有走有守，共奏清热利湿、止血不留瘀之效。

【参考文献】

［1］闫朋宣，徐会超，杜宝俊 . 杜宝俊教授治疗血精症经验［J］. 辽宁中医药大学学报，2013，15（10）：192-194.

第三章　泌尿疾病

第一节　尿路感染

王国斌运用消风散治疗尿路感染临床经验

【经典名方】

消风散（源于《外科正宗》）

组成：当归、生地黄、防风、蝉蜕、知母、苦参、胡麻、荆芥、苍术、牛蒡子、石膏各6g，甘草、木通各3g。

原文：治风湿浸淫血脉，致生疮疥，搔痒不绝，及大人小儿风热瘾疹，遍身云片斑点，乍有乍无并效。

【学术思想】

王国斌教授辨证尿路感染时审证求因，不拘常法，针对"湿热"这一基础病机提出治疗三原则：一是因风能胜湿，提出从"风湿"论治；二是提倡清肺、健脾、固肾使三焦决渎有常，提出淋证需"肺、脾、肾"三脏同调；三是淋证日久或反复发作可伤及气血而致瘀血阻滞，提出应兼顾养血活血散瘀。

【诊断思路】

王国斌教授结合古代医学典籍，认为与尿路感染相关的病因病机及临床症状如下：淋之名始见于《素问·六元正纪大论》，称为"淋㵼"。张仲景在《金匮要略·消渴小便不利淋病脉证并治》描述本病症状："淋之为病，小便如粟状，小腹弦急，痛引脐中。"古今医者大多认为本病病位在肾与膀胱，病机为湿热蕴结下焦，膀胱气化不利。《金匮要略·五脏风寒积聚病脉证并治》曰："热在下焦者，则尿血，亦令淋秘不通。"《景岳全书·淋浊》曰："淋之初，病则无不由乎热剧。"《诸病源候论·淋病诸候》曰："若饮食不节，喜怒不时，虚实不调，则脏腑不和，致肾虚而膀胱热也……肾虚则小便数，膀胱热则水下涩，数而且涩，则淋沥不宣。"骆继杰等认为，其病因以脾肾气阴两虚为本，膀胱湿热为标，根据疾病的不同阶段运用不同的治疗法则，最终目的是使正气充足，驱邪于外。

【治疗方法】

1. 从"风湿"论治

王国斌教授认为风五行属木，湿五行属土，风能胜湿，故从"风湿"论治本病。因从《素问·五运行大论》曰："湿伤肉，风胜湿。"刘完素认为"湿过极则为痉，反兼风化制之。"祛风药大多味辛性燥，具有升发阳气、宣畅气机、辛香发散、善行走窜开泄等特性，以祛风为先机能化湿，故湿化则热清，湿化阳气始复；祛风药有搜剔之功，使久羁留滞之湿邪无处可藏；祛风药可引药直达病所，且走窜开泄，给予邪气出路；祛风药能醒脾，升引脾胃之气上行，使清气升而浊气降，湿气亦随之宣化；祛风药能鼓舞气血津液运行，加速机体气血循环，有利于机体代谢。故在尿路感染治疗中加入祛风药，可宣肺利水、醒脾燥湿、疏肝行气，鼓动肾气以利水除湿，对于治疗湿邪为患的疾病大有裨益。

2. 从"肺、脾、肾"论治

王国斌教授认为，尿路感染虽病位在下焦，与肾、膀胱关系密切，但津液、水液的代谢离不开脾的运化及肺的宣发与肃降，故本病与肺、脾、肾三脏相关。人体水液气化运行以三焦为通道，"肺为水之上源，肾为水之下源"，且肺肾属母子之脏，功用密切。肾主水功能有赖于肺的宣发肃降功能，两者共同治理调节人体水液代谢。上焦气机不利引起下焦阻塞不通，小便短涩或排尿困难。病久湿热之邪自下犯上，肺失宣降而出现小便异常时应治肺以利水，水道上源已通则水道下源自畅。肺气得宣，则通调水道功能得以发挥，所谓"上窍通，下窍泄"。脾居中焦，运化水液，肺肾功能通调，互为滋生，三者协调能使水液代谢输布正常，故治疗提倡清上源以行气化、健脾气以杜湿浊、固肾气以行主水之职，如是三焦决渎有常，水道畅通，小便焉能不利？

3. 从"血"论治

王国斌教授在用药时常加入活血化瘀药，促进局部血液循环，使药物直到达病所，并能改善局部营养状况，以达治疗瘀血不去、新血不生之目的。水不化则气不行，气不行则血必瘀，因此淋证日久或反复发作可伤及气血，而致瘀血阻滞，血络损伤，临床以虚实夹杂、瘀血停滞为特点。值得一提的是，淋证多见于老年患者。老年人气血双虚，血虚生风，风胜则燥，故古人云："血虚则生风，风胜则发痒。"风邪是瘙痒的主要原因，中医有"治风先治血，血行风自灭"之说，所以王国斌教授选用消风散中当归、生地黄及牡丹皮以养血活血，凉血祛风止痒。

【治疗绝技】

消风散出自《外科正宗》，主治风疹、湿疹，具有疏风养血、清热除湿之功效。此方为王国斌教授临床治疗杂症的常用方，运用其治疗尿路感染每能取得满意疗效。其中荆芥味辛、性微温，归肺、肝经，可散风湿、下瘀血、除湿痹，发汗胜湿；防风、蝉蜕、牛蒡子辛散透达、疏风祛湿、宣肺利水；苍术祛风除湿、燥湿健脾；当归养血活血；生地黄、知母滋阴补肾清热；木通清利湿热、利尿通淋；甘草清热解毒、调和诸药，以达行水除湿、清热通淋之功。肺气不宣加重祛风药，如白蒺藜、葛根；湿热重加黄柏、滑石、淡竹叶、川草薢、瞿麦；阴虚者重用生地黄、石斛、玄参；便秘者加郁李仁、桃仁；瘀血重重用当归；痛甚加川楝子、延胡索等以通为用，祛邪为主兼有固本。

王国斌教授不拘常法，审证求因，采用宣肺祛风除湿、滋阴清热通淋之法，从祛风化湿入手，肺、脾、肾三脏同调，兼养血活血散瘀，临证选用消风散加减治疗尿路感染疗效佳。此法适用于湿热郁结型，尤其是女性尿路感染的治疗，对男性尿路感染易有一定疗效。

王国斌教授临床治疗尿路感染过程中注重津液输布运行的功用，兼顾脏腑本身生理特性而选方用药，遵从机体的运行规律辨证施治，以达到祛除疾病的目的。正是由于其广读医书，融会医理，才能出奇创新，达到意想不到的治疗效果。

【验案赏析】

患者，男，41岁，2014年8月25日就诊。主诉：小便热痛5天。患者自诉5天前饮酒、食辣后小便热痛，尿频尿急，色黄，伴有青色分泌物，无异味。站时间长则常阴部坠胀、酸痛，左下腹按之痛，会阴部叩痛。舌红、苔稍黄腻，舌下瘀络，脉弦数。西医诊断为尿路感染，中医诊断为淋证，辨证属膀胱湿热兼瘀血阻滞证，治宜宣肺祛风除湿、活血清热通淋。处方消风散加减：当归20 g，生地黄10 g，牡丹皮10 g，知母10 g，荆芥15 g，防风10 g，黄柏10 g，苍术10 g，川萆薢15 g，白蒺藜15 g，蝉蜕10 g，葛根20 g，牛蒡子10 g，木通10 g，滑石20 g，川楝子10 g，甘草4 g。每日1剂，水煎早晚分服，嘱患者多饮水、禁饮食辛辣食品。

2014年9月3日复诊：服上方7剂后诸症均减但仍不适，舌淡红，苔薄黄，右关细滑，左细无力，继服14剂而痊愈。

【按语】

本案患者"突发小便热痛，尿频尿急，色黄，伴有青色分泌物，而后阴部坠胀、酸痛，左下腹按之痛，会阴部叩痛"，病位可定在膀胱；"5天前饮酒，食辣"，可定病性为湿热蕴结；"舌红，苔稍黄腻，舌下瘀络，脉弦数"，一派湿热之象，兼有瘀血阻滞。故辨证属膀胱湿热兼瘀血阻滞证，方选消风散加减。重用当归配牡丹皮以养血活血；加白蒺藜、葛根以达疏风祛湿、宣肺利水之功；生地黄、知母、黄柏以达滋阴补肾清热之效；川萆薢、滑石以清利湿热、利尿通淋；川楝子行气止痛；甘草清热解毒、调和诸药，以达行水除湿、清热通淋之功。

【参考文献】

[1] 何磊，李可，段倩倩，等．王国斌运用消风散治疗泌尿系感染临床经验 [J].中国中医基础医学杂志，2019，25（1）：108－109.

第二节 尿失禁

崔云治疗前列腺癌根治术后尿失禁经验

【经典名方】

1. 异功散（源于《小儿药证直诀》）

组成：人参、茯苓、白术、陈皮、甘草各等分。

2. 五苓散（源于《伤寒论》）

组成：猪苓（去皮）12 g，泽泻 20 g，白术 12 g，茯苓 12 g，桂枝 8 g。

原文：太阳病，发汗后，大汗出，胃中干，烦躁不得眠，欲得饮水者，少少与饮之，令胃气和则愈。若脉浮，小便不利，微热，消渴者，五苓散主之。

【学术思想】

崔云教授认为前列腺癌根治术后尿失禁以肾气虚为根本，脾气虚为重要因素，且可兼夹湿热、痰瘀诸邪。治疗上遵循"补脾为主，补肾为辅，兼顾实邪"的原则，既避免了前列腺癌的补肾禁忌，又顾及了疾病的病机特点，效果显著。

【诊断思路】

崔云教授认为前列腺癌根治术后尿失禁的病机根本虽在肾气之虚衰，但由于雄激素、补肾药和前列腺癌三者间具有微妙关系，故不主张一味补肾，而是基于脾肾互资关系，以补脾为主，补肾为辅，兼顾祛除实邪，同时结合饮食、情志调理。前列腺癌根治术后尿失禁表现为患者在意识清晰的情况下不能自主控制排尿，小便不自主流出，属于中医学"遗溺""小便不禁"的范畴。崔教授常言，前列腺属于生殖器官，与肾同居下焦，为肾所主。生理情况下，肾气作为一种介质，周流于肾与前列腺之间，保证了二者信息的传递互通。前列腺癌根治术包括切除前列腺或合并切除精囊腺、输精管、射精管，以及盆腔淋巴结清扫等，这一手段不仅切断了肾气的循行途径，同时因切除前列腺等组织，导致了肾气外泄、气机损伤。肾气一伤，其蒸腾气化、控制尿液排泄的作用减低，水液不受气化、固摄而排泄无度，故不能自主控制，发为尿失禁。

崔云教授认为脾肾间具有密切关系。先天肾精保证脾的生长、充盛、成熟，肾气则激发和充养脾气，保证脾正常的生理功能。而脾作为后天之本，具有运化水谷、生成精微气血以充养脏腑的作用，脾气旺盛，磨积化物之力强劲，则精微充足，肾脏得养，肾气充盛。脾肾的相互资助是不息的，一气周流，如环无端，脏腑形骸皆养。前列腺癌根治术首先导致了肾气受损，气机紊乱，脾肾互资关系被打乱，肾气不能激发和充养脾气，脾气失却肾气支持，其运化之力锐减，从而气血匮乏，精微不生，反不能充养肾气，如此恶性循环，脾肾皆虚。脾气同样具有固摄的功能，水液输布、运化、排泄等亦离不开脾气的支持，肾气虚合并脾气虚，使得尿失禁更加难以控制。

因此，前列腺癌根治术首致肾气损伤，继而引发脾气之虚，最终发展成为脾肾两虚之证，也是前列腺癌根治术后尿失禁的本质所在。

【治疗方法】

崔云教授主张"补脾为主，补肾为辅，兼顾实邪"的原则，对于健运脾胃之法，崔云教授选方十分灵活，包括补中益气汤、归脾汤、六君子汤、异功散、圣愈散、八珍汤等，诸方虽繁，但不脱离四君培补中焦之意。如见气短、乏力、自汗、面色㿠白，脉沉细或虚，舌淡胖而有齿痕，崔云教授常以补中益气汤治之，并配茯苓、绞股蓝、仙鹤草补虚益气固摄；见心悸怔忡、失眠健忘、不思饮食者，予归脾汤配五味子、红景天、生谷芽、生麦芽等；见面色萎黄，眼睑结膜、甲床苍白，神疲乏力者，予圣愈散或八珍汤化裁，并配鸡血藤、阿胶、大枣等；面色萎白、食少便溏，兼见恶心呕吐，苔白腻、脉滑者，崔云教授常予六君子汤，并善加浙贝母、石菖蒲、紫苏子、苍术等；若呕恶不明显，则用异功散；阴血不足明显，加当归、生白芍；气虚明显，加生黄芪。

崔云教授常言，肝肾间关系密切，肝肾同源，精血互化，补肾精所以能养肝血，补肝血所以能充肾精，肝肾同补，精血同求，往往能促进精血之流通，较单纯补益肝或肾更加适宜。见腰膝酸软、腰痛、头晕目眩、视物昏花等肝肾亏虚明显者，常清补其肾，用六味地黄丸加减。血虚明显者，加当归、生白芍、枸杞子；阴虚明显者，加葛根、天花粉、石斛；心烦者，加百合、五味子；阳虚怕冷者，加公丁香、补骨脂、桂枝等。

不论以上何法，尿频、尿失禁往往需要配入缩尿之品以缓解症状，崔云教授尤其善用缩泉丸，即配入山药、益智仁、乌药以缩尿固摄。此外，崔云教授认为膀胱失约的原因在于肾气不摄，同时亦表明下焦气机之不畅，遵循"提壶揭盖"之法，于方中配入蜜紫菀、五味子、麦冬、桔梗等药物调节上焦肺气，往往能够起到恢复下焦气机运化之功。瘀血明显，可加刘寄奴、牛膝、川芎；痰浊明显，加厚朴、紫苏子、制半夏、苍术；热证明显，加生地榆、黄芩、连翘、栀子；湿邪明显，加猪苓、车前子、滑石等。

崔云教授另善嘱患者通过饮食、运动、调节情志等综合疗法进行综合调护。如用薏苡仁、莲子、百合、芡实煮粥常服，既可健运脾胃以养正气，又能宁心安神。每天连续做提肛运动 200 下，有助于缓解盆底肌群紧张，促进局部血液流通，加强憋尿肌功能及排尿的控制能力。同时，由于尿失禁致患者生活质量下降，部分患者产生社交障碍，因此会导致患者产生焦虑、抑郁、恐惧、低落的情绪。崔云教授常耐心同患者交流，鼓励其树立战胜疾病的信心，并嘱咐其使用尿不湿等以减轻心理压力。

【治疗绝技】

崔云教授诊治前列腺癌根治术后尿失禁具有丰富经验，主张健脾为主、补肾为辅，善用名方、经方、自拟方，并根据兼并实邪的不同确立了系列化裁用药，特色显著，对临床辨治亦有诸多启示。此外，总结崔云教授对前列腺癌的几点见解：①抗癌中药的选择。经历代实践及药理学研究结果验证，不少中药亦具有显著的抗癌效果，因此抗癌中药的使用率也较高。但不少有效的抗癌药物具有毒性，如山慈菇、半边莲、斑蝥等，常易引起肝肾损害，因此崔云教授主张忌用有毒性的抗癌中药，而常选择白花蛇舌草、蒲公英、生薏苡仁等药性相对平和又兼具抗癌作用的药物，尤其嘱患者平素可以生薏苡仁煮粥常服。②是否进行手术治疗的问题。崔云教授认为，前列腺癌患者是否必须实施手术根治是一个值得商榷的问题。首先，患者多为老年人，正气有亏，不耐损耗。其次，术后常并发尿失禁、性功能障碍、焦虑情绪等，给患者的生活质量带来严重影响。最后，尚无相关研究明确证实术后患者的中位生存期有明显延长。但是从侧面而言，手术对患者谈癌色变的恐惧状态有缓解效应，亦可作为一种调节心理压力的方式，因此需要结合患者的年龄、态度、需求等多方面综合判断。

【验案赏析】

孙某，男，74 岁。2019 年 12 月 23 日以尿频、尿失禁 4 月余为主诉前来就诊。患者 2019 年 7 月 27 日在宁波市某医院查肿瘤全套，结果：总前列腺特异性抗原（total prostate-specific antigen，t-PSA）5.970 ng/mL，游离前列腺特异性抗原（free prostate-specific antigen，f-PSA）1.381 ng/mL。肛门指检示前列腺Ⅱ度肿大，中央沟浅，质中，未触及明显结节，无压痛，直肠未触及明显肿块，退出时指套未染血。前列腺 B 超提示前列腺占位，盆腔磁共振（平扫+增强）未见骨盆异常信号灶，考虑为前列腺癌。遂于 2019 年 8 月 19 日在全身麻醉下行前列腺癌根治术，术后病理检测结果：腺泡状腺癌，格利森评分：4+5=9。术后予以醋酸阿比特龙片、醋酸泼尼松片、注射用醋酸亮丙瑞林微球治疗至今。每月在该院常规复查 t-PSA、f-PSA 及睾酮（testosterone，T），至 2019 年 12 月 17 日查 t-PSA 0.27 ng/mL，f-PSA 0.06 ng/mL，T ＜ 0.24 ng/mL。患者诉术后 3 天即有尿频、尿失禁的症状出现，并伴有神疲，四肢乏力，至今已有 4 月余，其间服西药未见缓解。尤其近 2 个月，尿频、尿失禁呈现进行性加重，咳嗽、打喷嚏甚至站立或行走时即有尿液流出，沾湿衣裤。目前使用尿不湿，怕冷，四肢不自觉颤动，饭后出汗较多，大便偏干，排便无力，2～3 天 1 行。症见面色㿠白，声低气怯，精神萎靡，舌淡、边有齿痕，苔白滑，脉细弱。诊断为前列腺癌（脾肾两虚湿困型），治拟健脾化湿、益肾固摄，用异功散合五苓散化裁，处方：仙鹤草 30 g，茯苓 20 g，生白术、党参、菟丝子各 15 g，泽泻、乌药、益智仁、五味子各 10 g，桂枝、陈皮、生甘草各 6 g。14 剂，由医院代煎，每天 1 剂，水煎煮，分 3 次服。耐心同其交流，告知患者应当着力提高生活质量，不建议奔波穿刺、手术，反而易致情志失常，病情加重。平日需放松心情，可用生薏苡仁 120 g，百合 30 g，莲子 20 g 煮粥常服，同时配合每天提肛运动 200 下。

2020 年 1 月 6 日二诊：诉尿失禁及出汗明显改善，四肢乏力仍存，大便同前，舌脉同前。病情有所改善，证型仍以脾虚湿困为主。前方加生白芍 30 g，生黄芪 15 g，14 剂。服药及医嘱同前。

2020 年 1 月 20 日三诊：诉尿失禁、出汗继续好转，乏力改善，四肢颤动消失，每天解大便有力、便质软，舌淡，略见齿痕，苔薄白，脉细。查 t-PSA 0.12 ng/mL，f-PSA 0.05 ng/mL，T ＜ 0.24 ng/mL。舌苔变化表明湿邪已去大半，此时证型以脾肾气虚为主。二诊方去泽泻，再进 14 剂。服药及医嘱同前。

2020年2月3日四诊：诉尿失禁显著改善，尿急、尿频较前减轻，白天可不使用尿不湿，且能够小范围散步行走。精神状态较前大为改观，自信心增强，乏力、出汗已极少。近觉口干，大便干燥不易解。舌偏红、苔黄，脉细数。根据症状及舌脉变化，考虑患者目前以阴虚为多，证型以气阴两虚为主。三诊方去生黄芪、桂枝、益智仁，加生地黄、功劳叶各15 g，石斛10 g，14剂。服药及医嘱同前。

2020年2月17日五诊：诉口干缓解，每天解大便、偶质稀，余症继续好转，舌脉同前。查t-PSA 0.08 ng/mL，f-PSA 0.04 ng/mL，T＜0.24 ng/mL。考虑凉药久用伤及脾阳，故偶见便稀，证型仍以气阴两虚为主。四诊方去生地黄、生白芍，加绞股蓝30 g，红景天15 g，14剂。服药及医嘱同前。后遵循补脾为主、补肾为辅、兼顾实邪的原则维持治疗，其间症状及相关指标虽有反弹，但总体稳定。

【按语】

老年患者，天癸衰竭，脾肾本有虚衰，又经前列腺癌根治术损耗元气，故脾肾两虚之象明显。结合舌有齿痕、苔白滑表现，认为虚中夹有湿邪，因此治疗上当以补益脾肾为主，兼顾祛除湿邪。方以异功散健运脾胃，兼五苓散健脾利水，运中焦而化湿邪，健脾土而养肾气，同时加五味子固摄肾气，仙鹤草补虚收敛，菟丝子、益智仁、乌药暖肾缩尿。二诊时，药中病机，尿失禁及出汗均有好转，考虑患者大便干燥、仍有乏力，为防止大便留滞阻碍气机，故以生白芍30 g以通大便，加生黄芪增强扶正补虚之力。三诊时，湿邪已去大半，考虑患者正气亏虚，不耐久耗，故去泽泻清利以防伤正。四诊结合口干、便干及舌脉表现，考虑化疗药物伤阴兼内生实邪，渐聚而生热，故去生黄芪、桂枝、益智仁之温，加生地黄、石斛、功劳叶滋阴清热。五诊见大便偏稀，考虑诸寒凉之品久用有碍脾胃运化，且寒凉药物易滞血成瘀，故去生地黄、生白芍之寒，加绞股蓝、红景天益气活血，增强扶正消瘀之力。

【参考文献】

[1]徐新宇，顾哲源，应志康，等.崔云治疗前列腺癌根治术后尿失禁经验介绍[J].新中医，2022，54（8）：236-239.

第三节　膀胱炎

高瞻教授运用四逆散加减治疗间质性膀胱炎经验

【名医简介】

高瞻，临床医学博士研究生，中国中医科学院西苑医院泌尿外科主任，主任医师，博士研究生导师，北京中医药大学教授。中国中医科学院中青年名中医，第二届首都优秀中青年中医师。

【经典名方】

四逆散（源于《伤寒论》）

组成：甘草（炙）、枳实、柴胡、芍药各6g。

原文：少阴病，四逆，其人或咳，或悸，或小便不利，或腹中痛，或泄利下重者，四逆散主之。

【学术思想】

高瞻教授根据古今医家观点，结合自己的临床经验，提出先辨病，后辨证，病证结合治疗间质性膀胱炎的思路，治疗上以经方四逆散为基础，对于不同的证型及相兼疾病对症治疗，同时提倡服用药物的同时要注重心理疏导，临床上疗效突出。

【诊断思路】

高瞻教授常年在门诊中总结分析本病的治疗思路，结合中医经典古籍，认为间质性膀胱炎的发病与肝、脾、肾、膀胱等脏腑功能受损，湿热、瘀血等病理因素密切相关。其中肾气亏虚和湿热瘀血是引起间质性膀胱炎发病的两个主要因素。《诸病源候论·淋病诸候》云："诸淋者，由肾虚而膀胱热故也……肾虚则小便数，膀胱热则水下涩。数而且涩，则淋沥不宣，故谓之为淋。"肾为先天之本，主封藏精气，若肾气不足，膀胱受外感湿热邪毒失其开合之度，则会出现尿频、尿急、尿后余沥不尽等症，故本病以肾气亏虚为本，膀胱湿热为标。患病日久，湿热之邪郁而伤阴，阻遏阳气，则导致脾肾亏虚，或病久情志不遂，肝郁气滞，乘而犯脾，导致肝郁脾虚，病证由实转虚或虚实夹杂。临床可见耻骨上区、盆腔、小腹等部位的疼痛，膀胱镜检查出现膀胱黏膜充血，加之病程迁延，故多认为是"瘀血"所致。机体血液的循行赖以阳气的推动和温煦，若肾气亏虚或肝郁气滞，则血液循行障碍，日久成瘀。瘀血不仅会对机体的功能造成伤害，而且会引起局部的疼痛。中医认为疼痛是由"不通则痛"和"不荣则通"导致，若瘀血阻滞于脏腑经络，气血运行不畅，则不通则痛；若瘀血阻碍新血循行，使脏腑经络失其濡养，则不荣则痛。因此，本病的病位在肾与膀胱，与肝脾有关，病理因素为湿热和瘀血，病性多为虚证或虚实夹杂。

但在临床上，间质性膀胱炎出现的尿频、尿急、小腹胀痛不适等症状与女性尿路感染、男性慢性非细菌型前列腺炎的症状相似，若不详加诊断，极易造成误诊。目前美国国立的相关研究所制定了较为严格的诊断标准，临床上必须满足以下两个条件才能进一步诊断为间质性膀胱炎。①膀胱疼痛或尿急；②典型的 Hunner's 溃疡，或红斑症（≥10 红斑/象限，在 ≥3 个象限以上，麻醉下水扩张时）。慢性非细菌型前列腺炎依据其临床表现属中医"精浊""白浊""滴白"范畴。病位在肝、肾，与膀胱、心、脾有关。临床常因久治不愈或治疗不当，致湿热瘀血阻滞精道，表现为会阴部、腰骶部、睾丸或小腹隐痛不适。湿热下注、瘀血凝滞为其主要病机，在鉴别时可以通过询问男性患者是否有"滴白"的症状来区别；而女性外阴病与间质性膀胱炎同属"淋证"，症状和证型均一致，但是女性外阴病经常急性发作病程较短，经"清热利湿"等药物治疗后症状可消失，而间质性膀胱炎的病程长，治疗则以改善生活质量为主。

【治疗方法】

1. 经方加减，辨证治疗

高瞻教授根据患者的四诊资料详加辨证，以经方四逆散为基础方加减治疗。四逆散源自汉代张仲景的《伤寒杂病论》，药物组成为柴胡 6 g，枳实 6 g，芍药 6 g，炙甘草 6 g。具有透邪解郁、疏肝理脾的功效，对于胁肋胀闷、脘腹疼痛的患者疗效颇佳。高瞻教授精研此方，认为本方与间质性膀胱炎患者的病机相契合，临证加减，往往能缓解患者的疼痛症状，提高患者的生活质量。如患者出现尿频、尿急，小便有灼热感，失眠健忘，性功能减退、腰膝酸软，舌苔黄腻，脉滑数等症，辨证为肾虚湿热型，在四逆散的基础上加黄芪、山茱萸、白术、黄柏、知母等药物以健脾益肾，清热利湿；若出现精神抑郁，胸胁胀痛，神疲乏力，食少便溏，舌尖边稍红，舌苔微黄，脉弦等症，则辨证为肝郁脾虚型，常在四逆散的基础上加白术、陈皮、防风、木香、茯苓、山药等药物行气解郁，调和肝脾；若出现胸胁胀闷，小腹或盆腔等部位疼痛加重，妇女闭经或经色紫暗有块，舌质紫暗或见瘀斑瘀点，脉涩等症，辨证为气滞血瘀型，在四逆散的基础上加当归、川芎、桃仁、丹参、赤芍、红花、延胡索、煅牡蛎等药物活血化瘀，行气止痛。

2. 重视心理疏导

高瞻教授对于间质性膀胱炎患者强调心理疏导作用。有研究表明，间质性膀胱炎患者由于长期排尿异常及小腹、会阴部疼痛不适，影响睡眠质量，产生负面情绪，引起焦虑和抑郁。因此，高瞻教授认为及时有效的心理疏导可以消除患者的焦虑及恐惧，有利于症状的改善和病情的恢复。

3. 注重量效关系和病证结合疗程

高瞻教授在临床治疗过程中发现有的患者虽然辨证施治及处方用药思路正确，但每次复诊的反馈都是疗效不够、症状改善不明显。高瞻教授详加分析以往病情资料，认为中医临证处方剂量的大小是取得疗效的关键之一，他根据患者现阶段未明显改善的症状加大中药剂量，脾肾气虚重的患者，将黄芪的常规用量 15～30 g 改为 45 g，山茱萸 15 g 改为 30 g，山药 15 g 改为 30 g；气滞血瘀重的患者，将煅牡蛎 15 g 改为 30 g，丹参 15 g 改为 30 g，莪术 10 g 改为 20 g，继服上方，经过一段治疗时间，患者的症状都有明显改善。中医认为黄芪乃补气之圣药，可以补肾益气、健脾和中，脾肾二脏又为先后天之本，先天补后天，后天供养先天，脾肾之元气得以培补，正气充足，邪不可干。加大黄芪、山茱萸、山药等药物的剂量，可以直达病灶，改善患者"脾肾虚"的症状；现代研究亦表明莪术的有效成分莪术醇、姜黄素，丹参的有效成分丹参素等都具有抗感染、活血等作用，增加重点药物剂量以提升有效成分能促进抗血小板聚集、改变血液流变学的作用，从而起到活血化瘀镇痛的目的。

间质性膀胱炎病程迁延难愈，患者往往伴随负面情绪及抑郁、紧张等心理问题，在治疗上，短期用药病情易反复，使患者难以承受心理和生理的痛苦，进而丧失信心，加重病情，使治疗更为艰难。因此，高瞻教授主张在准确病证结合的基础上结合规范的疗程以巩固疗效。

【治疗绝技】

高瞻教授在临床诊疗中采用"辨病与辨证相结合"的模式，首先根据四诊合参和相应的理化检查指标以明确间质性膀胱炎的诊断。尔后，根据患者在临床中出现的多种症状，抓住首要解决的问题即主症，使主要问题明朗化，以简化辨证过程，提高辨证的准确率。最后，根据舌脉、主要症状及病程长短进行辨证施治，这体现了中医辨病与辨证相结合的思路。高瞻认为以辨病为先，辨病重在提高辨证的准确性；而辨证重在现阶段，有助于辨病的个体化。

高瞻教授因为间质性膀胱炎的主症可以为一个或多个，所以根据患者的特点分为肾虚湿热证、肝郁脾虚证和气滞血瘀证。肾虚湿热证的患者在尿频、尿急、膀胱胀痛不适的基础上常伴有腰痛，舌红苔黄腻，脉多弦滑，尺脉弱，抓住患者"腰痛"的主症，结合舌脉，治疗以"滋肾利湿"为法；肝郁脾虚证的患者在"下焦湿热"的基础上还有大便次数增多，或大便溏稀，舌胖大或有齿痕，苔薄白或黄腻，患者还伴有情绪焦虑或抑郁的症状，治疗需抓住"大便溏，情志不遂"的主症，以"健脾疏肝"为法；气滞血瘀证的患者以"小腹坠胀，疼痛不适"为主症，患者表现为疼痛难忍，舌暗，脉涩，治疗多以"活血止痛"为法。各个证型均在本证治法基础上佐以"疏肝解郁，清热利湿"，经过一段时间的治疗可以明显改善临床症状，提高患者自身的生活质量。

【验案赏析】

患者，男，43岁，2015年10月21日初诊。主诉：尿频伴腹部重压感1年，加重1个月。病史：患者1年前在外院就诊确诊为间质性膀胱炎，经膀胱水扩张术后，膀胱容量为350 mL，口服盐酸坦索罗辛缓释胶囊、甲磺酸多沙唑嗪缓释片、阿米替林药物后症状缓解。1个月前，患者因工作压力大出现排尿困难，腹部重压感。刻下症：尿频，腹部重压感，两胁酸胀，夜尿3次，每次70～80 mL，纳可，眠一般，舌质紫暗，脉细。查泌尿系统B超：肾、输尿管、膀胱未见明显异常。尿常规：（－）。西医诊断：间质性膀胱炎；中医诊断：淋证。辨证为肝郁气虚血瘀。治则：疏肝行气，益气活血。处方：四逆散加减：生黄芪30 g，陈皮10 g，茯苓15 g，白术15 g，党参15 g，升麻6 g，柴胡6 g，当归6 g，川牛膝15 g，红景天15 g，煅牡蛎30 g，黄柏10 g，莪术15 g，三棱10 g，白芍30 g。30剂，水煎服。另处方：大黄䗪虫丸

4 粒，早、晚各 1 次；癃清片 8 片，早、中、晚各 1 次；继服阿米替林。

2015 年 11 月 28 日二诊：患者仍有排尿困难，腹部重压感，夜尿 1～2 次。处方：柴胡 10 g，白芍 30 g，枳壳 15 g，生甘草 10 g，生黄芪 45 g，陈皮 10 g，茯苓 30 g，莪术 15 g，三棱 10 g，皂角刺 10 g，川芎 15 g，当归 6 g，红景天 15 g，延胡索 15 g，知母 10 g，黄柏 10 g，山茱萸 30 g。30 剂，水煎服；西药同上方。

2015 年 1 月 9 日三诊：患者两胁及小腹部胀痛感明显减轻，时有尿频等症状，夜尿 1～2 次，纳可，眠可。上方生黄芪改为 30 g，加益智仁 15 g，乌药 15 g，厚朴 10 g。30 剂，水煎服。西药同上方。1 个月后随诊，患者疼痛感明显减轻，偶有尿频、尿急感，对生活质量满意。

【按语】

患者因工作压力大出现排尿困难，腹部重压感。症见尿频，腹部重压感，两胁酸胀，舌质紫暗，脉细，符合中医肝郁气虚血瘀之证，初诊中处以生黄芪 30 g，茯苓 15 g，白术 15 g，党参 15 g，升麻 6 g，柴胡 6 g 等，取其补中益气、升阳举陷之意，意在缓解患者腹部重压等中气下陷的症状，但二诊时患者自述仍排尿困难，腹部重压感，遂推测气滞血瘀多于气虚血瘀，改变治疗思路，去前方之升麻、党参、白术，以四逆散为主方，加莪术 15 g，三棱 10 g，皂角刺 10 g，川芎 15 g，当归 6 g，延胡索 15 g 等行气破血中药，以红景天 15 g 补气固本，知母 10 g，黄柏 10 g 清湿热残余，山茱萸在此有通九窍、止小便淋沥之效，据《本草纲目》载山茱萸主治"心下邪气寒热，温中……安五脏，通九窍，止小便利"，遂高瞻教授常用此药，临床常获奇效。三诊患者临床症状明显改善，故守方以巩固疗效。

【参考文献】

［1］吕双喜，沈建武，邵魁卿，等．高瞻主任医师运用四逆散加减治疗间质性膀胱炎的经验［J］.中医药导报，2017，23（12）：16-18，21.

第四节　附睾炎

门波教授治疗慢性附睾炎临床经验

【名医简介】

门波，主任医师，教授，硕士研究生导师。现任中国中西医结合学会男科专业委员会委员，河南省中医暨中西医结合生殖医学专业委员会常委，河南省计划生育暨生殖健康专业委员会委员，河南省遗传、优生医学专业委员会委员，河南省男科专业委员会委员，河南省男科专业委员会委员疑难病专家会诊组成员。

【经典名方】

桂枝茯苓丸（源于《金匮要略》）

组成：桂枝、茯苓、牡丹（去心）、桃仁（去皮尖，熬）、芍药各等分。

原文：妇人宿有癥病，经断未及三月，而得漏下不止，胎动在脐上者，为癥痼害。妊娠六月动者，前三月经水利时，胎也。下血者，后断三月衄也。所以血不止者，其癥不去故也，当下其癥，桂枝茯苓丸主之。

调护：上为末，炼蜜为丸，如兔屎大。每日一丸，食前服。

【学术思想】

门教授认为附睾炎非单一因素所致，而是湿热、气滞、血瘀三者相互搏结，相互影响，共同致病。但在本病发展的不同阶段，其主要病机有所不同。初期多因感受时邪或湿热内生，热扰精室，或情志内伤，导致气机失调，脏腑功能失司，精道阻塞致胀痛，此期以湿热及气滞为主；日久气滞及湿热未能及时消解，瘀阻血脉，血行不畅，瘀阻精室致刺痛，此期以血瘀为主。

【诊断思路】

门教授借鉴古代医学典籍有以下论断：附睾在中医学上被称为"肾子"，王劲松等认为附睾属于精室的一部分，为"男子奇恒之腑"。综合慢性附睾炎的临床表现，可将其归属于"子痈"的范畴。子痈病名出自《外科证治全生集》："子痈，肾子作痛而不升上，外现红色者是也。"历来医家多将子痈病因病机归为湿热、气滞、血瘀，正如《医宗金鉴》所云："痈疽原是火毒生，经络阻膈气血凝。"

1. 湿热蕴结

湿热蕴结，变为浊毒，浊毒下注于阴器，则见肾子灼痛坠胀。扰动精室，阻塞精道，则见肾子结节。热邪内扰，不能泄出则表现为发热。

2. 气滞肝脉

肝足厥阴之脉"循股阴，入毛中，过阴器，抵小腹"，肝郁气滞、气行不畅则精行不畅，导致精瘀，不通则痛，故见肾子肿大伴疼痛。

3. 血脉瘀阻

气为血之帅，气有着推动血液运行的功能。气虚无力推动血液运行或气机郁滞，造成血液运行不畅，形成血瘀。热毒内盛，热邪煎灼血中津液，使血液黏滞不畅或热邪迫血妄行，血溢脉外形成瘀滞。

【治疗方法】

门教授运用消癥饮治疗此疾病。

方药组成：桂枝、炒桃仁、牡丹皮、赤芍、茯苓、盐橘核、延胡索、川牛膝、丹参、皂角刺、炒水蛭。

加减配伍：热重合五味消毒饮，以清热散结，解毒消痈；湿重、小便不利加薏苡仁、车前子以利湿祛浊；气滞加香附、郁金行气散结；疼痛重合芍药甘草汤以缓急解痛；肾虚加桑寄生以补肝肾，养血通络。

用药特点：消癥饮方取自桂枝茯苓丸一方并加行气止痛、破血消瘀之品。桂枝茯苓丸出自《金匮要略》，用于治疗妇人腹中癥块，妊娠漏下不止之证，具有破瘀不耗血、攻坚不伤正之功。

【治疗绝技】

门教授认为，汤者荡也，丸者缓也，基于附睾炎患者疼痛明显的特点，转丸剂为汤剂以求能够迅速起效，减轻患者痛苦。消癥饮中桂枝一取其温通经脉之功，二则防止诸药寒凉太过，反伤正气。炒桃仁、牡丹皮活血化瘀，赤芍祛瘀止痛，茯苓淡渗利湿。橘核盐制后引药下行，疗疝止痛；延胡索散结行血；盐橘核伍延胡索，理气散结功效倍增。丹参活血祛瘀，凉血消痈，排脓止痛。皂角刺能直达痈肿处，未溃者能发散，已溃者能排脓。炒水蛭咸寒，破瘀血而不伤新血。川牛膝引诸药下行，共奏行气活血消瘀之功。

【验案赏析】

孙某，男，43岁，2017年3月12日首诊。患者诉1个月前高热后出现左侧睾丸疼痛，静脉滴注左氧氟沙星治疗，疼痛无明显好转。刻下：左侧阴囊红肿，附睾头肿痛，痛引左下腹及腹股沟。患者体胖，平素嗜酒，喜食辛辣，口干口渴，阴囊潮湿，小便黄，大便黏滞不畅，2日1行。舌暗红，苔黄腻，脉滑数。查彩超：双侧睾丸鞘膜积液，左侧附睾头增大，右侧附睾头囊肿。血、尿常规未见异常。西医诊断为慢性附睾炎，中医诊断为子痈，证属湿热蕴结、血脉瘀阻型。治当清热祛湿，活血消瘀。处方：桂枝15g，茯苓15g，炒桃仁15g，赤芍15g，牡丹皮15g，川牛膝15g，丹参30g，皂角刺30g，盐橘核30g，延胡索30g，金银花25g，野菊花15g，蒲公英15g，败酱草30g。7剂，1剂/日，水煎服。

二诊：患者诉服药期间大便色黑、溏薄，2～3次/日，小便转清，左侧附睾头肿痛明显减轻。舌红，苔薄黄，脉弦数。上方加大枣30g，继服7剂。

三诊：患者诉偶有附睾头隐痛。查体左侧附睾头轻微肿大，有触痛，右侧附睾头囊肿减小。舌红，苔薄，脉弦细。上方去金银花、野菊花、败酱草，加当归25g。后随访，患者肿痛全消。

【按语】

门教授认为在慢性附睾炎的治疗上要把握整体，不应拘泥于一证一方，应该审证求因，辨证论治。在慢性附睾炎的不同阶段，其病机不同，用药重点也要有所改变。初期患者湿热或气滞较重，用药以清热祛湿、行气消滞为主；后期患者血瘀较重，用药以活血化瘀为主。在治疗中根据患者的舌、脉、症状的变化及时调整用药，才能取得良好疗效。

【参考文献】

[1]高鹏飞，门波，付晓君，等.门波教授应用消癥饮治疗慢性附睾炎临床经验总结[J].亚太传统医药，2018，14（11）：136-137.

第五节 尿 血

李顺民教授辨治肾性血尿的临床经验

【名医简介】

李顺民教授，博士研究生及博士后导师，主任医师，第五批全国老中医药专家学术经验继承工作指导老师，广东省名中医。李教授师承国医大师邓铁涛教授，推崇邓老关于"五脏相关"的理论，在治疗肾性血尿的过程中尤其重视"脾肾相关"，临床上常从脾肾论治肾性血尿，经验颇丰，收效良好。

【经典名方】

参芪地黄汤（源于《沈氏尊生书》）

组成：人参6g，黄芪、熟地黄、山药各15g，茯苓、牡丹皮、山茱萸各9g。加生姜3片，大枣10枚。

原文：参芪地黄汤，功能益气养阴，滋肾健脾。治脾肾不足，气阴两虚，头晕目眩，腰膝酸软，低热倦怠，手足心热，短气易汗，舌偏红少苔，脉沉细或细数无力。

【学术思想】

古籍对于血尿的论述多属湿热范畴，但李教授经长期临床观察，发现单纯热结下焦所致肾性尿血并不多见，认为肾性血尿的病因病机可概括为"本虚标实"，以脾肾两虚为本，且贯穿疾病始终，或兼夹湿热、夹痰夹瘀，因急性上呼吸道感染后出现的肉眼血尿则多属"外邪犯肺"，可见风热、燥邪等。治疗上应以急则治其标、缓则治其本为原则，李教授常以健脾益肾法贯穿始终，兼解表祛风、清热祛湿、固涩止血、活血化瘀等综合辨证治疗。

【诊断思路】

李教授认为肾性血尿的病因可分为内伤、外感，病机则可概括为"本虚标实"，以脾肾两虚为本，或兼夹湿热、夹痰夹瘀，因急性上呼吸道感染后出现的肉眼血尿则多属外邪犯肺。

1. 脾肾两虚

《素问·六节藏象论》云："肾者，主蛰，封藏之本，精之处也。"肾为先天之本，肾藏五脏六腑之精，肾气亏虚，则失固摄，或阴虚火旺，损伤脉络，皆可致血尿；《金匮要略注》曰："五脏六腑之血，全赖脾气统摄。"脾为后天之本，使血行于脉中，防血逸脉外；气为血之帅，脾气亏虚，失于统摄，血溢脉外，可致尿血；中气不足，血随气脱，亦可致尿血。即使出现肝肾阴虚，也与脾虚气血生化之源不足相关。故李教授认为脾肾两虚，固摄封藏失司而出现精血下泄，是肾性血尿的根本原因。所谓精血同源，尿血日久亦伤精血，可加重病情。《素问·上古天真论》："恬惔虚无，真气从之，精神内守，病安从来。"论述了正气存内，邪不可干。其中，脾肾之气为正气之要，正气在岗，虚邪贼风则难以乘虚而入。

2. 兼并湿热

李教授经长期临床观察，发现单纯热结下焦所致尿血并不多见。水湿之邪郁久化热，可导致湿热互结，下注膀胱，损伤脉络，可见血尿；风热之邪外犯，热邪损及肾络亦可见血尿。古籍中关于血尿的记载，乃肉眼血尿，病因病机多归于"湿热"。如《医方考》云："湿邪缠绵，难以消散，郁结化热……蕴结下焦，脉络受损，血渗膀胱，故见血尿。"这解释了湿热蕴结为肾性血尿缠绵难愈的一大因素。湿邪的产生与脾肾密切相关。脾主运化，喜燥恶湿，脾气虚衰，则水液代谢失常，继而内生水湿之邪；脾为湿困，则失健运，亦可加重湿邪。肾主水，为元阳之府，可温煦蒸化水湿，故肾虚亦可致水湿停滞。尤其是身处岭南地区的患者，受水土气候潮湿的影响，内外湿邪夹杂，在一定程度上使得病情更缠绵难愈。

3. 夹瘀夹痰

李教授认为痰瘀是肾性血尿患者病程长、易反复的一大因素。湿热、湿瘀、瘀热、痰瘀等皆可相合为病，既是该病的病理产物，亦是加重病情发展的病理因素。源于朱丹溪提出"百病皆由痰作祟"，肾性血尿患者痰从何来？内伤七情、劳累或饮食不节使肺、脾、肾等脏腑气化功能失司，水液代谢障碍，水津停滞，湿聚而成痰，故亦具有湿邪重着黏滞的特性，病史势绵。痰浊壅滞气机，阻遏脉络，血行不畅而成瘀。肾病患者蛋白尿伴随血尿，迁延不愈，甚至可见眼睑及双下肢水肿等。

4. 外邪犯肺

外邪犯肺，俗称"外风"。风为百病之长，可挟热、毒等邪气侵袭人体。如感受风热之邪，可表现为一系列急性上呼吸道感染症状，如咽痛、咽干、咽痒或发热等，伴肉眼血尿，这与《灵枢·经脉》所述"肾足少阴之脉……其直者，从肾上贯肝膈，入肺中，循喉咙，挟舌本"的经脉连属相符。风邪侵袭，首先上犯，从口鼻而入，咽喉为必经之关隘，风热邪毒搏结咽喉，可循足少阴之脉至肾，继而损伤肾络，形成血尿。风毒伤肾，则以起病急、进展快、症状重为特点，可表现为急进性肾小球肾炎，多数为发热或上呼吸道感染后出现，表现疲乏、无力、精神萎靡、水肿、尿少、血尿、蛋白尿、高血压，可伴发热、腹痛等。外风亦常与内风合而为患。肝肾阴虚，阴虚风动，气阴两虚，络脉失养，均是内风因素，其本质亦是本虚标实，临床可表现为眩晕、抽搐、扑翼样震颤等，属"风性主动"范畴。《素问·评热病论》中提到："邪之所凑，其气必虚。"在脾肾两虚的基础上更易感受外邪侵袭，故李教授认为脾肾两虚贯穿肾性血尿患者病程始终。

【治疗方法】

李教授认为对于肾性血尿者，应重视健脾益肾法的运用。脾肾两虚者可见面色不华、倦怠或四肢无力、眩晕、易汗出、短气、腹胀、食少、便溏等脾虚表现；可见精神不振、腰酸腿软、头晕耳鸣、遗精早泄、食少便稀、少寐健忘、小便频数或夜尿多等肾虚表现。对于辨证为脾肾两虚者，李教授常用参芪地黄汤随证加减，其基础组方如下：黄芪 30 g，白术 20 g，生地黄 20 g，山萸肉 10 g，山药 20 g，芡实 30 g，沙苑子 20 g，白茅根 20 g，小蓟炭 10 g，蒲黄炭 10 g，三七片 10 g。黄芪为君药，补气升阳、益卫固表，是肾科圣药；白术补气健脾、燥湿利水，与黄芪共筑健脾益气之功；生地黄、山萸肉、山药共补肾益精；芡实补脾祛湿，合沙苑子益肾固精；白茅根凉血止血、清热利尿，其在《神农本草经》中还记载有"补中益气，除瘀血"之用，现代研究证实白茅根能有效降低肾病模型大鼠体内尿红细胞含量，抑制系膜细胞增生；小蓟炭凉血化瘀止血，蒲黄炭行血祛瘀止血，二者合三七片共筑止血之功，且止血不留瘀；三七为五茄科植物人参三七的根，与人参同属，所谓同属同功，其与补气药同用具有补气作用，与活血药同用有活血之功，并能止血，实是治疗肾性血尿的一味要药。有研究表明，三七皂苷能明显改善小鼠肾脏基底膜增厚及系膜增生，对肾脏具有保护作用。

1. 清热祛湿

李教授认为若湿浊中阻，阻碍脾胃气机升降，运化失司，可见食欲减退、脘痞腹胀等症，李教授对此常用白扁豆、佩兰、陈皮、砂仁等化湿健脾之药；若湿停下焦，肾与膀胱气化不利，则可见小腹胀满、小便涩滞、淋沥不畅等症，临床可酌加白茅根、凤尾草、萆薢、茯苓、泽泻、萹蓄、瞿麦等利湿泄浊之药，其中，白茅根及凤尾草还兼有凉血止血之效，而湿常与热结，湿热蕴结于下焦，可见小便涩痛、白带赤黄或见大便秘结等，李教授常加车前子、滑石、土茯苓等清利湿热之药。

2. 固涩止血

李教授对于肾性血尿患者常使用炭类止血药，如小蓟炭、蒲黄炭、藕节炭、茜草炭等，这些炭类止血药不仅有止血之功，还有化瘀之效，做到止血不留瘀；李教授亦常用金樱子、芡实药对，即水陆二仙丹，金樱子固肾摄精，芡实健脾固肾缩尿，二者合用健脾固肾摄精，精关则血尿止。此外，仙鹤草亦常出现在李教授的医案中，该味药具有收敛止血、补虚的作用，故非常适合肾性血尿患者证属脾肾两虚者使用。

3. 活血化瘀

李教授认为肾性血尿患者多夹瘀，不能见血止血，一是久病成瘀，二是气虚则瘀，三是离经之血为瘀，故李教授临床灵活运用活血化瘀法，常用丹参、川芎等活血化瘀药。若患者有四肢麻木，或关节活动不利等可加威灵仙、木瓜等活血通络药；若患者有明显气滞表现，如胁下或腹部胀满不适可酌加青皮、枳实等破气散结药；若患者兼有大便干结或不通，可考虑使用桃仁、酒大黄，既能活血又能助通便；若见患者舌质紫暗或有瘀斑瘀点，表明瘀血顽固，可加三棱、莪术、水蛭、鬼箭羽等破血逐瘀药。活血化瘀法的使用使得止血不留瘀，血行且气行，气机通畅而改善病情。

【治疗绝技】

肾性血尿患者常在急性上呼吸道感染后出现肉眼血尿，此为外风，临床可表现为发热，无汗或汗出不畅，咽痛，咽干咽痒，鼻塞流黄浊涕，或咳嗽咳痰，舌尖红苔薄黄，脉浮数等症。对此，在起病初应解表，及时截断邪气防其入里，药用如银翘散，具辛凉透表、清热利咽之功，为风热犯肺证代表方及临床常用方。李教授认为肾病常见外风与内风合而为患，对于肝肾阴虚、阴虚风动见眩晕、手足震颤者，可加女贞子、墨旱莲、枸杞子等滋补肝肾；气血虚弱、络脉失养者可加阿胶、当归、党参等益气养血之品。李教授亦常用蝉蜕祛除肾络之风。

【验案赏析】

患者，男，16 岁，2019 年 4 月 3 日初诊。主诉：发现尿检异常 1 月余。现病史：患者 1 月余前因感冒至外院就诊，查尿常规：尿隐血（+++），尿蛋白（+++），红细胞 101.3/μL，24 小时尿蛋白定量 1986.1 mg，肌酐正常。当时具体诊治不详。5 天前受凉后出现咽痛咽痒、咳嗽，为求中医治疗遂至我院门诊求治，症见咽痛咽痒，偶咳，少痰难咳，纳眠可，二便调。既往史无特殊。查体：舌红、苔白，脉细，双下肢无水肿，肾区无叩击痛。西医诊断：肾炎综合征，急性上呼吸道感染；中医诊断：肾风（风热犯肺），感冒（风热犯肺）；治则：疏风解表、清热解毒；方以银翘散加减，方药如下：金银花 15 g，连翘 10 g，淡竹叶 10 g，荆芥 10 g，牛蒡子 15 g，淡豆豉 10 g，桔梗 10 g，芦根 10 g，小蓟炭 10 g，白茅根 20 g。上药 14 剂，水煎服，1 剂/日，分 2 次服。另予口服昆仙胶囊 0.3 g，2 次/日。

2019 年 4 月 17 日二诊：患者咽痛咽痒、咳嗽等症状好转，胸背部见多发白色疱疹，纳眠可，二便调。舌淡红、苔白，脉细。辅助检查：2019 年 4 月 17 日我院查尿常规：尿蛋白（±），尿隐血（+++），红细胞 379/μL。西医诊断：肾炎综合征；中医诊断：肾风（脾肾两虚）；治则：健脾益肾；方以参芪地黄汤加减，方药如下：黄芪 20 g，炒白术 10 g，山药 15 g，芡实 15 g，小蓟炭 10 g，三七片 10 g，蒲黄炭 10 g，牡丹皮 10 g，蝉蜕 10 g，生地黄 15 g。上药 14 剂，煎服方法同前。并继续予口服昆仙胶囊 0.3 g，2 次/日。

2019 年 5 月 29 日复诊：6 天前受凉后发热，伴头痛、头晕、乏力，经外院予口服抗病毒治疗后发热好转，现鼻塞，流清涕，喉中有痰、色白，舌淡红、苔薄黄，脉细。辅助检查：2019 年 5 月 23 日外院查尿常规：尿蛋白（－），尿隐血（++），红细胞 3～5/HP。诊断同前；中药继前方去牡丹皮、蝉蜕、生地黄，加仙鹤草 15 g，白茅根 20 g，辛夷（包煎）10 g，连翘 10 g，皂角刺 10 g。上药 14 剂，煎服方法同前。并予停服昆仙胶囊，予口服转移因子胶囊 6 mg，3 次/日。患者随后定期复诊，予口服中药临证加减。

2019 年 7 月 31 日我院复查尿常规：尿蛋白（－），尿隐血（±），红细胞 23/μL。随后复查尿常规示尿蛋白及红细胞转阴，至今未复发。

【按语】

患者为青少年男性，发现尿检异常 1 月余，尿中见尿蛋白及红细胞，尚未行肾穿刺活检术，考虑为肾炎综合征。患者起病时见急性上呼吸道感染症状如咽痛咽痒、咳嗽等，伴随血尿及蛋白尿，根据患者症状及舌脉象，在首诊中辨证风热犯肺，治以疏风解表、清热解毒为法，方用银翘散加减，以在起病初能及时截断邪气防其入里，并配合口服昆仙胶囊。昆仙胶囊为以雷公藤属昆明山海棠提取物为主的中药复方制剂，具有补肾通络、祛风除湿的功效及免疫抑制作用。二诊时患者感冒症状好转，尿蛋白弱阳性，提示病情较前改善，但尿隐血及红细胞未改善，见胸背部多发白色疱疹，西医来讲，此为免疫力低下，中医而言则属脾肾两虚。体虚则卫外不固，易受外邪侵袭，故容易反复感冒，出现咽痛、咳嗽、鼻塞流涕等症。脾肾两虚，固摄封藏失司而出现精血下泄，故见蛋白尿、血尿。外邪已解，故以扶正固本为主，李教授治以健脾益肾为法，方用参芪地黄汤加减，其中黄芪、炒白术、山药、芡实、生地健脾益肾，小蓟炭、蒲黄炭、三七片活血止血，止血不留瘀，牡丹皮凉血活血，蝉蜕祛风、将邪气向外透发。患者胸背部多发白色疱疹及反复感冒，蛋白尿控制可，考虑患者免疫力较为低下，予停用昆仙胶囊，并加用转移因子胶囊 1 周以协助提高免疫力。随后临证加减用药，中医治疗以健脾益肾为主，兼用收敛固涩、活血止血等治法，而后尿蛋白及尿隐血皆转阴。在此治疗过程，充分体现了中医急则治其标，缓则治其本的治疗原则，感冒初期用解表祛风之法及时截断邪气入里，治以银翘散加减，现代研究表明，银翘散对急性炎症早期的毛细血管通透性渗出具有较好的抑制作用。感冒症状消失后则以健脾益肾为主，治以参芪地黄汤加减，使脾得以运化升清，肾恢复固摄收藏之功，防止血尿、蛋白尿等精微物质下泄，以此为法，扶正固本，正气在岗，虚邪贼风则难以乘虚而入。

【参考文献】

［1］凌舒艺，李雨彦，祁爱蓉．李顺民教授辨治肾性血尿的临床经验介绍［J］．世界中西医结合杂志，2020，15（9）：1650-1653，1671.

黄文政教授治疗肾性血尿临床经验总结

【名医简介】

黄文政为"全国十一五"名老中医传承研究项目专家，第二、第四批老中医药专家学术经验继承工作指导老师，全国中医临床优秀人才研修项目指导老师，享受国务院政府特殊津贴。从事中医内科临床工作50余年，在肾脏疾病及内科其他杂病方面有着丰富的临床经验。

【经典名方】

1. 归脾汤（源于《严氏济生方》）

组成：白术9g，茯神10g，黄芪12g，龙眼肉10g，酸枣仁10g，党参12g，炙甘草5g，当归10g，远志10g，木香10g。

原文：治思虑过度，劳伤心脾，健忘怔忡。

调护：加生姜6g，大枣3枚，水煎服。

2. 无比山药丸（源于《备急千金要方》）

组成：山药60g，肉苁蓉120g，五味子180g，菟丝子、杜仲各90g，牛膝、泽泻、干地黄、山茱萸、茯神、巴戟天、赤石脂各30g。

【学术思想】

黄教授在治疗中常发挥少阳三焦网络调节功能的整体疏导调节作用，通过少阳三焦网络调节疏利作用，使得气畅血通，气机枢转，脏腑协调，从而达到机体内环境动态平衡。故以疏利少阳法为主，融清热利湿、益气养阴、解毒泄浊、活血化瘀为一体，取得了较好的临床疗效。

【诊断思路】

黄教授在中医"少阳主枢""三焦者决渎之官，水道出焉"等理论前提下，结合多年的临床经验总结出：少阳三焦枢机不利为血尿发病的关键病机。疏利少阳是黄教授在血尿的辨证论治过程中在意的一个要点。黄教授把少阳三焦整体疏导调节作用称之为"三焦网络调节功能"：心主行血，肝主疏泄，肺主布散，脾主运化，肾主蒸腾气化，身体正常的水液代谢、血液运行都离不开少阳三焦疏导调节的网络调节功能。若少阳三焦网络调节功能失调，则导致脾的运化失司，肺的布散失职，肾的蒸腾气化功能受阻，肺、脾、肾三脏升降功能失常，津液代谢障碍，水液潴留，清浊升降失调，精微物质外泄，血不循经等一系列病理改变。

【治疗方法】

黄教授主张疏利三焦，分位论治。

1. 病在上焦

黄教授用银翘散治疗血尿，银翘散出自《温病条辨》，由连翘、金银花、桔梗、薄荷、竹叶、生甘草、荆芥穗、淡豆豉、牛蒡子组成。先制成散剂，再以鲜苇根汤煎煮，待"香气大出后"即取服。体现了吴鞠通"治上焦如羽，非轻不举"的治则。其药性凉而不寒，温而不燥，被称为"辛凉平剂"。常用于外感风温初期，邪热在肺卫之表证。黄教授用此方治疗血尿，体现"下病上取"的治疗思想。叶天士云："风温上受，首先犯肺。"外感热邪初起侵袭肺卫，肺卫不固，肺之宣降失常，表现为外邪犯肺之上呼吸道系统症状。若热邪入里，蕴结于肺之热邪传变于肾，蕴结下焦，灼伤肾阴，阴不治阳，迫血妄行，血渗膀胱，则发生血尿。因此，黄教授应用"下病上取"之治法，方用银翘散加减，看似是治疗肺卫之表证，实为治肾之里证。应用解表剂之宣肺散邪之法，透邪外出，使得肺之宣降功能得以恢复，金生水，上焦肺中之宗气下滋肾气，故使肾阴得复，功能恢复正常。荆防败毒散出自明代《摄生众妙方》，方中以荆芥、防风为君，防风偏入气分，荆芥偏入血分，两者合用，气血兼顾，共奏祛风解表、发汗透邪之功；羌活、独活善于祛除风寒、胜湿止痛，善治周身风寒湿邪；川芎入血分，开郁结，调气血；柴胡升阳解郁，兼以枢转气机，两药既可助荆芥、防风解表达邪，又可疏肝解郁，行气活血。桔梗、枳壳承上启下，一升一降，畅通全身气机；再佐以前胡疏散风热，茯苓渗湿利水消肿。纵观全方，集祛风、胜湿、通络、升阳于一体。风为阳邪，上先受之，风邪日久入于少阴，而成"伏风"，日久伤肾，予以荆防败毒散，疏风散热，升阳举清，透散伏风。

2. 病在中焦

黄教授在肾性血尿诊治过程中发现，现代人大多生活作息不规律，饮食不节制或不洁，好贪吃肥甘厚腻之品，衣着单薄，外招寒湿，劳累熬夜，工作、身心压力大，忧思忧虑等，皆可损伤脾胃。后天之精生化不足，先天之精得不到补给，肾气亏虚，藏精固气之功减退，以致肾气虚而封藏失职，从而出现血尿。《脾胃论·饮食劳倦所伤始为热中论》载："脾胃气虚，则下流于肾，阴火得以乘其土位。"提出了脾虚及肾的理论，为补中益气汤治疗脾肾同病奠定了基础。黄教授在治疗脾不统血、气虚不摄型血尿常常从脾肾为根本论之，借助先后天互根互用，脾肾同治，常在临床中用健脾补中、益气摄血之补中益气汤加减。补中之法贵在益气和中，升清降浊，使脾精输布，则窍道得以濡养；枢轴得运，浊阴降泻，各行其道，血尿自消。

小柴胡汤是治疗少阳证代表方，由柴胡、黄芩、半夏、生姜、人参、炙甘草、大枣组成。本方可分三部分：柴胡、黄芩清解少阳邪热；人参、炙甘草合大枣益气和中；半夏、生姜和胃止呕。三部分相合，集苦降、甘调、辛开于一方，属和解法，为和剂。诸药寒热补泻并用，攻补兼施，疏利三焦，调达上下，宣通内外，和畅气机。小柴胡汤具有祛邪和扶正两方面的组方特点，所以后世医家研究全方祛邪扶正，和解枢机，具有疏利少阳、斡旋三焦、调理枢机的作用，配伍健脾补肾、清利湿热、活血化瘀诸法，以期达恢复正气、祛除病邪、防止复发、全面缓解的目的。柴苓汤由柴胡、党参、甘草、生姜、大枣、黄芩、半夏、泽泻、茯苓、猪苓、白术和桂枝组成，柴胡疏肝止痛，黄芩清热，大枣健脾胃，党参益气，甘草补脾和胃，生姜温中通脉，泽泻利水化湿热，白术利水消肿，猪苓和茯苓利水渗湿，桂枝温通经脉。此方主要功效为和解少阳、和胃降逆、扶正祛邪。柴苓汤综合了小柴胡汤与五苓散的疗效，不仅能祛慢性肾脏病早期血尿反复发作引起的火热，还能滋肾活血、通络止血和清利湿热。有研究显示柴苓汤治疗慢性肾脏病早期血尿反复发作疗效显著可靠。升降散由白僵蚕、蝉蜕、姜黄、大黄组成，临床应用时，以升降散为基础，加入茜草、女贞子、墨旱莲。方中白僵蚕味辛咸，性平，气薄轻浮，能升阳中之阳；蝉蜕性味咸寒而甘，能祛风胜湿，散风热，涤热解毒；姜黄味辛苦，可行血行气，祛邪散浊；大黄味苦，性寒，能下瘀血，清热毒。白僵蚕、蝉蜕两药可升阳中之清阳；姜黄、大黄两药能降阴中之浊阴，四药合用，则升降兼施，寒热并用，通和内外。加用茜草活血凉血；女贞子、墨旱莲以滋补肾阴、凉血止血。诸药合用，既能祛邪解毒，又能扶助正气，可从根本上治疗血尿。

3. 病在下焦

黄教授在治疗病在下焦时常用屏风知柏地黄汤，用玉屏风散合知柏地黄汤加减。气阴亏虚反复外感的患者，多兼虚火，内外合邪是其发病的基础，况邪热弥留三焦，影响三焦正常气化，成为加重血尿的诱因，故必用知母、黄柏清其内热，以使肺肾不为虚热所扰。合益气固表之玉屏风散，以补益肺卫，使外邪不侵，黄教授在此基础上又用柴胡、黄芩达于三焦，三焦为体内水液运行之通道，水液代谢须靠三焦气化以维系，用柴胡疏三焦气机，黄芩清三焦邪热，以收全效。下焦瘀热者，轻症治以桂枝茯苓丸加减（桂枝、茯苓、牡丹皮、桃仁、萹蓄、冬葵子、王不留行）；重症治以桃核承气汤加减（桃仁、大黄、桂枝、萹蓄、瞿麦、冬葵子、王不留行、甘草），同时配伍三七、茜草、蒲黄等化瘀止血利尿。对于下焦湿热证，黄教授多选用小蓟饮子加减。血尿日久，耗伤阴血，所以对于病久或偏于血虚者，以五淋散来辨证加减。若见患者湿热偏重，方选八正散或柴苓汤。而肾气不固者，多选用具有补肾固涩功效的无比山药丸加减。

【治疗绝技】

黄教授从多年的临床经验中总结得出血尿的关键病机在于少阳三焦枢机不利，三焦又分为上焦、中焦、下焦，故在治疗中注重分位辨证，病在上焦者多用银翘散或荆防败毒散加减，病在中焦者以补中益气汤、柴苓汤、小柴胡汤加减，病在下焦者以屏风知柏地黄汤、桂枝茯苓丸、桃核承气汤、小蓟饮子、五淋散、八正散、无比山药丸加减。

【验案赏析】

患者，男，69岁，2018年12月22日初诊。主诉：右肾癌切除术后14年，发现尿隐血3年余。现病史：2004年8月因肾癌于肿瘤医院行右肾切除术，间断复查，病情未再复发，近3个月因血糖偏高就诊于天津医科大学代谢病医院，发现肾功能、尿常规异常遂就诊于本院门诊，口服中药汤剂治疗，症状稍缓解，来时症见腰痛，口干口苦，口黏腻，乏力，纳呆，寐欠安，多梦，小便有泡沫，便溏、2～3次/日。舌红苔薄，脉细弦。既往史：高血压病史30余年，血压最高达160/100 mmHg（1 mmHg ≈ 0.133 kPa，下同），口服苯磺酸左旋氨氯地平片1.25 mg，每日1次，血压控制在130/90 mmHg左右。否认其他慢性疾病史。否认过敏史。检验结果：2018年12月19日查尿常规：尿隐血（＋＋＋），尿胆原（＋），尿蛋白（＋＋），镜下红细胞1500/HP。2018年12月22日查尿常规：尿隐血（＋），尿胆原

（＋），尿蛋白（＋），镜下红细胞 20/HP。辨证：脾肾亏虚证；治则：健脾益肾，益气摄血。拟用方：归脾汤合无比山药丸加减。处方：黄芪 30 g，太子参 15 g，生地黄 25 g，山茱萸 15 g，山药 15 g，当归 10 g，白芍 10 g，麦冬 10 g，土茯苓 30 g，萆薢 20 g，酒大黄 6 g，蒲公英 15 g，白花蛇舌草 30 g，仙鹤草 30 g，墨旱莲 30 g。14 剂，水煎服，早晚温服，每日 1 剂。

2019 年 1 月 5 日二诊：仍腰痛，口干口苦，口黏腻，神疲乏力好转，纳可，寐欠安，多梦，夜尿频，尿中有泡沫，大便调，舌红苔薄、中裂，脉沉滑。2019 年 1 月 5 日查尿常规：尿隐血（±），尿胆原（－），尿蛋白（＋），镜下红细胞 10/HP。处方：前方加沙苑子 15 g，桑寄生 15 g。14 剂，水煎服，早晚温服，每日 1 剂。

2019 年 2 月 12 日三诊：手腕酸痛明显，口干，口渴，口黏腻，仍有腰痛，纳可，寐尚可，每晚夜尿 3～4 次，泡沫尿，大便正常。舌红苔薄、中裂，脉沉滑。2019 年 2 月 12 日复查尿常规：尿隐血（－），尿胆原（－），尿蛋白（－）。处方：前方去酒大黄，加煨益智仁 10 g，砂仁 6 g，生甘草 6 g。7 剂，水煎服，早晚温服，每日 1 剂。

【按语】

患者既往有肾癌手术史，尿血伴有腰酸、乏力，素体本虚，肾气亏虚日久，先天之精不足以温煦后天之精，先后天互根互用失衡，最终导致脾肾双亏，加之慢性失血，阴液流失，伴有一定程度的阴虚症状，故出现口干口苦，故方用黄芪、太子参、山药、山茱萸、生地黄健脾益肾，当归、白芍、酒大黄、仙鹤草养血活血止血，麦冬、白花蛇舌草、墨旱莲滋阴凉血，土茯苓、萆薢淡渗利湿。二诊时患者症状好转，夜尿频，故加沙苑子、桑寄生以增强补肾之功。

【参考文献】

［1］高玉萍，符碧峰，王耀光.黄文政教授治疗肾性血尿临床经验总结［J］.天津中医药，2020，37（5）：540-543.

王海副教授运用加味清心莲子饮治疗血尿经验

【名医简介】

王海副教授，黑龙江中医药大学附属第一医院儿科二科主任，中华中医药学会中医儿科分会委员，师从国医大师张琪教授，从事儿科工作22年，擅于肾系及肺系疾病的诊断与治疗。

【经典名方】

清心莲子饮（源于《太平惠民和剂局方》）

组成：黄芩、麦冬、地骨皮、车前子、石莲肉、茯苓、黄芪各9g，人参6g，甘草4.5g。

【学术思想】

王老师认为血尿病位在心、脾、肾、小肠，以脾肾两虚为本，心经移热于小肠，湿热羁留为标，气阴两虚、湿热下注为其基本原因。王老师将加味清心莲子饮应用于小儿孤立性血尿气阴两虚兼有湿热下注型的治疗中，取得了良好疗效，且随访复发率低。

【诊断思路】

1. 心有余，脾不足，肾常虚

心为阳脏，主火，小儿心常有余，阳盛便易化热，且心与小肠相表里，循经移热于小肠，灼伤阴络，引起尿血。《婴童百问》中有云："心主血，其热甚者，血则散漫失其常经，渗溢入胞而成血淋矣。"《医学启源》云："热者，少阴君火之热，乃真心小肠之气也。"且翻阅古籍，历代医家治疗尿血、血淋等均从清解心与小肠之火入手，疗效确切，如八正散、灯心木通汤等。

脾主统血，小儿脾常不足，稍有喂养不当，有损于脾胃，脾气的固摄作用减弱，气不摄血，血不循经，溢于膀胱，而成尿血。正如《幼科铁镜·辨诸血》云："脾胃有伤，营卫虚弱，故血失常道而妄行。"

肾主藏精，小儿肾常虚，气血未充，阴精匮乏，下元空虚，封藏无力，血下渗膀胱随尿而出。《幼科释谜》论大小二便中记载："诸淋症，皆肾虚所致，肾与膀胱为表里，至水下入小肠，通于胞，行于阴，而为溲，肾气通于阴，下流之道也。"故治疗时，益肾扶正乃为已病防变之本。

2. 外感水湿热瘀，本虚标实

尿血的发生必责之于热，《金匮要略·五脏风寒积聚病》云："热在下焦者，则尿血。"《幼幼集成》云："小儿患淋……不必分五种，然皆属火热。"倪珠英教授在治疗血尿上亦强调了"热邪"贯穿小儿血尿整个病理过程的始终。此外，患儿脾肾气虚，运化水湿功能减弱，湿浊内生，郁久化热，湿热互结，损伤膀胱血络则为尿血；且湿性黏滞，可使病情反复迁延难愈。研究表明，湿热不单单是多种肾病的重要病因，而且也是诱使多种肾脏疾病复发，乃至加重及难治的主要原因。

小儿湿热证的发病特点为"内外合邪"，其成因有外因和内因两个方面：一方面，外感湿热，或坐地嬉戏，或粪便污染，感受湿热之邪，熏蒸于下焦；另一方面，小儿脾常不足，运化力弱，内伤乳食，积滞内蕴，化为湿热。正如《幼科释谜》记载："热入小肠，则小便出血，小儿多因胎中变热，或乳母六淫七情，浓味积热，或儿自食甘肥积热，或六淫外侵而成。"故治疗时，不仅要清利湿热，更要清解湿热。

3. 阴阳平衡失调，正不胜邪

肾阴虚日久致气阴两虚是本病病机演变的重要环节。中医所论，"万物负阴而抱阳，冲气以为和"，张景岳强调："金水为阴主形……阴为天一之根，形质之祖，故凡损在形质者，总曰阴虚。"且阴阳互为消长，阴虚则阳亢，迫血离经而成尿血；阴虚日久必定伤及元气，致气阴两虚，《灵枢·本神》中明确指出："阴虚则无气，无气则死矣。"

慢性肾脏疾病迁延日久，阴液虚耗，加之肾病患儿长期服用糖皮质激素类药物，往往具有气阴两虚的临床表现，气虚则生湿，阴虚则火旺，虚实夹杂，正不胜邪。

【治疗方法】

王老师指出，根据本病气阴两虚、湿热下注的病因病机特点，治疗当从益气阴、利湿热、止血三方面考虑用药，方用加味清心莲子饮。

1. 来源及组成

清心莲子饮出自《太平惠民和剂局方》："小便白浊，或有沙膜，夜梦走泄，遗沥涩痛，便赤如血……""常服清心养神，秘精补虚，滋润肠胃，调顺血气。"加味清心莲子饮在原方基础上加小蓟、白茅根、菟丝子、白花蛇舌草，即黄芪30 g，党参20 g，莲子15 g，地骨皮15 g，麦冬15 g，柴胡15 g，黄芩15 g，茯苓20 g，小蓟15 g，白茅根15 g，白花蛇舌草15 g，菟丝子15 g，炙甘草10 g。

2. 组方分析

本方既为清补兼施之剂，又达止血之效。①清。莲子性凉，入心、脾、肾经，《脉药联珠药性食物考》记载："白浊遗精，便数可节，清心宁神，强志益肾。"方中取其清心火，益肾涩精，且入脾胃，运化水谷，助恢复正气之功效，常与芡实合用，增强固摄缩泉之功；白花蛇舌草清热解毒，利尿除湿，活血止痛，现代药理学研究表明其具有抗菌、消炎、抗肿瘤等作用，临床治疗广泛，是一味强效的中药消炎药；柴胡解表邪，调畅气机，与黄芩合用清热泻火，使本方补而不滞，且黄芩善清上焦火，可助莲子之力。②补。黄芪，《主治秘要》云："气温味甘，气薄味浓，可升可降，阴中阳也……补诸虚不足。"为温补中气之要药，在方中益气升阳，气行则血行，使离经之血恢复常道，现代药理学研究表明黄芪具有降低红细胞压积和变形指数，以及降低红细胞沉降率、改善血液流变学的作用，是治疗慢性肾脏病的常用药；党参既补气又补血，二者合用，加强补益升阳之效；茯苓淡渗利湿，益气健脾宁心；菟丝子补肾益精，补脾涩精。③止。小蓟与白茅根配伍，用以止血；麦冬清心除烦，地骨皮入血分、凉血止血，二者合用，滋阴退虚热，并可制芪、参之温燥；炙甘草和中缓急，调和诸药。此方各药相互配伍，相辅相成，共奏益气养阴、清利湿热、固精止血之功效。

【治疗绝技】

王老师通过对孤立性血尿患儿的临证观察，认为该病的主要病机为气阴两虚、湿热下注。国医大师张琪教授所创加味清心莲子饮原用于气阴两虚、湿热未尽等慢性肾脏病恢复期的治疗，王老师结合儿科临床特点将其扩展应用于小儿孤立性血尿的治疗中，方证契合，亦获佳效。

清心莲子饮具有补气养阴、清心涩精、清热利湿等功效，但用于治疗小儿尿血力量稍显不足，故加入具有清热解毒、止血通淋作用的小蓟、白茅根、菟丝子、白花蛇舌草等组成加味清心莲子饮，治疗以气阴两虚、湿热下注为病机的孤立性血尿，使其达到扶正而不留邪、标本兼治的效果，尿血等一系列症状可在短期内明显改善，并且能够及时防止肾功能持续减退，这对治疗本病乃至整个肾脏疾病都具有重要意义。但本方在临床加减应用上还需随证化裁，如伴肢体酸重，遍身乏力，恶寒发热，加葛根、石膏、金银花、连翘；伴心烦心慌，手足心热，舌红少津，加知母、黄柏、沙参、生地黄等。

【验案赏析】

柳某，男，14 岁。2016 年 12 月 18 日以血尿 7 个月就诊。患儿有肾病家族史，其父肾病综合征间断发作 6 年余。患儿 7 个月前感冒后发现肉眼血尿，就诊于当地某医院，诊断为"急性肾小球肾炎"，给予"泼尼松每日 40 mg；肾炎康复片每次 4 片，每日 3 次"。患儿服用激素一段时日后，出现轻微库欣综合征表现，并偶感胃痛，故家长停服西药，求助于中医。刻见精神疲惫，心烦气短，头重身困，面色潮红，口干口苦，纳差，小便色黄，舌红、苔薄黄，脉细数。辅助检查：连续 3 次离心尿沉渣示红细胞 20/HP；24 小时尿蛋白定量（−）；尿红细胞形态检查显示红细胞形态为肾小球性；血生化检查显示血尿素氮、肌酐均正常。西医诊断：小儿孤立性血尿。中医诊断：尿血，证属气阴两虚兼湿热型。治法：益气养阴，清利湿热。方药：黄芪 30 g，党参 15 g，莲子 15 g，芡实 15 g，白茅根 15 g，小蓟 15 g，侧柏叶 15 g，地骨皮 20 g，茯苓 15 g，黄芩 10 g，益母草 15 g，柴胡 15 g，白花蛇舌草 30 g，炙甘草 15 g。14 剂，每日 1 剂，水煎取汁 150 mL，分 2 次温服。

2017 年 1 月 4 日二诊：患儿自觉头身困重症状减轻，五心烦热有所缓解，饮食量渐增，偶有胃脘部不适，未见肉眼血尿，舌质润色红、苔薄，脉细数。复检尿常规：红细胞 10/HP，尿隐血（＋），尿蛋白（−）。上方加延胡索 15 g，白芍 15 g，山药 15 g，车前子 15 g。14 剂，用法同前。

2017 年 1 月 20 日三诊：患儿自述除手足心热外，其余症状消失。1 月 11 日尿常规检查显示尿隐血（±），1 月 18 日尿隐血（−）。二诊方加海螵蛸 10 g，生地黄 15 g，女贞子 15 g，枸杞子 15 g。14 剂，用法同前。

2017 年 2 月 18 日电话随访，患儿诸症消失，嘱定期复查尿常规，随访 1 年余，未复发。

【按语】

患儿气阴两虚症状明显，脾气虚无力下达州都，湿热之邪不得蠲除，故用加味清心莲子饮，重在补气，又加大了清热利湿、涩精止血之力。此外，患儿出现胃脘部疼痛的症状，故在二诊时加延胡索活血止痛、益气健脾，加车前子增强清热利湿之力。服用 28 剂后，湿热渐去，遂加海螵蛸以巩固疗效，并加生地黄等药着重滋肾阴、清虚火。共服药 40 余剂，获愈。

【参考文献】

［1］邓夏烨，王海.王海副教授运用加味清心莲子饮治疗小儿孤立性血尿经验举隅［J］.中医儿科杂志，2019，15（3）：29－31.

王耀光教授从肺论治肾性血尿经验

【名医简介】

王耀光教授是天津中医药大学第一附属医院肾病科主任医师，天津中医药大学博士研究生导师，天津市中青年名中医，从事中医临床及教研工作近 30 年，专注于各种肾脏病的研究，在治疗上有独特见解。

【经典名方】

银翘散（源于《温病条辨》）

组成：连翘 10 g，金银花 10 g，苦桔梗 6 g，薄荷 6 g，竹叶 4 g，生甘草 5 g，荆芥穗 5 g，淡豆豉 5 g，牛蒡子 6 g。

原文：本方谨遵《内经》"风淫于内，治以辛凉，佐以苦甘；热淫于内，治以咸寒，佐以甘苦"之训；又宗喻嘉言芳香逐秽之说，用东垣清心凉膈散，辛凉苦甘。病初起，且去入里之黄芩，勿犯中焦；加银花辛凉，芥穗芳香，散热解毒，牛蒡子辛平润肺，解热散结，除风利咽，皆手太阴药也……此方之妙，预护其虚，纯然清肃上焦，不犯中下，无开门揖盗之弊，有轻以去实之能，用之得法，自然奏效。

【学术思想】

王教授认为肾性血尿病位虽在膀胱与肾，然与五脏均有关，在治疗时应审证求因，根据具体的临床表现辨证施治。其中肺肾二脏密切相关，在生理上相互协调、病理上相互影响，若辨证准确，从肺论治亦屡有效验。从肺论治肾性血尿须首分虚实，实证常用清上撤下法，予银翘散加减；虚证常用补益肺气、培土生金法，予玉屏风散、四君子汤等加减。

【诊断思路】

王教授根据古代典籍有以下观点：肺为气之主，肾为气之根。肺主宣发肃降，通调水道；肾主水，主水液蒸腾气化与排泄。肺为水之上源，肾为水之下源。肺肾两脏在经络上又有"足少阴之脉……从肾上贯肝膈，入肺中，循喉咙，挟舌本"的关系，可见肺肾金水二脏，在生理、病理、经络上均密切相关，故临床上常可见肺病及肾、肾病及肺或肺肾同病的现象。又肺卫之气为人体之藩篱，若肺气亏虚，则护卫肌表、抵御外邪能力下降，进而易遭贼邪入侵，发为疾病，正所谓"邪之所凑，其气必虚"。可见肺卫气虚为疾病始发的原因，也是疾病反复发作、迁延难愈的重要因素。

隋代巢元方《诸病源候论》云："风邪入于少阴，则尿血。"即肺金受风邪所客，风邪随经传于肾络，肾络损伤则出现尿血。明代王肯堂提出肺金有损，可致尿血，《证治准绳·溲血》曰："肺金者，肾水之母，谓之连脏……肺有损伤妄行之血……其热亦直抵肾与膀胱可知也。"故风热犯肺，母病及子，肺热下迫，扰于下焦，肾络受损，则血溢水道而尿血，若肺热炽盛，下移膀胱，伤及肾络更亦致尿血。清代唐容川《血证论·尿血》曰："尿血治心与肝而不愈者，当兼治其肺，肺为水之上源，金清则水清，水宁则血宁。"这是最早明确提出从肺论治血尿的论著。所谓肺主治节，居于高位，清肃下行，故五脏六腑皆安，肺为水之上源，肺金受外邪所侵，则水源不清，水源不清则小便涩，又热移下焦，客于肾络，则可见尿血。

【治疗方法】

王教授认为从肺论治肾性血尿须首分虚实，实则泄之，虚则补之，虚实夹杂则补泄兼施。泄之常用清上撤下法，补之常用补益肺气、培土生金法。

1.实证

王教授认为外感是肾性血尿反复发作、迁延难愈的主要原因。清上撤下法为中医下病上取之法。风为百病之长，常夹杂其他邪气侵袭人体，而风邪袭人，肺首当其冲。临床上常表现为肾性血尿的患者在反复呼吸道感染后症状加重，使病情进一步发展。王教授治疗风邪袭肺或风热毒邪客于上焦导致的血尿时，症见发热或恶风寒、咳嗽、咽痛或肿等常用清热利咽解毒法，以达到治疗血尿的目的，所谓"源清则流自洁，故下病上取之"，并可有效减轻蛋白尿，改善肾功能，延缓肾病进展。常用方为银翘散加减，常用中药为金银花、连翘、黄芩、牛蒡子、薄荷、淡竹叶、荆芥、防风、蝉蜕、僵蚕等。咳嗽者加用桔梗 20 g，生甘草 10 g，紫菀 20 g，百部 20 g；咽痛者加用牛蒡子 20 g，射干 10 g，黄芩 10 g，木蝴蝶 10 g 等；见外风者用荆芥 10 g，防风 10 g；见内风者用蝉蜕 10 g，僵蚕 10 g；兼湿热者用白花蛇舌草 30 g，地锦草 30 g；血尿严重者加茜草 20 g，侧柏叶 30 g。若邪热客于咽喉，久病不愈，则肺肾同治，上清肺热，下滋肾阴，滋肾阴常用女贞子 20 g，墨旱莲 20 g，麦冬 10～20 g，玄参 10～20 g，生地黄、熟地黄各 10～20 g 等。

2. **虚证**

外邪袭肺，发为疾病，必有不同程度的肺卫亏虚，反之肺气亏虚也易复感外邪。《难经》云："损其肺者，益其气。"因此，王教授在治疗肾性血尿时认为补益肺气也是治疗本病的关键，遇到容易感冒、少气乏力、恶风的症状，或血尿反复发作、迁延难愈的患者，常在治标的同时补益肺卫之气，增其正气，防患于未然。临床常用玉屏风散、防己黄芪汤、四君子汤加减。黄芪为首选药，配合其他治法以治其标，达到全面兼顾、标本兼治的效果。有研究表明，玉屏风散可以作用于呼吸道和消化道黏膜，激发促进免疫球蛋白 A 的分泌，对流感起到预防和治疗作用，并可调节自身免疫功能，预防感染，从而减少慢性肾炎的复发率，达到间接治疗的目的。

【治疗绝技】

王教授在治疗肾性血尿时重视辨证，认为辨证论治乃中医之灵魂。其中从肺论治仅是王教授治疗肾性血尿的思路之一，证之临床，仍须详察病情，知犯何逆，随证施治，不可以偏概全。对于病机复杂的血尿亦须数法并用，标本兼顾，并嘱患者注意生活饮食习惯的调整，方能取得满意的疗效。

【验案赏析】

患者，男，34 岁。2016 年 4 月 18 日主因"镜下血尿 2 个月"初诊于王教授门诊。自诉 2 个月前有呼吸道感染，应用抗生素治疗。查尿常规：尿隐血（2+），尿蛋白（±），红细胞 60/μL。查尿相差显微镜：红细胞

14000/μL，肾小球性红细胞占 70%。刻诊：咽干不适，咽喉壁充血，扁桃体肿大，腰疼，排尿无异常感觉，舌红苔薄，脉细数。西医诊断：慢性肾小球肾炎。中医诊断：尿血，证属邪热客肺。治以清热透邪、滋阴凉血。方拟银翘散加减，处方：金银花 30 g，连翘 10 g，生地黄 15 g，山萸肉 15 g，山药 15 g，玄参 10 g，牡丹皮 10 g，泽泻 10 g，知母 10 g，黄柏 10 g，地锦草 30 g，苎麻根 30 g，藕节炭 10 g。7 剂，水煎服。

二诊：复查尿常规：尿隐血（＋），尿蛋白（－），红细胞 25/μL。余症好转，无明显不适，舌红少苔，脉细弦。予原方加黄芩 10 g，麦冬 15 g，14 剂，水煎服。

三诊：诸症好转，无不适，查尿常规：尿隐血（±），尿蛋白（－），红细胞 15/μL。故原方继服，随证加减，后多次复查，尿隐血稳定在（±）或（－）。

【按语】

银翘散出自《温病条辨》，常用于风温初期、邪热犯肺之证，王教授用此方治疗血尿，体现"下病上取"的治疗思想。患者初期有外感病史，外邪袭肺，伤于肺卫，滞于咽喉，邪热下迫，灼伤肾络致尿血，故用清上撤下法。清上焦肺邪以安下焦肾络，使金能生水，肾阴得复，血尿自止。且药理研究表明，银翘散具有抗感染、抗菌及抗病毒等作用，可加速机体内毒素的清除，对多种呼吸道感染以及急性感染性疾病的早期治疗均有较好效果。

【参考文献】

［1］刘蓉，王丽君，王耀光．王耀光从肺论治肾性血尿经验［J］．山东中医杂志，2018，37（11）：920-921．

杨洪涛教授治疗血尿经验

【名医简介】

杨洪涛，主任医师，天津中医药大学教授、博士研究生导师，著名中医肾病专家。从医 22 年，在中医、中西医结合治疗急慢性肾炎、急慢性肾衰及感染性肾病、继发性肾病方面有独到的见解和治疗经验。

【经典名方】

柴苓汤（源于《丹溪心法附余》）

组成：柴胡一钱六分，半夏（汤泡 7 次）七分，黄芩、人参、甘草各六分，白术、猪苓、茯苓各七分半，泽泻一钱二分半，桂五分。

【学术思想】

杨洪涛教授秉承《内经》"少阳属肾，肾上连肺，故将两脏"的经典理论，认为少阳枢机功能对于肾之气化，肺之宣肃，以至一身气、火、水的升降出入来说具有重要意义。而血尿疾病也与枢机不利有关。在临证中始终遵循"有是证，用是药"的用药法则，受益于古方，但不拘泥于古方，强调古法新用，推陈致新，时刻告诫学生辨证与辨病相结合，在长期的医疗实践中积累了丰富的用药经验。杨洪涛教授在临床辨证论治的基础上，结合常用治疗肾脏病经验药对，药味虽简，收效颇大。

【诊断思路】

杨洪涛教授结合古人经验，有以下认识：在出血的治疗方面，各代医家论述颇多，《太平圣惠方·治尿血诸方》言："夫尿血者，是膀胱有客热，血渗于胞故也。血得热而妄行，故因热流散，渗于胞内而尿血也。"《血证论》则有著名的"止血、消瘀、宁血、补血"治血四原则。《景岳全书·血证》中则有"凡治血证，须知其要，而血动之由，惟火惟气耳。故察火者，但察其有火无火，察气者，但察其气虚气实，知此四者而得其所以，则治血之法无余义矣。"现代中药应用主要针对临床表现，产生收涩、化瘀、凉血、温经等不同作用，加速血凝，或消除导致血不循经的原因，从而达到迅速止血、免除血液耗损及失血过多引起机体衰竭的目的。

【治疗方法】

巧用药对，辨证治疗。

1. 柴胡，黄芩

杨洪涛教授秉承《内经》"少阳属肾，肾上连肺，故将两脏"的经典理论，认为少阳枢机功能对于肾之气化，肺之宣肃，以至一身气、火、水的升降出入来说具有重要意义，治疗上宗"肾疏宁疏利少阳"之旨，在小柴胡汤基础上配伍补益脾肾、清热祛痰化瘀中药辨证论治，取效显著。同时研究表明肾疏宁可调节细胞生长因子和转化生长因子的平衡，从而恢复体内细胞外基质的生成和降解平衡。

柴胡，苦、辛、微寒，归肝、胆经，解表退热、疏肝解郁、升举阳气。黄芩，苦、寒，归肺、胆、脾、胃、大肠、小肠经，功效清热燥湿、泻火解毒、止血、安胎。柴胡泻半表半里之外邪，黄芩泻半表半里之里邪，柴胡生清阳，黄芩泻浊火，二药相合，升清降浊，调和表里，疏利少阳三焦，此外柴胡又长于开郁，黄芩又善于泄热，二药相伍既可疏调少阳三焦之气机，又能清泄内蕴之湿热，清解气分热结甚妙。此二药配伍恰是疏利少阳的主药，黄文政教授首先提出治疗肾脏病应疏利少阳，其在中医"少阳主枢""三焦者决渎之官，水道出焉"等理论的基础上，提出少阳三焦枢机不利为肾脏疾病的关键病机。在治疗中应重点发挥少阳三焦的整体疏导调节作用，通过疏利少阳三焦，使气机得以枢转，脏腑功能得以协调，从而恢复人体内环境动态平衡，故治疗以疏利少阳法为主，融益气养阴、清热利湿、解毒泄浊、活血化瘀为一体，其研制的肾疏宁方、肾炎3号方等均取得了良好临床疗效。现代药理研究证明柴胡具有调节免疫系统，镇静、止痛、降温、镇咳、抗感染、抗菌、保肝利胆、降血压、抗病毒、抗肿瘤等药理作用，黄芩有抗菌、抗感染、抗变态反应、抗病毒、调节免疫功能、解热、镇静、降压利尿、抗血小板聚集及抗凝、降血脂及血糖、保肝利胆、抗氧化、抗肿瘤等作用。且二药配伍使用，药效增加。

2. 小蓟，白茅根

杨洪涛教授取此二者性凉濡润，入血分而止血之效，凡因热而出现血尿者常用此二药凉血而止血，同时配合地榆、侧柏叶等其他凉血药物，加强柴胡、黄芩疏利中焦热邪之效。

小蓟，甘、苦、凉，归心、肝经，功效凉血止血、散瘀解毒消痈。《医学衷中参西录》言小蓟"为其气腥与血同臭，且又性凉濡润，故善入血分，最清血分之热，凡咳血、吐血、衄血、二便下血之因热者，服者莫不立愈""盖其性不但能凉血止血，兼能活血解毒"，因此小蓟用于治疗慢性肾脏病后期湿热浊毒壅滞三焦伴有血尿者十分恰当。现代药理研究示小蓟有收缩局部血管、抑制纤溶以达止血之功。白茅根，甘、寒，归肺、胃、膀胱经，有凉血止血、清热利尿、清肺胃热之效。《本草求原》曰白茅根"和上下之阳，清脾胃伏热，生肺津以凉血，为血热妄行上下诸失血之要药。"《医学衷中参西录》曰："中空有节，最善透发脏腑郁热，托痘疹之毒外出。""治肺胃有热、咳血、吐血、衄血、小便下血，然必用鲜者其效方著。"现代药理研究示白茅根能明显缩短兔血浆的复钙时间，提高血小板的最大聚集率。

3. 蒲黄，三七

杨洪涛教授临证为防凉血药有凉血留瘀之弊，常采用温性的活血化瘀药蒲黄炭 30 g，三七（冲服）6 g佐之，正如《血证论》所言"黑为水之色，红为火之色，水治火故止也""血见黑则止""遇冷亦止"。

蒲黄，甘、平，归肝、心包经，有止血化瘀、利尿之效。《本草汇言》曰蒲黄"血分行止之药也，主诸家失血""性凉而利，能洁膀胱之源，清小肠之气，故小便不通前人所必用也"。《药品化义》曰蒲黄"若诸失血久者，炒用之以助补脾之药，摄血归源，使不妄行"。蒲黄可使家兔的血小板数增加，凝血酶原时间缩短。三七，甘、微苦、温，归肝、胃经，有化瘀止血、活血定痛之效。《本草新编》言："三七根，止血之神药也，无论上、中、下之血，凡有外越者，一味独用亦效，加入补血补气药中则更神，盖止药得补而无沸腾之患，补药得止而有安静之休也。"三七的止血机制是其以作用于内源性和外源性凝血系统的凝血因子，增加血小板数量和改善血小板功能为主，通过多环节共同作用实现的。

4. 茜草，仙鹤草

杨洪涛教授常取此两味药的活血化瘀收敛止血之性，以茜草 30 g，仙鹤草 30 g加入方中，疗效颇佳。

茜草，苦、寒，归肝经，凉血化瘀止血、通经。《神农本草经》曰："主寒湿风痹，黄疸，补中。"《本草纲目》曰茜根"气温行滞，味酸入肝而咸走血，手足厥阴血分之药也，专于行血活血，俗方用治女子经水不通"。现代药理研究：茜草有明显的促进血液凝固作用，表现为复钙时间、凝血酶原时间及活化部分凝血活酶时间缩短。仙鹤草，苦、涩、平，归心、肝经，收敛止血、止痢、截疟、补虚、解毒杀虫，大凡出血病证无论寒热虚实皆可应用。仙鹤草具有很好的抗凝、抗血栓形成的作用。

5. 茯苓，泽泻

此二药是五苓散的主药，杨洪涛教授常用小柴胡汤之柴胡、黄芩，配合五苓散加减组成疏利少阳、利水消肿之柴苓汤，治疗血尿和水肿并见的慢性肾脏病，疗效显著。

茯苓，甘、淡、平，归心、脾、肾经，利水渗湿、健脾、宁心。茯苓又名云苓，《本草纲目》曰："气味淡而渗，其性上行，生津液，开腠理，滋水之源而下降，利小便。"《世补斋医书》曰："茯苓一味，为治痰主药，痰之本，水也，茯苓可以行水。痰之动，湿也，茯苓又可行湿。"现代药理研究表明，茯苓具有调节免疫功能及抗肿瘤、抗乙型肝炎病毒和保肝、抗白血病、改善大脑记忆功能、抗感染、大剂量具有利水消肿等作用。泽泻，甘、寒，归肾、膀胱经，利水渗湿，泄热。《药性论》言："主肾虚精自出，治五淋，利膀胱热，宜通水。"《景岳全书·本草正》言："气味颇浓，沉而降，阴也……其功长于渗水祛湿，故能行痰饮，止呕吐，泻痢，通淋沥，白浊，大利小便，泻伏火，收阴汗，止尿血。"现代药理表明，泽泻有极好的利尿作用，降低总胆固醇、载脂蛋白 B 和低密度脂蛋白，其根茎可抑制肝脏合成胆固醇，增加胆固醇的分解，其还具有降血压、抗菌、抗感染、调节免疫的作用。茯苓有补有泻，泽泻则有泻无补。两药配用，利水作用加强，使水湿畅通无阻，则小便自利，气分水湿热除、肿消、泄止。

【治疗绝技】

杨洪涛教授治疗慢性肾脏病宗"肾疏宁疏利少阳"之旨，在小柴胡汤基础上配伍补益脾肾、清热祛痰化瘀中药，取效显著。杨洪涛教授取小蓟、白茅根性凉濡润，入血分而止血之效，凡因热而出现血尿者常用此二药凉血而止血，同时配合地榆、侧柏叶等其他凉血药物，加强柴胡、黄芩疏利中焦热邪之效，临证为防凉血药有凉血留瘀之弊，常采用温性的活血化瘀药蒲黄炭、三七佐之。

【验案赏析】

张某，男，46 岁。镜下血尿 1 年。患者 1 年前查体时发现镜下血尿，尿隐血（＋＋＋），就诊于某西医院，经治有所缓解，后因尿中隐血反复发作特来本院治疗，现症：乏力腰酸，自汗，不欲食，小便灼热，淋沥不尽，大便黏腻，纳寐可，舌红苔黄腻，脉弦。尿常规：尿隐血（＋＋＋），红细胞

150/μL。查泌尿系统 B 超未见异常，肾功能正常，家族无慢性肾炎病史。杨洪涛教授诊为慢性肾小球肾炎伴发尿路感染，辨证属湿热蕴蓄中下二焦，治以清热凉血解毒、利湿通淋，方以柴苓汤加减治疗，药物组成：柴胡 15 g，黄芩 10 g，茯苓 15 g，泽泻 30 g，小蓟 20 g，白茅根 20 g，蒲黄炭 30 g，三七（冲服）6 g，黄芪 30 g，防风 15 g，金樱子 30 g，芡实 30 g，青风藤 15 g，土贝母 15 g，杜仲 20 g，生甘草 10 g。

此方加减经治 2 周，诸症悉减，患者症状基本消失，复查尿常规尿隐血（±），患者续服上药 4 周后查尿隐血转阴，身体状况亦有所好转，继服本方加减，至今未见复发。

【按语】

全方配伍之妙在以疏利少阳气机、扶正祛邪为基础，气机条畅则诸药各归其所，各得所用。在慢性肾炎发病过程中，患者常出现尿路感染，病机为湿热内蕴于中下二焦，热灼肾络，湿热久不离去，继而出现尿血加重并发尿路感染等症，凡治血者，必先以止血祛瘀为要。《圣济总录》曰："病有本标，治有缓急""急则治标"，故此时当用疏利少阳、标本同治之法，以治其本，同时兼顾他证。

【参考文献】

[1]雷洋洋，杨洪涛.杨洪涛运用药对治疗血尿经验拾萃［J］.河南中医，2018，38（5）：687-689.

郑平东教授论治血尿经验

【名医简介】

郑平东教授出身于中医世家，受全国名老中医郑孙谋教授嫡传，早年毕业于上海中医学院，师从国医泰斗张伯臾教授，20 世纪 80 年代曾远赴日本富山医科药科大学研修并获博士研究生学位。郑教授是上海市名中医，上海中医药大学教授，博士研究生导师，上海中医药大学附属曙光医院终身教授、肾病科主任医师。教授业医40余载，潜心研究中医药对肾脏疾病的诊治，学贯古今，衷中参西，博采众长，兼收并蓄，其独特的学术思想及治法方药，用于临床辨治肾脏疾病疗效显著。

【经典名方】

1. 银翘散（源于《温病条辨》）

组成：连翘10g，金银花10g，苦桔梗6g，薄荷6g，竹叶4g，生甘草5g，荆芥穗5g，淡豆豉5g，牛蒡子6g。

原文：本方谨遵《内经》"风淫于内，治以辛凉，佐以苦甘；热淫于内，治以咸寒，佐以甘苦"之训；又宗喻嘉言芳香逐秽之说，用东垣清心凉膈散，辛凉苦甘。病初起，且去入里之黄芩，勿犯中焦；加银花辛凉，芥穗芳香，散热解毒，牛蒡子辛平润肺，解热散结，除风利咽，皆手太阴药也……此方之妙，预护其虚，纯然清肃上焦，不犯中下，无开门揖盗之弊，有轻以去实之能，用之得法，自然奏效。

2. 龙胆泻肝汤（源于《医方集解》引《太平惠民和剂局方》）

组成：龙胆草6g，黄芩9g，山栀子9g，泽泻12g，木通9g，车前子9g，当归8g，生地黄20g，柴胡10g，生甘草6g。

原文：此足厥阴、少阳药也。龙胆泻厥阴之热，柴胡平少阳之热，黄芩、栀子清肺与三焦之热以佐之，泽泻泻肾经之湿，木通、车前泻小肠、膀胱之湿以佐之，然皆苦寒下泻之药，故用归、地以养血而补肝，用甘草以缓中而不伤肠胃，为臣使也。

【学术思想】

血尿以小便中混有血液为临床特征，郑教授在长期临床实践中，研古习今，兼收并蓄，自成一家，秉承祖国传统医学"审因溯源，辨证施治"的原则，在明辨血尿病因病机的基础上，临床随证加减处方治疗血尿收效甚佳。

【诊断思路】

郑教授研究血尿原因，发现对血尿发病原因的论述，最早见于《素问》的"热移膀胱"和《金匮要略》所提出的"热在下焦"。肾与膀胱同居下焦，热在下焦者，肾与膀胱受到影响而出现尿血。目前广大学者认为血尿的发病，以热移下焦扰动血室和脾肾不足、气阴受损为主要病机，其中可因心、肝、小肠等脏腑之火热下迫肾与膀胱，损伤脉络、血溢水道而成；也可因外感六淫之邪、化热下迫、气阴亏虚、阴虚火旺、脾肾不足、固摄无权或气滞血瘀、络阻血溢所致。对于血尿的辨证要点，郑教授认为主要在于明辨以下几个方面。①辨病位：血尿的病位在肾与膀胱。小便一开始见血以后逐渐变清者提示尿道出血；小便终末见血尿者提示膀胱出血；小便自始至终混有血液者提示肾脏出血。②辨外感与内伤：血尿由外感所致者发病急，多挟外感表证；血尿由内伤所致者起病缓，多兼见其他脏腑证候。③辨虚实：外感血尿，以邪热为主者多实证；内伤血尿，先有脾肾气血亏虚等全身症状，其后见血尿者多虚证。血尿实证皆由"火"导致，虚证则有阴虚、气虚、脾虚、肾虚之分。④辨阴阳：血尿以肾阴不足、阴虚火旺证为多见；若病程日久不愈，阴损及阳，可转为阳虚，或阴阳两虚之证。⑤辨血色：血尿病患出血量少者尿色淡红，出血量多者尿色深红；火盛迫血者尿色鲜红，气血亏虚、气不摄血者尿色淡红；尿中挟血丝、血块者属瘀血内阻之证。

【治疗方法】

郑教授认为对血尿的治疗方法主要有凉血止血、活血止血、补血止血、益气止血、泻火止血、引火归元、交通心肾、健脾摄血等。

在临证中郑教授将血尿具体细分为风邪犯肺、热结膀胱、火毒亢盛、心经郁热、肝经郁热、气阴两虚、阴虚火旺、脾不统血、肾气不固、瘀血内阻十种证型，根据辨证加减处方用药。

郑教授认为风邪犯肺型血尿多由上呼吸道感染引发，因外感热邪下迫，灼伤脉络而尿血。临床症见发热恶风，咽痛，或伴咳嗽，咽红，血尿尿色深红，舌红，苔薄黄，脉浮数。治宜疏风宣肺、清热止血，方用银翘散加清热凉血止血药（金银花、连翘、牛蒡子、玄参、荆芥炭、赤芍、白茅根、竹叶、土大黄、甘草等）。

热结膀胱型血尿常有尿路感染症状，因邪热下移膀胱，灼伤血络而发生尿血。临床症见初起恶寒发热，遍身骨节酸楚，口干喜饮，少腹作胀，或腰酸腰痛，尿血血色鲜红，舌红，苔黄，脉数。治宜清热利尿、凉血止血，方用八正散加味（萹蓄、瞿麦、白茅根、马齿苋、土茯苓、焦山栀、贯众炭、车前草、碧玉散等）。

火毒亢盛型血尿常有严重感染出血症状，因火毒内蕴迫血妄行而见血尿。临床症见初起恶寒发热，继则高热，烦躁，口干欲饮，头昏头痛，骨节酸痛，神倦乏力，尿血血色鲜红，并可兼见衄血、便血、皮肤紫斑等，舌质红，苔黄腻，脉弦数。治宜泻火解毒、凉血止血，方用黄连解毒汤、犀角地黄汤等加减（黄连、黄芩、黄柏、焦山栀、水牛角代替犀角、生地黄、赤芍、茜草、忍冬藤、苎麻根、地榆炭、马鞭草、甘草等）。

心经郁热型血尿常有心火下移症状，因心经郁热，移于小肠，下注膀胱，热灼脉络致尿中带血。临床症见小便热赤，尿中带血色鲜红，心烦寐艰，口渴而苦，口舌生疮，舌尖红，苔薄黄，脉数。治宜清心泻火、凉血止血，方用导赤散合小蓟饮子加减（黄连、通天草、生地黄、竹叶、小蓟、藕节炭、大蓟、焦山栀、琥珀粉、六一散等）。

肝经郁热型血尿常有肝郁症状，因肝气郁结，久郁化火，疏泄失调，阴血妄行，血不循经，从尿道而出发生血尿。临床症见急躁易怒，口苦，咽干，胸胁或少腹胀闷窜疼，善太息，血尿尿色鲜红，舌红，苔黄，脉弦数。治宜清泄肝胆、凉血止血，方用龙胆泻肝汤加减（龙胆草、柴胡、黄芩、焦山栀、生地黄、车前草、泽兰、白茅根、藕节炭等）。

气阴两虚型血尿当有气虚挟阴虚症状，多见于久病气虚或过劳伤肾，气不摄血兼之肾阴亏虚，阴虚火旺，灼伤血络，故见尿血。临床症见尿血血色淡红或鲜红，神疲乏力，腰脊酸痛，或有潮热，手足灼热，盗汗懒言，口燥咽干，面色萎黄或潮红，舌淡红，苔薄白，脉细数。治宜益气养阴、凉血止血，方用参芪地黄汤加止血药（党参、黄芪、生地黄、怀山药、山萸肉、茯苓、泽泻、牡丹皮、仙鹤草、三七粉、白茅根、甘草等）。

阴虚火旺型血尿可伴见肾结核样症状，因肾阴亏虚，相火妄动，灼伤脉络故尿血。临床症见小便色赤带血，头晕目眩，神疲耳鸣，口渴欲饮，颧红潮热，腰膝酸软，舌质红，苔少，脉细数。治宜滋阴降火、凉血止血，方用知柏地黄丸加滋阴益气清热退蒸之品（生地黄、怀山药、山萸肉、知母、黄柏、女贞子、墨旱莲、五味子、青蒿、地骨皮、鳖甲、牡丹皮、焦山栀、泽泻、白茅根、茜草、甘草等）。

脾不统血型血尿伴见脾虚症状，因脾气亏虚，统血无力，血不循经故尿血。临床症见久病尿血，甚则可兼见便血、齿衄、肌衄等，纳差，乏力倦怠，少气懒言，面色少华，舌淡，苔薄，脉细弱。治宜健脾摄血，方用补中益气汤、归脾汤加减（黄芪、党参、当归、白术、陈皮、升麻、柴胡、茯苓、仙鹤草、三七粉、甘草等）。

肾气不固型血尿伴见肾虚症状，因久病及肾或房劳过度，损伤肾气，肾气不固，封藏失职，血随尿出。临床症见久病尿血，血色淡红，头晕耳鸣，神疲困倦，腰脊酸痛，舌质淡，苔薄，脉沉弱。治宜补肾益气、固元摄血，方用无比山药丸加减（党参、山药、杜仲、菟丝子、五味子、肉苁蓉、茯苓、泽泻、巴戟天、牛膝、山茱萸、熟地黄、肉桂、仙鹤草、蒲黄炭等）。

瘀血内阻型血尿常兼见全身瘀血症状，尿中可挟暗紫色血块，每因久病瘀阻，或外伤失血、脉络受损而致尿血。临床症见尿血血色较暗，可夹暗紫色血块，少腹刺痛拒按，或可触及积块，时有低热，舌质紫暗或有瘀点瘀斑，苔薄，脉细涩或沉细。治宜活血化瘀、理气止血，方用血府逐瘀汤加减（当归、丹参、川芎、赤芍、桃仁、红花、枳壳、柴胡、制香附、川牛膝、生蒲黄、茜草、三七粉、琥珀粉、甘草等）。

【治疗绝技】

血尿以小便中混有血液为临床特征，郑教授在长期临床实践中，研古习今，兼收并蓄，自成一家，秉承祖国传统医学"审因溯源，辨证施治"的原则，在明辨血尿病因病机的基础上，临床随证加减处方治疗血尿收效甚佳。

【验案赏析】

李某，男，29岁，职员。初诊主诉：发现肉眼血尿3天。患者10天前吹冷风后出现低热（口温37.5 ℃）、鼻塞、咽痒、流涕、浑身酸痛，自服克感敏后症情缓解，5天前劳累后出现咽痛，再次发热（口温37.8 ℃），无咳嗽咳痰，无鼻塞流涕，口服克感敏后体温正常，咽痛好转，3天前发现尿色红赤，去当地医院就诊，查尿常规：红细胞（＋＋＋＋），尿蛋白（＋），当地医院予口服抗生素治疗（具体药名患者不详），肉眼血尿症状无好转，遂来就诊。症见肉眼血尿，下肢轻度水肿，腰酸，无腰痛，无发热，略咽痛，纳可，寐安，大便日1行、粪质干结。舌质淡红，舌边尖红，苔薄黄，脉细滑。经询患者平素易外感，否认药物食物过敏史，否认慢性内科疾病史。西医诊断：血尿原因待查（急性肾炎？自身免疫性肾病？），中医诊断：尿血，辨属风邪犯肺、热移下焦证，治拟疏风清热、凉血止血。处方银翘散加清热凉血止血药：金银花15 g，连翘15 g，牛蒡子9 g，玄参9 g，蝉蜕6 g，鱼腥草15 g，荆芥炭9 g，焦山栀9 g，小蓟9 g，藕节炭9 g，白茅根30 g，竹叶9 g，玉米须15 g，鸡苏散15 g。7剂，每日1剂，水煎至400 mL，口服，早、晚各1

次，并嘱患者避风寒、勿劳作、慎饮食、忌海腥。

二诊：患者服药7剂后，肉眼血尿消失，咽痛缓解，仍觉腰酸，下肢无水肿，大便已畅，舌淡红，苔薄白，脉细滑，复查尿常规示红细胞（＋＋＋），尿蛋白（±），患者被明确诊断为慢性肾炎肾性血尿，中医诊断：尿血。处方：在原方基础上减金银花、连翘、牛蒡子、玄参、蝉衣、玉米须、鸡苏散，加杜仲9g，怀牛膝9g，地榆炭9g，土大黄15g。14剂，煎服法同前。

三诊：患者自诉无自觉不适，舌淡红，苔薄白，脉细，复查尿常规：红细胞5～6/HP，尿蛋白（－）。处方：在二诊方基础上减荆芥炭、鱼腥草，加仙鹤草15g，山萸肉15g。14剂，煎服法同前。

【按语】

本案患者外感风邪，邪正相争出现初起诸症，自服克感敏祛邪未尽，其后劳累伤正，正不胜邪，邪热入里，移于下焦，下注于肾，邪热灼伤脉络而致血尿，郑教授标本兼治，初取银翘散合清热凉血止血药加减治之，方中荆芥炭、焦山栀取炭而用以使其兼具止血之功，小蓟、藕节炭、白茅根以期凉血止血，竹叶、玉米须、鸡苏散利于邪自下焦而出，全方思虑周详，药证相合，故药后效如桴鼓。二诊患者风热之邪大去，故减疏风清热诸药而加补肾之杜仲、怀牛膝，并加地榆炭、土大黄以加强凉血止血之功。三诊患者已近复原，故续减疏风清热之荆芥炭、鱼腥草，益增补虚扶正之仙鹤草、山萸肉以善后。

【参考文献】

[1]王丽莉，王琛.郑平东教授论治血尿经验撷萃[J].四川中医，2017，35（5）：24-26.

邵朝弟教授治疗血尿经验

【名医简介】

邵朝弟教授为湖北省中医院肾病内科主任医师、教授，第二、第三、第五批全国老中医药专家学术经验继承工作指导老师，肾病科国家临床重点专科、国家中医药管理局肾病重点学科学术带头人，200 名优秀中医临床人才指导老师之一，我国著名肾脏病专家，全国知名老中医之一。邵教授从事肾脏病治疗的临床工作 50 余载，对肾脏病的治疗有丰富的临床经验。

【经典名方】

决水汤（源于《辨证录》）

组成：车前子一两，茯苓二两，王不留行五钱，肉桂三分，赤小豆三钱。

原文：一剂而小便如注不绝，二剂而肿胀尽消矣。

【学术思想】

邵教授认为引起血尿的原因不离五脏之变。主要病因责之于热与虚，热有实热、虚热之别，虚不外气虚、阴虚两端；病机多为热伤血络、正虚邪实和气不摄血，但总归于肾络受损。

【诊断思路】

邵教授根据专业知识及翻阅古籍，对血尿有以下认识：血尿又称尿血，于张仲景《伤寒杂病论》中最早提出，是以尿液中溢出红细胞为主要表现的临床常见症状，见于多种疾病。血尿又可分为肉眼血尿和镜下血尿，前者是指 1 L 尿液中有 1 mL 血液，尿色即可呈现明显洗肉水样或咖啡样；后者是指取新鲜晨尿行沉渣镜检，红细胞 > 3/HP。中医学对于血尿的治疗多从正虚邪实两方面来辨证。邵朝弟教授在治疗血尿的临床实践中，坚持个体化辨证，颇有见地，屡得奇效。

《景岳全书·血证》曰："血尿病位在肾。"传统中医学理论认为，血尿的病机有"热""湿""瘀""虚"等。其标实者，以风热、湿热、心火为常见；其本虚者，或气阴两伤，或阴虚内热，或气滞血瘀，阳气亏虚失于统摄也可产生血尿。

【治疗方法】

邵教授认为血尿在治疗上首先应辨清虚实。指出该病以脾肾亏虚为本，以外邪侵袭为标，宜标本同治，特别指出补脾的重要性。治疗中常佐以活血、止血、镇痛、清热、养阴、利水、解表等方法，运用灵活，辨证施治。

【治疗绝技】

邵教授在临床中以个体情况为基准，同病可用不同方，辨证施治。以虚实为基本纲，本虚而标实，虚以脾肾为主，实以热当先，治疗时分清缓急，辨病和辨证相结合，注重气、血、水在疾病演变过程中的作用。邵教授特别指出治肾病时，当辅以培补脾土之法，故临床多用黄芪、党参、白术等药，亦取补脾气以摄血之效。

【验案赏析】

马某，男，46岁，2015年9月初诊。因乏力、精神差半年来我院门诊。诉乏力，精神差，腰痛，大便正常，日行1次。查体：一般情况可，脉沉，舌质淡，苔薄腻。尿常规：尿隐血（＋＋），尿蛋白（＋），酮体（±），尿胆原（±），红细胞77.2/μL。处理：党参15 g，白术10 g，黄芪30 g，当归10 g，茯苓15 g，酸枣仁15 g，木香10 g，小蓟15 g，蒲黄炭10 g，藕节15 g，地榆炭10 g，槐角炭10 g。共7剂，每日1剂。

复诊：诉腰痛，精神差，夜尿每晚3次，睡眠欠佳，多梦。余可。PE：一般情况可，脉沉，苔薄黄。尿常规：尿隐血（＋）。处理：基础治疗同前；守前方，加合欢皮15 g，夜交藤15 g，续断15 g，牛膝15 g，杜仲15 g，共14剂。

三诊：诉腰痛减轻，精神欠佳，夜尿2次，睡眠欠佳，大便正常，小便可。查体：一般情况可，脉沉，舌质淡红，苔薄黄。尿常规：尿隐血（＋）。处理：守上方，14剂。后随诊，病情趋于稳定。

【按语】

本病当属于中医学"血尿"范畴，患者以乏力、精神差、腰痛、脉沉、舌淡红、苔薄腻为主要临床表现，尿检提示有尿隐血和尿蛋白，考虑气阴两虚证，以脾气虚和肾阴虚并见，脾虚不能运化水湿，肾虚则不能固摄精微。治宜健脾益气，活血利水。上方为邵教授自拟方茯苓行水汤，此方由决水汤化裁而来，酌加酸枣仁、小蓟、蒲黄炭、藕节、地榆炭、槐角炭组成。以黄芪、茯苓为君药。黄芪健脾益气，利水消肿；茯苓淡渗利湿；同用使气行则水行。党参健脾益气养血；白术健脾而运化水湿，转输精津，使水津四布；木香理气行水；酸枣仁养心安神；小蓟、蒲黄炭、藕节、地榆炭、槐角炭凉血收敛止血。复诊时加合欢皮、夜交藤宁心安神，续断、杜仲、牛膝补肝肾。

【参考文献】

[1] 石铖，王甜甜，巴元明.邵朝弟治疗血尿验案二则 [J].湖北中医杂志，2017，39（1）：24-25.

王亿平辨治肾性血尿经验

【名医简介】

王亿平，教授，主任医师。安徽中医药大学教授，安徽省第一、第二届江淮名医，安徽省名中医。安徽中医药大学第一附属医院肾内科主任，安徽中医药大学中西医结合临床专业硕士研究生导师，安徽省卫生厅第二周期中医临床学术和技术带头人培养对象，安徽中医药大学第一附属医院优秀中青年学科带头人。

【经典名方】

参芪地黄汤（源于《沈氏尊生书》）

组成：人参6g，黄芪、熟地黄、山药各15g，茯苓、牡丹皮、山茱萸各9g。加生姜3片，大枣10枚。

原文：《杂病犀烛》："参芪地黄汤，功能益气养阴，滋肾健脾。治脾肾不足，气阴两虚，头晕目眩，腰膝酸软，低热倦怠，手足心热，短气易汗，舌偏红少苔，脉沉细或细数无力。"

【学术思想】

王亿平教授认为肾性血尿病位主要在肾与膀胱，多因先天禀赋不足、过度劳伤或久病体虚而成，其基本病机为本虚标实，以肾虚为本，风邪、湿热、瘀血为标。治疗应以补肾为本、重视祛邪、巧用药对及注重患者日常调护，临床效果显著。

【诊断思路】

肾性血尿系指肾小球肾炎等肾脏疾病引起的血尿，以持续性显微镜下血尿或反复发作的肉眼血尿为临床特征，常伴或不伴一定程度的蛋白尿，病情反复发作，缠绵难愈。现代医学认为肾性血尿与免疫炎性反应及肾小球基底膜损伤有关，大多采用免疫抑制剂、控制感染及对症治疗，效果不佳。

王亿平教授认为，肾性血尿病位主要在肾与膀胱，其基本病机为本虚标实，以肾虚为本，风邪、湿热、瘀血为标。肾虚多因先天禀赋不足、过度劳伤或久病体虚而成，主要表现为肾气虚和肾阴虚。《内经》曰："正气存内，邪不可干。"所谓正气不足实指肾气不足，肾气虚则是血尿发生的根本内在因素。精血、津液等精微物质在人体的正常运行，离不开肾气的封藏作用。正如《素问·六节藏象论》曰："肾者，主蛰，封藏之本，精之处也。"若肾气虚，则精血、津液等精微物质不能封藏，水谷精微外泄，发为血尿。肾阴具有滋润、抑制、宁静等作用，为一身阴气之源。若肾阴虚，则脏腑功能出现虚性亢奋，"阴虚则热"，虚热灼伤血络，血随尿而出。本病初期多属实证、热证，病久迁延不愈，反复发作，形成虚实夹杂之证，"虚、热、湿、瘀"是其主要致病因素。

【治疗方法】

1.补肾为主

王亿平教授认为，肾性血尿与肾脏关系最为密切，其本在肾。肾为先天之本，受五脏之精而藏之，肾虚封藏失司，血溢脉外，形成血尿。治疗上，当以补肾为本。以肾气虚表现为主者，临床可见神疲乏力、腰酸、声低气短、尿后余沥不尽、显微镜下血尿日久不消、舌淡红、苔白、脉细。治以补肾益气、固元摄血。方用无比山药丸加减，如山药、杜仲、菟丝子、山茱萸、黄芪、牡丹皮、枸杞子。兼见小腹坠胀者，加升麻、柴胡；血虚者，加当归、阿胶。以肾阴虚表现为主者，临床可见口燥咽干，手足心热，盗汗，男子腰膝酸软、遗精滑精，女子月经淋漓不尽，显微镜下持续血尿，舌红，苔少，脉细数。治以滋阴清热、凉血止血。方用知柏地黄汤加减，如知母、黄柏、女贞子、墨旱莲、生地黄、牡丹皮、蒲黄。兼见腰痛者，加杜仲、续断；夜寐差者，加远志、夜交藤。

2.重视祛邪

（1）疏风散邪

王亿平教授认为，肺为娇脏，位居上焦，最易受风邪侵袭。《灵枢·经脉》曰："肾足少阴之脉……其直者，从肾上贯肝膈，入肺中，循喉咙，挟舌本。"风邪从口鼻而入，侵于肺，并沿足少阴经，损伤肾络，引起尿血。这与肾性血尿往往由咽炎、扁桃体炎等上呼吸道感染诱发相吻合。正如《血证论·尿血》曰："尿血……当兼治其肺，肺为水之上源，金清则水清，水宁则血宁。"临床可见发热、恶寒、咽痛、血尿、舌红、苔薄黄、脉浮。治以清热利咽、养阴润肺。方用银翘散加减，药物组成为金银花、连翘、荆芥、薄荷、桔梗、麦冬、牛蒡子、蒲公英等。若兼见咽肿者，加玄参、射干；喉中有痰者，加杏仁、浙贝母。

（2）清热利湿

王亿平教授认为，湿热是肾性血尿反复迁延、缠绵难愈的主要致病因素。湿为阴邪，肾居下焦，湿热下注，损伤膀胱脉络，破血妄行，则小便涩痛有血。肾与膀胱相表里，如《灵枢·本输》："肾合膀胱，膀胱者，津液之府也。"湿性黏腻，湿热相合，故缠绵久羁。临床可见尿色鲜红或显微镜下血尿，小便不利，舌红，苔黄腻，脉滑数。治以清热利湿、凉血止血。方用小蓟饮子加减，药物组成为小蓟、萹蓄、瞿麦、生地黄、淡竹叶、白茅根、牡丹皮、蒲黄等。兼见心烦燥热者，加知母、黄柏；食少纳呆者，加陈皮、苍术。另外，王亿平教授在临证治疗中，注重疏肝理气。肝属木，最易受湿邪困扰；湿热之邪，弥漫三焦，肝木生发之气受到抑制，故可加入茵陈、虎杖、香附之品。由于风能胜湿，亦可加用风药，如蝉蜕、防风、荆芥。

（3）活血化瘀

王亿平教授认为，活血化瘀法贯穿肾病治疗始终。中医素有"久病必瘀""离经之血便为瘀"之论。血尿是离经之血，离经之血不能及时排出体外，停于体内，血液运行不畅，导致瘀血的发生。临床表现：面色晦暗，神疲乏力，腰痛固定，舌暗有瘀点或瘀斑，苔薄，脉沉涩。治以活血化瘀。方用桃红四物汤加减，药物组成为桃仁、红花、川牛膝、川芎、当归、茜草、仙鹤草、牡丹皮、赤芍等。兼见夜尿多或排尿不畅者，加乌药、益智仁；肌肤甲错者，加地龙、水蛭等。临证治疗中，对于病程日久，久病入络者，不可一味凉血止血，以防留瘀之弊。气虚者，加仙鹤草；血虚者，加阿胶；寒证明显者，加三七；热证明显者，加茜草。即使血瘀症状不明显者，亦将活血化瘀贯穿治疗始终。

3. 注重调护

王亿平教授认为，肾性血尿患者的康复，离不开日常调护，应注重对患者饮食、起居的健康教育。饮食上忌肥甘厚腻之品，提倡多食素食，素食可改变体内酸性环境，减轻肾脏负担。起居方面，嘱患者起居有常，不妄作劳，注意季节温度的变化，适时增减衣物，预防上呼吸道感染的发生。由于病程长，患者常常心情抑郁，肝气郁结，给予情志疏导的同时，加用郁金、佛手、绿梅花等疏肝解郁之品。

【治疗绝技】

王亿平教授治疗肾性血尿善用药对。一是牡丹皮与赤芍。《本草纲目》记载牡丹皮："和血，生血，凉血。治血中伏火，除烦热。"泄药味苦，性微寒，归心、肾、肝、肺经，善于清热凉血、活血散瘀。《滇南本草》记载赤芍："泄脾火，降气，行血，破瘀血，散血块，止腹痛，散血热，攻痈疽，治疥癞疮。"该药味苦，性微寒，归肝经，善于清热凉血、散瘀止痛。二药合用，共奏清热凉血活血之功，使凉血不留瘀，活血而不动血。二是蒲黄与白茅根。《本草纲目》记载蒲黄："凉血，活血，止心腹诸痛。"该药味甘，性平，归肝、心、脾经，善于凉血、止血、利尿。《滇南本草》记载白茅根："祛瘀血，通血闭，止吐血、衄血，治血淋，利小便，止妇人崩漏下血。"该药味甘，性寒，归肺、胃、膀胱经，善于清热、凉血、利尿。二药合用，共奏清热凉血利水之功，用于肾性血尿兼有水肿者。三是金银花与蒲公英。金银花味甘、微苦，性寒，归肺、胃、心、大肠经，善于清热解毒、凉血化瘀。《滇南本草》记载蒲公英："敷诸疮肿毒……祛风，消诸疮毒，散瘰疬结核；止小便血，治五淋癃闭，利膀胱。"该药味甘、微苦，性寒，归肝、胃经，善于清热解毒、凉血、利湿。二者合用，共奏清热解毒、凉血止血之功，用于外感引起的肾性血尿者。四是女贞子和墨旱莲。女贞子味甘、苦，性凉，归肝、肾经，善于补益肝肾、清虚热。墨旱莲味甘、酸，性寒，归肝、肾经，善于补益肝肾、凉血止血。二者合用，补益肝肾之力加强，且有凉血止血之功，用于肝肾阴虚或阴虚血热引起的肾性血尿者。

【验案赏析】

宋某，男，职员，35 岁，2014 年 5 月 7 日初诊。主诉：间断肉眼血尿 1

个月。患者 1 个月前受凉后出现发热，第 2 天出现尿色鲜红，当地医院查尿常规：尿蛋白（＋）。未予重视。3 天前无明显诱因下再次出现肉眼血尿，遂前来就诊。临床表现：时有腰酸，下肢乏力，纳食尚可，夜寐欠佳，尿呈浓茶色，尿量可，大便调，舌暗，苔薄黄，脉弦细。体格检查可见双下肢轻度凹陷性水肿，未见其他阳性体征。尿常规提示 24 小时尿蛋白定量为 0.76 g；尿红细胞位相示多形性红细胞，提示肾性血尿；泌尿系统 B 超未见异常。西医诊断：慢性肾小球肾炎。中医诊断：尿血，肾阴亏虚、湿热瘀阻证。治以滋阴补肾、活血化瘀。方用参芪地黄汤加减，药物组成：白茅根、薏苡仁、玉米须各 30 g，太子参 20 g，黄芪 15 g，蒲黄炭、小蓟各 12 g，生地黄、山茱萸、杜仲、续断、桑寄生、牡丹皮各 10 g。14 剂，水煎服，每次 300 mL，分早晚 2 次服，每日 1 剂。

2014 年 5 月 21 日二诊：患者诉腰酸乏力症状较治疗前好转，下肢水肿消退，小便颜色转清。查尿常规：尿蛋白（＋）。在上方基础上加女贞子、墨旱莲各 15 g，煎服法同前。

2014 年 6 月 4 日三诊：患者诉无明显腰酸乏力，一般情况尚可。查尿常规：尿蛋白（±），红细胞（＋）；24 小时尿蛋白定量为 0.28 g。在上方基础上，减桑寄生，加桑螵蛸 10 g，煎服法同前。

2014 年 6 月 18 日四诊：患者诉无不适症状。查尿常规：尿蛋白（±），红细胞（＋）；24 小时尿蛋白定量为 0.19 g。继续守上方治疗。3 个月后随访，患者未再出现肉眼血尿，复查尿常规、24 小时尿蛋白定量均正常。

【按语】

肾性血尿常在外感、劳累等诱因下发生，起病较急，但究其病机在于肾虚为本，湿热、瘀血为标。治以补肾、活血、清热为根本大法，参芪地黄汤为主方。方中黄芪补气，太子参益气养阴，二药合用加强补气之功。气充则固摄有力，配伍白茅根、薏苡仁、玉米须清热利湿兼以利水消肿。生地黄、女贞子、墨旱莲清热育阴；山茱萸、杜仲、续断、桑寄生补肾强腰；蒲黄炭、小蓟、牡丹皮化瘀止血，且无止血留瘀之弊。患者症状改善，病情好转，加桑螵蛸补肾涩精，减少精微物质（蛋白质）的流失。全方用药主次分明，疗效显著。

【参考文献】

[1] 王东.王亿平辨治肾性血尿经验 [J].安徽中医药大学学报，2016，35（5）：55-57.

阮诗玮运用翘荷汤论治邪热犯肺型慢性肾脏病血尿经验

【名医简介】

阮诗玮，主任医师、教授。留学于美国费尔利迪金森大学，师承名老中医林上卿。福建中医药大学附属人民医院主任医师、博士研究生导师，从医30余载，阮诗玮教授博览群书，精悉经典。

【经典名方】

翘荷汤（源于《温病条辨》）

组成：薄荷4.5 g，连翘4.5 g，生甘草3 g，黑栀皮4.5 g，桔梗9 g，绿豆皮6 g。

原文：燥气化火，清窍不利者，翘荷汤主之。

【学术思想】

阮诗玮教授认为肺和肾在生理病理上关系密切，临床上常见慢性肾脏病患者因外感热邪而诱发慢性肾脏病血尿的情况。同时，其主张"六看"理论，即一看天（天气情况、五运六气），二看地（地理环境、水土方宜），三看时（季节时令），四看人（体质禀赋、心理状况），五看病（包括中医的病和西医的病），六看症（四诊症状），对疾病进行综合分析，审症求因，辨证论治。阮诗玮教授学贯中西，行医30余载，救人无数，尤其擅长治疗肾脏疾病，认为治疗慢性肾脏疾病应辨本虚标实，重视湿、热、寒、瘀、毒及气血、阴阳、脏腑亏虚之间的关系，研制的"保肾口服液""益肾降糖饮""尿感合剂"等在临床运用广泛。

【诊断思路】

阮诗玮教授认为，慢性肾脏病在传统中医学中没有专属的病名，而是将其归入"水肿""腰痛""虚劳""血证""癃闭""关格"等疾病中。《证治准绳》曰："诸水溢之病，未有不因肾虚得之。"《素问·气交变大论》曰："岁土太过，雨湿流行，肾水受邪。"《素问·至真要大论》云："湿气大来，土之胜也，寒水受邪，肾病生焉。"因此，阮诗玮教授认为慢性肾脏病的病位在肾，与脏腑、气血、阴阳有关，其病因病机归结于本虚和标实两方面。本虚以肾虚为本，兼有脏腑、气血、阴阳亏虚；标实的主要病理因素有湿、热、瘀、毒，其中湿邪是引发肾病的重要因素。湿性趋下，易袭阴位，同类相求，肾居下焦，必先受累。湿聚成饮成水，水邪泛滥周身而成水肿，或是损伤脉络而成血尿；肾藏精，湿邪伤肾，则肾失封藏，精微精气下泄，随尿液排出体外，导致蛋白尿、血尿的发生；而湿蕴日久，化为热邪，灼伤脉络，煎熬津液，伤津耗气，可见尿黄或赤涩热痛，口干、五心烦热等热盛阴虚之象。湿邪既是病理因素又是病理产物，可损伤脾胃，脾失运化，内生湿邪，则内外湿邪合而为患。慢性肾脏病病程长，久病必瘀，而且慢性肾脏病中气血阴阳亏虚，脏腑亏损，湿、热、毒邪等因素都可导致血行瘀滞，气机阻滞。因此湿邪为患日久，既可化热又可成瘀，阻滞气机，则湿、热、瘀交杂为患。肾主水，若湿热瘀阻伤肾，或久病肾虚，则肾不能泌别清浊，浊物留于体内，蓄积成毒，损伤脏腑经脉，侵犯胃、肺、心、脑，出现尿毒症的临床表现。

阮诗玮教授以"六看"理论为依据，指出福建省属于亚热带海洋性季风气候，全年平均温度偏高，且西北面有山脉环绕，能阻挡寒风，东南部临海，空气湿润，所以温暖潮湿是福建省尤其是沿海一带的气候特点，因此风、湿、热邪在此地盛行。慢性肾脏病的病机复杂，但不离本虚标实，虚实错杂，治疗应以扶正祛邪为治则，以疏风、清热、利湿、解毒、化瘀、益气、补肺、健脾、益肾、滋阴、补血、温阳等为治法。

【治疗方法】

五行上，金水相生。阮诗玮教授认为肺与肾在生理和病理上关系密切，对慢性肾脏病的治疗重视从肺着手。肺在胸中，位于五脏六腑之上，位置最高，称华盖，且主行水，通调水道，又有"水之上源"之称。肺脏清虚娇嫩，与咽喉、口、鼻相通，在体合皮，其华在毛。外感六淫邪气最先侵犯口鼻皮毛，因此肺脏最早受累。《内经》曰："肾足少阴之脉……其直者，从肾上贯肝膈，入肺中，循喉咙，夹舌本。""少阳属肾，肾上连肺，故将两脏。""少阴脉贯肾络于肺。"喉咙属肺系，为肺之门户，又与足少阴肾经相关，则肺卫受邪，循经下传于肾；肺属金为母，肾属水为子，五行之中金水相生，母病及子；肺为水之上源，通调水道，肾为主水之脏，主水液代谢，肺气宣发肃降与肾气蒸腾协同作用，保证了水液的输布排泄；久病之人脾肾虚弱，脾属土，脾虚则金无以生，肺卫不固，难以抵御外邪，外邪又循经再传于肾，形成一种恶性循环。阮诗玮教授认为风热犯肺，母病及子，肺热下迫于肾，损伤血络，可致尿血。而临床上，慢性肾脏病急性发作前常常可见上呼吸道感染的前驱症状，如咳嗽、咽痛、喷嚏、流涕等，正与外邪犯肺，下传于肾的理论相合。"水肿"病中的风水相搏证，风邪外袭，肺卫失宣，水湿泛溢肌肤，也说明了肺卫受邪可以诱发或加重慢性肾脏病。因此，慢性肾脏病可从肺论治。这一理论也受到当代许多医者的认同，如戴璐、饶克瑯等。

阮诗玮教授将《温病条辨》中的翘荷汤灵活加减，拟连翘、薄荷、荷叶、栀子、桔梗、赤小豆、生甘草为加减翘荷汤，将其应用于慢性肾脏病的治疗中。

本方看似简单，但细细品读，才可窥得其中配伍之玄机。外感风热、风温、风燥之邪，或寒邪化热，邪热循经下犯，则下焦热甚，小便不利；邪热入里，热扰心神则出现心烦；若心火下移，亦可致小便不利、赤涩热痛。连翘疏风清热解毒，入心经，可清心火而除烦躁，防心火下移；薄荷能发散风热，解毒利咽，其性味芳香上行而能清利头面诸窍，清上炎头面之火热；栀子表热、内热同清，擅清三焦火热同时又能利湿，入心经与连翘相合而除烦躁，又可凉血止血；赤小豆利水消肿，解毒排脓；桔梗能宣肺祛痰、利咽排脓，又能为引经药，使诸药药力直达肺卫，开宣肺气则提壶揭盖，小便能出，与赤小豆相合，水湿可利，水肿得消；生甘草清热解毒、化痰止咳、调和诸药。阮诗玮教授笔下的加减翘荷汤中的"荷"字，不仅是翘荷汤原方中的薄荷，还指"荷叶"这味药。荷叶是夏季暑湿之气盛时常用的一味药，其味苦辛微涩、性凉，擅清夏季之暑邪，是清暑利湿的常用药。其味辛，故清香升散，可升发脾阳而健脾气，脾气健旺，一则内湿得消；二则统摄血液，使外溢之血液及其中精微复归脉中；三则取培土生金之意，旺肺卫之气以驱邪外出并固表抗邪。此外，荷叶还有散瘀凉血止血之效。全方共奏疏风清热、利湿消肿之功。

应用加减翘荷汤治疗疾病，重点把握病位在肺卫，病性属实热，病机为风热、风温、风燥侵犯肺卫或表寒化热侵犯肺卫，即外感热邪侵犯肺卫。久病之人，肺脾气虚，易感外邪，且慢性肾脏病以湿为主要病理因素之一，本方既可清表里之热，又可利湿消肿，根据异病同治的原则，本方可运用于慢性肾脏病血尿属邪热犯肺证的患者，症见咳嗽痰多，痰黄或黏白难咳，干咳无痰或痰少难咳，痰中带血丝，鼻干咽燥，鼻塞或流涕，恶寒发热，兼有血尿、蛋白尿、肾功能损害。

【治疗绝技】

对阮诗玮教授对加减翘荷汤的配伍总结如下：咳嗽、痰多、痰黄，加黄芩、鱼腥草、杏仁；痰中带血，加茜草、积雪草、车前草、白茅根；痰少、黏腻难咳，加桑叶、菊花、天花粉；口干、口渴，加玉竹、沙参、白芍；发热，加柴胡、金银花、黄芩；扁桃体肿大、发炎，加牛蒡子、射干、马勃、积雪草、龙舌草；鼻塞、流涕，加薄荷、辛夷花；痰湿内盛、脾胃虚弱，加白扁豆、香薷、白术；纳差食少，加神曲、山楂、鸡内金、麦谷芽；疲乏无力，加党参、炒白术、怀山药；尿黄、尿赤，加石膏、芦根、车前草、积雪草；血尿（尿红细胞计数较多），加上巳菜、白茅根、茜草、藕节炭、蒲黄炭；水肿、小便不利，加赤小豆、茯苓、木瓜、车前草；湿毒内盛，加大黄、六月雪；唇舌色暗、脉涩等瘀血阻滞，加茜草、鬼箭羽、赤芍、当归、益母草；腰部酸楚，加女贞子、墨旱莲、桑寄生、续断、杜仲、菟丝子、鹿衔草。

【验案赏析】

候某，男，22岁，2012年8月11日初诊。患者被确诊为"紫癜性肾炎"3年余。就诊前3日突感咽痒，咽痛，咳嗽，无恶寒、发热、咳痰，未治疗。1日前咳少量白黏痰。辰下：咽痒，咽痛，咳嗽，痰少色黄，偶有喷嚏，无恶寒、发热、流涕、口干、皮肤紫癜、关节疼痛，饮食睡眠可，尿中泡沫较前增多，大便质黏。舌尖红、有点刺，苔黄厚腻，脉浮滑。辅助检查示尿常规：尿隐血（++），红细胞195/μL、28.1/HP。药用：连翘15 g，鸡苏散15 g，炒栀子6 g，桔梗6 g，赤小豆15 g，石韦15 g，鱼腥草15 g，黄芩6 g，龙舌草15 g。共14剂。

2012 年 8 月 25 日二诊：时有咽痛，小便色深黄，小便泡沫减少，腰酸，纳可，寐安，大便黏腻，舌红、苔黄厚腻，脉弦滑。予上方加茜草 15 g，上巳菜 15 g。共 14 剂。

2012 年 9 月 8 日三诊：尿中少量泡沫，纳可，寐安，大便质黏。舌红、苔黄厚腻，脉弦滑。辅助检查：尿常规正常。

【按语】

患者初起外感风邪，热邪不甚，感咽痒、咽痛、咳嗽，未治疗；风邪入里化热，则咳黄痰；热邪下传于肾，肾络受损，精微不固，则血液外泄于尿中，尿中泡沫增多。大便质黏，舌尖红、有点刺，苔黄厚腻，脉浮滑，为外有风热、内有湿热之征。患者发病正值秋初，夏季暑湿之邪残留，秋燥之邪始盛。鸡苏散由薄荷、滑石、甘草组成，祛暑清热利湿，兼能解表，是夏季、初秋常用的解暑之方；连翘、薄荷、黄芩、桔梗疏风清热宣肺，阻断热邪下传，宣肺气以利小便；滑石、栀子清热利湿；鱼腥草、赤小豆、石韦利尿通淋，导热下行；鱼腥草、桔梗、龙舌草祛痰止咳、利咽消肿。服药后，患者表证解，但尿色深黄，予茜草、荠菜以清热利尿、凉血止血、祛瘀通经。遂使邪解肺宣，热清血宁，尿血消失。

【参考文献】

[1] 方潇婷，阮诗玮．阮诗玮运用翘荷汤论治邪热犯肺型慢性肾病血尿经验 [J]．中医药通报，2015，14（4）：36-38．

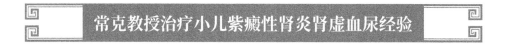

常克教授治疗小儿紫癜性肾炎肾虚血尿经验

【名医简介】

常克教授是成都中医药大学附属医院主任医师，博士研究生导师，四川省中医药学儿科专业委员会主任委员，四川省中医儿科学科带头人，省名中医，省中医药学术技术带头人，国家中医药管理局首批国优人才，全国中医儿科、中西医儿科、中医药高等教育理事会常委，四川省医学会、医师协会儿科分会常委。常教授潜心耕作临床 30 余年，诠释践行经典，擅长儿科疑难病的诊治，尤其对小儿肾脏疾病有独到的见解。

【经典名方】

知柏地黄汤（源于《医宗金鉴》）

组成：山药四两，牡丹皮三两，白茯苓三两，山萸肉四两，泽泻三两，黄柏（盐水炒）三两，熟地黄（蒸捣）八两，知母（盐水炒）三两。

【学术思想】

常教授认为肾之病有寒热之辨；寒者，肿之为多；热者，尿血为甚。邪伏少阴，烁伤络脉，血渗于膀胱，则尿血久不消。血尿不愈，属肾虚者，当以滋肾降火、敛阴摄血，选方知柏地黄汤合二至炭丸随证加减，使血尿止。

【诊断思路】

常教授认为，紫癜性肾炎是过敏性紫癜出现肾脏损害时的表现，主要临床表现为血尿或蛋白尿，多发生于皮肤紫癜后 1 个月内，或可同时并见皮肤紫癜、腹痛，有的仅是无症状性的尿异常。在儿童过敏性紫癜中有 20% ～ 55% 的患儿发生肾脏损伤。虽大多预后良好，但部分病程迁延，尤以隐血难消，久治不愈。本病属于祖国医学"肌衄""血证""尿血"等范畴。其病位在肾与膀胱，发病原因繁多。《太平圣惠方·治尿血诸方》中记载："夫尿血者，是膀胱有客热……血得热而妄行，故因热流散，渗于脬内而尿血也。"鲁艳芳教授认为小儿血尿不外乎虚热或实热，热伤胞络，血溢脉外，从而出现血尿。丁樱教授、刘霞教授认为尿血的病机特点体现在热、虚、瘀三个方面。常教授同时也认为肾之病有寒热之辨，寒者，肿之为多；热者，尿血为甚。结合小儿肌肤薄，藩篱疏，肺脏娇嫩，卫表不固的特点，认为小儿外易感风热湿毒，内常因脾常不足，可由六淫直伤或饮食不节易伤脾胃，脾失健运而生湿，"湿胜则阳微"，使小儿不足之肾阳更亏，水湿日久化热，易耗气伤阴，阴伤虚火内炽，灼伤肾络则尿血。故常教授概括小儿紫癜性肾炎血尿的病机特点不外乎热、湿、毒、虚、瘀五方面。病久及肾，邪伏少阴，灼伤络脉，血渗于膀胱，则尿血久不消。

【治疗方法】

常教授认为，小儿紫癜性肾炎血尿初期多因毒热蕴结、迫血妄行，血不循经溢于肌肤而致皮肤紫癜，毒热损伤肾络，发为溺血；中期多因热瘀互结，加之小儿阳常有余、阴常不足、阴液易亏、虚火易亢的特点，易耗气伤阴，病情由实转虚，致阴虚火旺，表现尿血久不愈或蛋白尿反复；后期多因久病之后，肝肾阴虚，阴不制阳，虚火内动，灼伤血络，血溢脉外，循溺道而出，则发为尿血之证。古有"斑疹易消，尿血难止"之说，故血尿迁延难愈者，病程较长，久病及肾。肾者，阳之根，火之寓也。肾属少阴，为水火之脏，邪伏少阴，或热邪循经下行，直达少阴，使相火妄动，膀胱络伤，血随尿出。常教授认为尿血久不消者，无心、肝、肺之候。舌红、苔少、咽红者，属肾虚，当以滋肾降火，敛阴摄血；药用知柏地黄汤合二至炭丸主之。知柏地黄汤是在经方六味地黄丸（熟地黄、山茱萸、干山药、泽泻、牡丹皮、茯苓）基础上加知母、盐黄柏组成，功用滋阴降火，主治肝肾阴虚、虚火上炎证。二至炭丸是在二至丸（女贞子、墨旱莲）基础上加小蓟炭、侧柏炭、地榆炭、血余炭、乌梅炭而成，以滋肾阴、收敛止血为主。方中六味地黄丸为君药滋养肾阴；知母、黄柏、二至丸为臣药清泻相火；小蓟炭、侧柏炭、地榆炭、血余炭、乌梅炭收敛止血为佐药，全方共奏养阴清肾、敛血止血之功。临床应用时随证加减，若尿血色偏暗者，加乳香、没药、三七粉（冲服）活血通络；色偏淡者加白及、儿茶、刺猬皮敛血止血；合并蛋白尿者加五味子等收敛固肾；尿短者，加泽泻、车前子利尿渗湿；咽痛者，加木蝴蝶、牛蒡子利咽，少寐者加首乌藤、柏子仁、酸枣仁安神等。

【治疗绝技】

常教授认为肾之病有寒热之辨；寒者，肿之为多；热者，尿血为甚。邪伏少阴，烁伤络脉，血渗于膀胱，则尿血久不消。血尿不愈，属肾虚者，当以滋肾降火、敛阴摄血，选方知柏地黄汤合二至炭丸随证加减，使血尿止。肾属水火之宅，主水，小儿肾常虚，相火妄动，阴伤阳亢阴络伤则尿血。津血同源，故常教授认为血尿同治，不能一味"见红用黑（炭），见血止血"，应审证求因，辨证施治。

【验案赏析】

吴某，男，9岁5个月，2014年9月21日初诊。反复双下肢皮疹5个月，发现尿检异常1月余。患儿于就诊前5个月无明显诱因出现双下肢皮肤瘀点瘀斑，以伸侧居多，色鲜红，大小不等，抚之碍手，压之不褪色，无腹痛及四肢关节疼痛。遂就诊于成都市某医院，经对症治疗后患儿皮疹消退，其后皮疹时有反复，1个月前患儿复诊时常规查尿检发现尿蛋白（+）、尿隐血（++），未见红细胞，此后多次查尿检均有血尿及蛋白尿，确诊为过敏性紫癜性肾炎。西医予以激素治疗后患儿尿蛋白转阴，尿隐血持续存在，为求中医治疗遂来常教授门诊就诊，症见咽干喉痛、心烦，手足心汗出，四肢未见皮疹，双下肢无浮肿，饮食一般，少寐，盗汗，二便调，无肉眼血尿，苔少舌红，脉细数。患儿平素喜食辛辣，查尿常规：尿隐血（+++）、蛋白（±）。血常规、肝肾功能及体液免疫检查未见异常。常教授考虑患儿阴虚火旺，用知柏地黄汤合二至炭丸主之。方药：熟地黄20g，山茱萸10g，干山药15g，泽泻10g，牡丹皮15g，茯苓10g，知母15g，盐黄柏10g，女贞子15g，墨旱莲15g，小蓟炭、侧柏炭、地榆炭、血余炭、首乌藤各20g。3剂，2日1剂，水煎服，每日3次。嘱其清淡饮食，避免感冒受凉。

2014年9月27日二诊：患儿诉咽干喉痛症状缓解，睡眠较前好转，仍有盗汗、手足心汗出症状，舌红少苔，脉细稍数。复查尿常规：尿隐血（+），尿蛋白（-），未见红细胞。上方去首乌藤、血余炭，继服5剂，2日1剂，水煎服，每日3次。

2014年10月8日三诊：患儿未诉明显不适，舌淡苔薄，脉平。复查尿常规：尿隐血（±），尿蛋白（-）。守二诊方3剂。其后患儿复诊尿隐血转阴，继服汤药2剂后未来就诊，随诊患儿诉一般情况可，尿检未见异常。嘱其合理饮食，定期复查尿检。

【按语】

紫癜性肾炎血尿继发于过敏性紫癜，属于中医学"血尿"范畴。尿血之证，多因热扰血分而致。热聚下焦，损伤脉络；热扰血分，营血妄行，渗于水道，使血随尿出。结合小儿纯阳之体，阳常有余、阴常不足的特点，感邪易化火化热，病久易灼伤阴液，肾阴络伤，则血随尿出；正如《灵枢·百病始生》有"阴络伤则血内溢，血内溢则后血"之论。《伤寒论》云："少阴

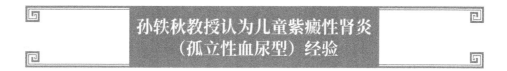

病，八九日，一身手足尽热者，以热在膀胱，必便血也。"故小儿紫癜性肾炎血尿久不愈者多伤及肾阴，结合小儿稚阴稚阳之体，热病多见，且小儿心常有余、肾常虚，心、肾皆属少阴，少阴受邪，相火妄动，阴伤阳亢伤其阴络血不循道则尿血。结合本案中患儿的病程及症状特点，符合阴虚火旺证型的诊断，方中熟地黄滋肾阴、益精髓；山茱萸滋肾，干山药滋肾补脾；泽泻泄肾，牡丹皮泻火，茯苓渗脾湿；知母、盐黄柏清肾中伏火，女贞子、墨旱莲补肾益精；小蓟炭、侧柏炭、地榆炭、血余炭收敛止血，合用以达"红见黑（炭）止"之效；患儿少寐故加首乌藤安神，二诊时患儿睡眠改善，尿隐血好转，故去首乌藤、血余炭，余药继服至血尿止。

【参考文献】

[1] 王珺，王华，常克.常克教授治疗小儿紫癜性肾炎肾虚血尿经验举隅［J］.亚太传统医药，2016，12（2）：75-76.

孙轶秋教授认为儿童紫癜性肾炎（孤立性血尿型）经验

【名医简介】

孙轶秋教授从事儿科临床、教学、科研工作30余年，江苏省名中医，对儿童过敏性紫癜及紫癜性肾炎治疗有较深造诣，在长期临床工作中，不断实践，总结出一套自己的辨证思路和治疗方案，疗效显著。

【经典名方】

归脾汤（源于《严氏济生方》）

组成：白术9g，茯神10g，黄芪12g，龙眼肉10g，酸枣仁10g，党参12g，炙甘草5g，当归10g，远志10g，木香10g。

原文：治思虑过度，劳伤心脾，健忘怔忡。

调护：加生姜6g，大枣3枚，水煎服。

【学术思想】

孙教授认为儿童紫癜性肾炎（孤立性血尿型）的病机总属本虚标实，初期以湿热、瘀血为主，后期以气阴不足为要；治疗以扶正祛邪、标本兼顾为原则，根据病机主张分期论治，治以清热利湿、活血化瘀，益气滋阴、凉血止血，固护营卫、预防外感；提倡慢病慢治。

【诊断思路】

孙教授认为"湿热"是紫癜性肾炎重要病机。提出"湿"是发病之因，同时也是病程中的病理产物。"脾常不足"是小儿的生理特点，脾主运化水湿。若紫癜患儿，感受湿邪，脾失健运，加之紫癜热毒内伏，合为湿热，湿热日久，化毒化火，灼伤血络，血溢脉外，则见尿血。诚如《素问·至真要大论》所言："湿气大来，土之胜也，寒水受邪，肾病生焉。"湿为阴邪，其性趋下，肾为阴脏，居于下焦，《医方考》云："下焦之病，责于湿热"，湿热毒邪久羁不去，凝滞下焦，损伤肾络，血尿反复。湿热之邪久居肾脏，缠绵不去，是紫癜性血尿经久不愈的重要原因。

孙教授认为本病与"瘀血"亦密切相关，提出"瘀血"是儿童过敏性紫癜的主要病理基础。紫癜多为风邪袭表、入里化热所致，紫癜日久，迫血妄行，致血不循经，故紫癜乃血溢脉外的表现，诚如《医林改错》所言："紫癜风，血瘀于肤里。"离经之血化为瘀，紫癜反复，瘀血内阻，损伤肾络，络伤血溢，故见血尿。《血证论》认为："盖血初离经，清血也，鲜血也，然既是离经之血，虽清血鲜血，亦是瘀血"，离经之血，羁留体内，久成瘀血，瘀血不去新血不生，循环反复，则使血尿反复发作，缠绵难愈，可见"瘀血"是本病发病关键。

孙教授提出紫癜性肾炎后期，瘀血湿热未尽，耗气伤津，多以气阴两伤为主。瘀血日久，血脉不利，阻滞气机，气机不畅，久则气耗，气虚无力摄血，血失统摄则见血尿，气虚更使病势迁延，故血尿反复；湿热内蕴，瘀热互结，耗伤阴液，加之久病脾肾亏虚，肾阴不足，虚火内生，虚火灼络，血脉受损更甚，亦可见血尿反复。前期肾络受损，后期气阴不足，因此孙教授认为，紫癜性肾炎单纯血尿的后期，重在补肾健脾，益气养阴，气血充盛，血行脉中，肾络通利，血尿自然消失。

【治疗方法】

1. 分期论治随证加减

孙教授认为本病需分期论治，不同时期病机亦不同，初期邪实为主，后期正虚居多，且兼证居多。初期多与皮肤紫癜并发，多为湿热血瘀损伤血络，累及肾脏，致肾络损伤而发病，双下肢皮肤紫癜明显，证属湿热伤络或瘀血阻络；后期皮肤紫癜逐渐消退，多为紫癜反复，瘀血日久，耗气伤阴；或用激素等"纯阳燥热"之品后，所致阴虚阳亢，证属气阴不足、阴虚火旺。

（1）初期清热利湿、活血化瘀

孙教授认为本病初期多为紫癜中期，实证为主，血热妄行，损伤肾络，可分为湿热伤络、瘀血伤络两个证型。湿热伤络证以湿热毒邪损伤肾络为主，宜清热利湿，兼有瘀血者，辅以活血，方用四妙丸合三仁汤加减。常用药：苍术、黄柏、牛膝、薏苡仁、生地黄、牡丹皮、赤芍、茜草、大小蓟、白茅根、车前草、六一散。瘀血伤络证以血瘀为主，宜活血化瘀、凉血止血，方用凉血化瘀饮加减，常用药：生地黄、牡丹皮、赤芍、紫草、茜草、川芎、大小蓟、侧柏叶。孙教授认为本病单纯湿热或单纯瘀血较少，多以兼证出现，故临床上治疗湿热伤络时需清热利湿佐以化瘀，治疗瘀血伤络时需活血化瘀佐以清利湿热。

（2）后期益气滋阴、凉血止血

孙教授认为本病后期也是紫癜后期，虚证居多。紫癜日久，迁延反复，时发时止，耗气伤阴，由实转虚，气阴不足，虚实夹杂。偏于气虚者，治以补肾健脾、凉血止血，方用归脾汤化裁，常用药：黄芪、太子参、白芍、白术、防风、生地黄、牡丹皮、丹参、大小蓟、仙鹤草。偏于阴虚者，治以滋阴降火、凉血止血，方用茜根散合知柏地黄丸加减，常用药：生地黄、熟地黄、黄柏、牛膝、山萸肉、茜草、侧柏叶、大小蓟、仙鹤草。孙教授认为本病后期虽以虚证居多，但血尿仍为主要症状，故益气养阴时勿忘活血化瘀，紫癜性肾炎有一分血尿，便有一分瘀血。

（3）恢复期固护营卫、预防外感

孙教授认为外感是紫癜性肾炎隐血反复发作的重要原因，尤其在本病病史较长的患儿中，以肺气亏虚居多，因此在本病恢复期隐血渐消时，需考虑补益肺气，预防外感。根据不同时期的临床表现，进行辨证用药。病久体虚，纳少便溏，卫表不固，证属肺脾气虚者，治以益气固卫，方用玉屏风散加减，常用药物：黄芪、白术、防风、白芍、桂枝等；或体虚易感，风邪袭表，肺卫失宣，治以扶正去邪，银翘散加减，常用药物：金银花、连翘、蒲公英、白花蛇舌草。孙教授认为观察患儿外感与否，望喉和望舌是关键，咽喉上连口腔，下接肺胃，循行于肾，为经脉循行之门户，是外邪犯肾的关键，故孙教授临证时尤为重视咽喉的诊查。主张本病无论何期，都应注意预防外感，外感风邪者当急则治标，疏风解表；正虚邪胜者缓则治本，扶正去邪。

2. 标本兼顾、止血不留瘀

紫癜性肾炎孤立性血尿的根本还是瘀血所致血不循经的出血，所以血尿是本病的外在表现，唐容川在《血证论》提出"止血、消瘀、宁血、补虚"的治血四法。故在治疗尿血时止血也应为第一要义，孙教授治疗本病时常用大蓟、小蓟、侧柏叶等凉血止血之品，既清血热，又可止血。同时孙教授善用炭类止血药物，如侧柏炭、地榆炭、藕节炭，炒炭存性，加强止血之功。

止血可治标，但止血易留瘀，古有"见血休止血"之说，提醒我们不可滥用炭类固涩药，所以孙秩秋教授在运用炭类药时会配合活血化瘀之品，多用侧柏炭、地榆炭、藕节炭配合丹参、川芎、三七等，以达到止血不留瘀的效果，《血证论》的"消瘀"便是此意，孙教授一直主张活血化瘀应贯穿治疗紫癜的始终。

3. 慢病慢治、效取长久

孙教授认为，紫癜性肾炎孤立性血尿属于慢性疾病，病机属本虚标实，正邪相争是本病发展过程的常态。儿童"肝有余，脾常不足，肾常虚"，加之儿童容易外感，因此扶正祛邪，维护肾气，是本病治疗过程中的基本大法。本病病变有轻重之别，疗程亦有长短之分，孙教授认为本病治疗宜长不宜短，辨证准确，治法适宜，遣方恰当，血尿渐消，亦不可懈怠，须顺延疗程，巩固疗效。故孙教授每诊患儿多告诫嘱咐，首先家长及患儿都要作好长期服药的心理准备，定期复诊；二要注意预防外感，减少复发；三要避免劳累，适当运动，以调整患儿体质为目的，阴阳平衡，气血调和，则病难复发。

【治疗绝技】

孙教授除善用炭类药，治疗本病还喜用藤类药。《本草便读》有云："凡藤蔓之属，皆可通经入络。"藤类药可祛风通络，深入络脉，疏通肾络；若配以活血化瘀之品，通络之功不减，活血之力更强。气血通畅，肾络通利，本病自愈。临证时，随证加减。初期"热毒、湿热"为主，治以祛风湿、凉血通络，常用青风藤、海风藤、络石藤；后期瘀血所致气血不足，可用鸡血藤、夜交藤养血活血、舒筋活络。藤类药过往多因其祛风化湿之功，常用于风湿疾病，孙教授认为此只言其专攻，未言及同功，临床上以活络化瘀为原则，以藤类药物随证加减治疗紫癜性肾炎孤立性血尿，此孙教授临床用药之特色。

【验案赏析】

曹某，男，13岁，2018年9月26日初诊。主诉：反复紫癜半年，尿检异常3个月。患儿2018年3月无明显诱因出现双下肢紫癜，至当地医院诊断为"过敏性紫癜"，予抗过敏、抗感染、抗血小板聚集等治疗后，患儿双下肢皮疹仍有反复，3个月前查尿常规：尿隐血（+++），红细胞98/μL，白细胞30/μL，尿蛋白（-）。予"黄葵胶囊及百令胶囊"口服治疗，并定期复查尿常规，尿隐血波动在（++）～（+++）。刻下：患儿双下肢见散在暗红色皮疹，高出皮肤，压之不褪色，无恶寒发热，无咳嗽咳痰，大便调，小便无泡沫。查体：患儿双眼睑无浮肿，面色萎黄，神疲乏力，双下肢可见散在皮疹，纳少便溏，舌红、苔薄黄、脉细数。辅助检查：尿常规：尿蛋白（-），隐血（++），24小时尿蛋白定量：58 mg，左肾静脉彩超：左肾静脉未见受压。中医诊断：尿血（气阴两虚，兼有血瘀）；西医诊断：过敏性紫癜性肾炎。治以益气养阴，活血化瘀，凉血止血。归脾汤合凉血化瘀饮加减。处方：黄芪15 g，炒白术10 g，炒白芍10 g，防风6 g，生地黄10 g，牡丹皮10 g，山萸肉10 g，六月雪20 g，茜草15 g，大小蓟各15 g，海风藤15 g，侧柏叶12 g，蒲公英15 g，蒲黄炭15 g，甘草3 g。14剂，水煎服，日1剂，早晚分服，配合丹参片口服。

二诊：患儿双下肢偶有散在紫癜，可自行消退，无发热恶寒，无咳嗽咳痰，胃纳较前好转，小便量正常，舌淡苔白，脉细，辅助检查：尿常规：尿隐血（+），红细胞30/μL，白细胞15/μL，尿蛋白（-）。原方去蒲公英，加白花蛇舌草15 g，知母10 g，黄柏6 g，墨旱莲10 g。21剂，水煎服，日1剂，早晚分服。

三诊：患儿双下肢未有新发皮疹，无恶寒发热，胃纳正常，二便调。舌淡红，脉弦细。辅助检查：尿常规：尿隐血（+），红细胞未见。原方去六月雪、蒲公英，加鸡血藤12 g，赤芍10 g。21剂，水煎服，早晚分服。后患儿继续复诊，口服中药3个月后，尿隐血渐消，紫癜未复发。后门诊定期复查尿常规 3 个月，未见异常，随访半年，诸症皆消，未有复发。

【按语】

初诊时患儿双下肢仍有紫癜，已属紫癜后期，出现尿隐血。紫癜反复发作，血热日久，灼伤肾络，故可见下肢紫癜，同时又有尿隐血；血瘀阻滞，经久不除，耗伤气阴，故可见神疲乏力，纳少便溏，故治以益气养阴、活血化瘀，同时兼顾紫癜，佐以凉血止血，标本兼治；二诊时患儿紫癜已基本控制，但尿隐血仍有反复，此时处于本病后期，当以滋阴清热为基本大法，故加以二至丸滋阴止血；三诊时紫癜已基本痊愈，尿隐血较前减少，此时本病已后期转至恢复期，为守疗效，须防外感，故在益气养阴的基础上以蒲公英、白花蛇舌草等清热解毒药，益气固表，预防外感。本病属慢性疾病，且较易反复，故疗程宜长，隐血消除后，多嘱患儿家长随诊复查半年尿常规，密观预后。

【参考文献】

［1］陆文钟，孙轶秋.孙轶秋教授辨治儿童过敏性紫癜性肾炎（孤立性血尿型）经验撷要［J］.中国中医药现代远程教育，2020，18（20）：64－66.

马鸿杰治疗血尿经验

【名医简介】

马鸿杰，主任医师，硕士研究生导师，第四批全国老中医药专家学术经验继承人。从事肾内科临床、研究 20 余载，对于急慢性肾小球肾炎、肾病综合征、肾衰竭等肾脏疾病的治疗具有丰富经验，擅长中西医结合治疗血尿。

【经典名方】

六味地黄汤（源于《景岳全书》）

组成：熟地黄 15 g，山萸肉 12 g，山药 12 g，牡丹皮 10 g，泽泻 10 g，茯苓 10 g。

原文：六味地黄汤，论妇人经病，头弦目胀，腰胁痛连小腹，四肢清冷，不思饮食，其脉肝肾大而无力，或沉而涩，脾脉浮弦而迟，命门脉浮大而散，其经来六七日淋沥不止。此得之郁怒伤肝，劳倦伤脾，肾气虚而脾气陷也。以补中益气汤合六味地黄汤，加何首乌、阿胶主之。

【学术思想】

马鸿杰认为血尿病机较为复杂，临证首先应该明确其病因病机，辨明虚实，方可对证用药。血尿病程日久，虚实转化可见，在治疗中结合患者症状体征辨证论治，标本兼顾，以补脾益肾为主，兼以清热利湿、化瘀止血。

【诊断思路】

马鸿杰认为，血尿以小便中混有血液甚至血块为主要表现，历代医家将其归为"溺血""溲血""尿血证"等范畴。中医古籍对血尿论述较多，《素问·气厥论》指出："胞移热于膀胱，则癃，溺血"，清代医家李用粹在《证治汇补·溺血》中指出："或肺气有伤，妄行之血，随气化而下降胞中，或脾经湿热内陷之邪，乘所胜而下传水府……或小肠结热，或心包伏暑。"在继承历代医家观点的基础之上结合多年临床经验，认为血尿病位主要在肾与膀胱，与心、脾、肺、小肠等脏腑亦有所关联，其根本病因在于热伤肾络与气阴亏虚。对于本病的辨证，应着重辨明虚实，马鸿杰认为实证血尿主要责之气火亢胜、热结下焦，而虚证血尿则多因脾肾不固、气不摄血。而在疾病的发展变化中，往往出现由实证向虚证的转化。

热伤肾络为实证血尿的主要病因，从疾病证候虚实而言，火热之中又有实火和虚火之分。《景岳全书·血证》提出："血本阴精，不宜动也，而动则为病。血为营气，不宜损也，而损则为病。"外感风热之邪入里化热，湿热之气损伤下部脉络则迫血妄行，此为实火；肾阴亏虚，失于滋养，虚热内扰，此为虚火。脾肾气阴亏虚为虚证血尿之本。脾主统血，为后天之本，脾气健旺则气足而统摄血行于脉中；肾主藏精纳气，肾气亏虚、肾阳不足则封藏失司，血溢脉外出现血尿。

瘀血作为血尿的病理因素与病理产物，贯穿疾病的全过程中。《血证论·吐血》中说："气为血之帅，血随之而运行；血为气之守，气得之而静谵。"肾病日久，气机阻滞，瘀血损伤脉络，血溢脉外，故而出现血尿。而离经之血留积于内，蓄结便为瘀血，阻碍气血正常运行，进一步导致气机阻滞，使出血难止。

【治疗方法】

1. 邪热内结证

症见发热、咳嗽、咽喉红肿，口干引饮，小便频数、尿色鲜红，舌红苔黄、脉数。治以清热透表、凉血止血为主，方选小蓟饮子合连翘散加减。常用生地黄、小蓟、白茅根、侧柏叶以凉血止血，配伍蒲黄炭、藕节、三七等化瘀止血药，使止血而不留瘀。伴咽喉红肿明显者，可配伍金银花、连翘、重楼、锦灯笼以疏风清利咽喉；伴水肿、舌红苔黄者，可予萹蓄、瞿麦、白花蛇舌草以清热利湿，效果显著。

2. 阴虚火旺证

症见腰膝酸软、耳鸣、尿血、潮热盗汗、五心烦热、舌红少苔、脉细数。治以滋阴泻火、凉血止血，临证拟知柏地黄丸为基础方。知柏地黄丸之地黄、山药、山茱萸滋补肾阴，知母、黄柏、黄芩滋阴降火，配伍小蓟、鹿衔草等凉血止血。对于虚热明显者，可适量加入柴胡、青蒿、地骨皮以滋阴清热。心烦失眠者，可加酸枣仁、远志以宁心安神。

3. 脾肾亏虚证

症见面色萎黄、困倦乏力、纳呆便溏、耳鸣、腰膝酸软、舌淡少苔、脉细弱。治以补益脾肾、益气固摄，临证常以补中益气汤合肾气丸加减。以黄芪、党参、白术、防风补气健脾固表，桑寄生、杜仲、牛膝、菟丝子、山药补肾助阳，配伍当归、仙鹤草、墨旱莲、三七以止血，共收补脾益肾、固涩止血之功。此外，脾虚则运化乏力，可加入砂仁、神曲以健脾和胃。

4. 气滞血瘀证

症见面色晦暗，舌质紫暗、有瘀点瘀斑，脉沉涩。治以行气化瘀止血，以小蓟饮子为基础方，加入活血行气之品。马鸿杰强调，瘀血内阻所致肾性血尿在临证治疗中应以行气活血为主、凉血止血为辅。用药方面，茜草、蒲黄善走血分，有活血行瘀之功；三七为血中气药，配伍川芎则行气化瘀止血之力更强，辅小蓟、白茅根、生侧柏等凉血止血药物，使气行则血行，瘀血自除。

【治疗绝技】

血尿为肾脏疾病常见症状之一，病位多在肾与膀胱，病机总属热伤肾络与气阴亏虚，病性为虚实夹杂。马鸿杰临证首辨虚实，脏腑辨证与八纲辨证相结合，治疗标本兼顾。对于邪热内结者，治以清热透表、凉血止血；脾肾亏虚者，治以补脾益肾、益气固摄；阴虚火旺者，治以滋阴泻火、凉血止血；气滞血瘀者，治以行气活血止血。

【验案赏析】

李某，男，40岁。2014年10月主因"发现血尿2年余，加重伴腰痛半个月"就诊。患者2年前因镜下血尿，诊断为肾小球肾炎。此后间断复查尿常规，红细胞波动于100/μL。半个月前因感受风寒出现发热、咳嗽、咽痛，复查尿常规：尿隐血（+++），相差镜检：红细胞250 000/mL，肾性红细胞占90%。现症：腰酸乏力，时有耳鸣，咽干咽痛，五心烦热，潮热盗汗，纳可，二便调，下肢微肿，舌红少苔，脉细数。中医诊断：尿血病，证属阴虚火旺，治以滋阴清热、凉血止血。药用：生地黄30 g，山药15 g，山茱萸15 g，茯苓15 g，泽泻15 g，金银花20 g，连翘10 g，五味子6 g，女贞子15 g，墨旱莲15 g，桑寄生30 g，杜仲20 g，小蓟10 g，藕节20 g。共14剂，水煎服，每次150 mL，分早晚2次空腹服用。

二诊：服药2周药已见效，诸症较前明显减轻，无咽痛，纳可，小便通畅，大便调，舌质红，苔白，脉细。复查尿常规：尿隐血（±），红细胞20/μL。为巩固疗效，于前方去金银花、连翘，加入太子参15 g，麦冬15 g。继服1个月后，复查尿常规正常，随访3个月，未再复发。

【按语】

外感之邪侵袭而致表证，血尿病程较长，反复出血则易导致气阴耗损亏虚，此例患者首诊属表里同病，以阴虚火旺为本，外感表证为标。在用药方面，马鸿杰以六味地黄汤为基础方，灵活应用对药，桑寄生、杜仲配伍女贞子、墨旱莲，有滋补肝肾之效。金银花、连翘疏风清热，小蓟、藕节凉血止血，诸药搭配效果良好。二诊时患者表邪已去，故在遵循原方治则基础之上去疏风清热药，加入太子参、麦冬以滋阴。太子参有补气健脾、养阴生津之效，麦冬能滋肾阴、降虚火，全方以益气养阴、凉血止血为主，效果颇为明显。

【参考文献】

［1］尤嘉.马鸿杰主任医师治疗血尿经验初探［J］.中国中医药现代远程教育，2016，14（6）：70-71.

第六节 精囊炎

谭新华教授辨治精囊炎经验

【经典名方】

1.八正散（源于《太平惠民和剂局方》）

组成：车前子、瞿麦、萹蓄、滑石、山栀子仁、甘草（炙）、木通、大黄（面裹煨，去面，切，焙）各一斤，入灯心草。

原文：大人、小儿心经邪热，一切蕴毒，咽干口燥，大渴引饮，心忪面热，烦躁不宁，目赤睛疼，唇焦鼻衄，口舌生疮，咽喉肿痛。又治小便赤涩，或癃闭不通，及热淋、血淋，并宜服之。

调护：小儿量力少少与之（现代用法：散剂，每服6～10g，灯心草煎汤送服；汤剂，加灯心草，水煎服，用量根据病情酌定）。

2.龙胆泻肝汤（源于《医方集解》引《太平惠民和剂局方》）

组成：龙胆草6g，黄芩9g，山栀子9g，泽泻12g，木通9g，车前子9g，当归8g，生地黄20g，柴胡10g，生甘草6g。

原文：此足厥阴、少阳药也。龙胆泻厥阴之热，柴胡平少阳之热，黄芩、栀子清肺与三焦之热以佐之，泽泻泻肾经之湿，木通、车前泻小肠、膀胱之湿以佐之，然皆苦寒下泻之药，故用归、地以养血而补肝，用甘草以缓中而不伤肠胃，为臣使也。

【学术思想】

谭教授认为凡是外感湿热邪毒、恣食肥甘、色欲过度、劳倦体衰均能引起精囊炎的发生，其病机主要为湿热下注、阴虚火旺和脾肾亏虚，是男性较常见的感染性疾病之一。此外，瘀血败精阻于精室，难以清除，往往使病情加重或缠绵反复。本病湿、热、瘀、虚并存，以慢性患者居多。

【诊断思路】

谭教授将病机分为湿热下注、阴虚火旺和脾肾亏虚。①湿热下注：不洁性交，泌尿生殖系统感染，外感湿热邪毒，恣食辛辣肥甘，损伤脾胃，内生湿热，均可导致湿热蕴结下焦，灼伤精室血络，迫血妄行，血与精出，发为本病；②阴虚火旺：色欲过度，耗伤阴精，导致阴虚火旺，灼伤精室血络，因而发病；③脾肾两虚：劳倦过度，久病年老，脾肾亏虚，气不能统血摄精，精血俱出，因而发病。

1. 辨证要点

谭教授认为，精囊炎的临床主症为血精，因其病机有湿、热、瘀、虚之不同，谭教授辨治本病，详查寒热、阴阳、虚实之不同，明晰脏腑部位，辨证精详。一般热证表现为精血鲜红，伴有阴囊潮湿瘙痒，小便黄赤，大便干结，舌红苔黄，脉弦滑而数；寒证精色暗红，伴有小便清长，大便溏薄，舌淡苔白，脉细沉弱；阴虚者精血较鲜红，多形体消瘦，伴有五心烦热，舌红少苔，脉细数；阳虚者精血色淡，畏寒肢冷，舌淡苔白，脉沉细。年轻、体壮、初发者多为实证；年老、体弱、久病者多为虚证。年轻、体壮、实证者，病位多在心、肝；年老、体弱、虚证者，病位多在脾、肾。

2. 辨病要点

谭教授认为，精囊炎除了出现精液由正常的乳白色变为淡红色、深红色或夹有血丝外，常伴有泌尿系统异常，如尿频、尿急、尿痛；性功能异常，如性欲减退或亢进、早泄、性交疼痛；盆骶疼痛，疼痛一般位于精索、睾丸、会阴部。精囊、前列腺感染引起的血精，肛门指诊可触及精囊肿大及压痛明显，前列腺出现压痛。精液检查中，可见大量红细胞，或并见白细胞、脓细胞、死精子。炎症性血精，精液培养可发现致病微生物，与精囊结核相鉴别。急性期可见白细胞升高。精囊磁共振可协助诊断，并与精囊肿物相鉴别。并发前列腺炎患者，前列腺液常规可见白细胞增多或有脓细胞。

【治疗方法】

谭教授认为精囊炎的病位在精室，基本病机为精室络损血溢，治疗在以止血为要的情况下，仍需依据四诊所得，辨证论治，标本兼顾，并非一味止血。

1. 湿热下注型

主症：精液带血，颜色鲜红，量多。伴随症状：可有睾丸、会阴、少腹疼痛不适；尿频、尿急、尿痛，小便色黄灼热；发热恶寒；舌红、苔黄腻，脉滑数或洪数。检查：肛门指诊可触及精囊肿大及压痛明显，前列腺出现压痛。精液检查中，可见大量红细胞，或并见白细胞、脓细胞、死精子。炎症性血精，精液培养可发现致病微生物。精囊磁共振提示精囊瘀血。前列腺液常规白细胞增多或有脓细胞。治法：清热利湿，凉血止血。主方：八正散（萹蓄、瞿麦、车前子、灯心草、栀子、大黄、木通、甘草）或龙胆泻肝汤（龙胆草、栀子、黄芩、柴胡、生地黄、大黄、木通、泽泻、车前子、甘草、当归）。药物加减：火毒炽盛者，加金银花、连翘、黄柏、蒲公英等；血瘀凝块者，加蒲黄、五灵脂、三七等；疼痛明显者，加乌药、延胡索等。

2. 阴虚火旺型

主症：精液带血，颜色鲜红，量少。伴随症状：可有性欲亢盛、射精疼痛；五心烦热、潮热盗汗、形体消瘦；舌红苔少，脉细数。治法：滋阴降火，凉血止血。主方：大补阴丸（熟地黄、知母、黄柏、龟板、猪骨髓）或知柏地黄丸（知母、黄柏、熟地黄、山药、山茱萸、茯苓、泽泻、牡丹皮）合二至丸（女贞子、墨旱莲）。药物加减：血热者，加大蓟、小蓟、木通、仙鹤草等；君火亢盛、心火下移者，加生地黄、白茅根、竹叶等；心烦失眠者，加黄连、黄芩、柏子仁、酸枣仁、夜交藤等。

3. 脾肾两虚型

主症：精液带血，颜色淡红。伴随症状：可有疲乏、纳呆、腹胀、便溏；腰酸腿软；性欲低下、阳痿、遗精；舌淡苔白，脉沉细无力。治则：补肾健脾，益气摄血。主方：固冲汤（白术、黄芪、龙骨、牡蛎、山茱萸、白芍、海螵蛸、茜草、棕榈炭、五倍子）。药物加减：血虚者，加阿胶、血余炭等；遗精早泄者，加莲子、金樱子、芡实等；腰痛者，加桑寄生、杜仲、狗脊等。

【治疗绝技】

谭教授认为，辨病是正确治疗的保障，辨证论治则是中医的精华，可以抓住矛盾的关键所在，从而进行针对性治疗。临床上应注重病证结合，突出中医特色。谭教授曾谓："用药者若不执之以理，而谓不杀人者，予未之信也。"谭教授强调临证必须重视四诊，辨证才有依据，施治才会更有针对性，有利于提高临床疗效。

谭教授治疗男科疾病的大部分方剂出自《景岳全书》《辨证录》《太平惠民和剂局方》《医林改错》《脾胃论》《丹溪心法》《类证治裁》等医书，另一部分方剂则来源于谭教授临证多年的经验方，这些方剂往往比他药捷而效速，值得临床应用参考。谭教授除善于汲取和传承前人的经验外，在治疗男科疾病方面也非常重视对古方、经方的化裁和应用。

【验案赏析】

谭某，男，34 岁，2011 年 8 月 10 日初诊。血精反复发作 3 年余，急性发作 3 天。夫妻同房后，精液色红见血，伴尿频、尿急、尿痛。舌质偏红、苔薄黄，脉细稍弦。前列腺液常规：白细胞（＋＋），卵磷脂小体（＋）。在外院行磁共振检查：右侧精囊瘀血征。诊断：精囊炎。辨证：湿热瘀阻，肾阴亏虚。治法：清利湿热，通瘀导浊，滋阴降火。主方：八正散合二至丸加减。药物：萹蓄 10 g，瞿麦 10 g，牡丹皮 10 g，栀子 10 g，白茅根 20 g，仙鹤草 20 g，三七 5 g，生地黄 15 g，赤芍 10 g，女贞子 10 g，墨旱莲 15 g，甘草 5 g。7 剂，水煎服，每日 1 剂，分 2 次温服。

2011 年 8 月 24 日二诊：排尿较前好转，同房仍射精带血，血量较前减少，伴腰膝酸软。舌质红、苔薄黄，脉细稍数。阴虚火旺，治以滋阴降火、化瘀止血，方用知柏地黄丸加减。

2011 年 9 月 2 日三诊：尚有血精，舌苔薄黄，脉稍弦。瘀热内阻，治以活血化瘀、泄热利窍，方用丹栀四物汤加减。

2011 年 9 月 14 日四诊：血精已除，现无所苦，舌淡红、少苔，脉缓。复查前列腺液常规：白细胞 3 ～ 5/HP，卵磷脂小体（＋＋）。拟服药巩固，脾肾亏虚、湿热瘀阻，治以补肾健脾、通瘀导浊，方用六味地黄丸加减善后；另投玉屏风颗粒 2 盒：冲服，每次 1 包，每日 3 次。

【按语】

本例以湿、热、瘀、虚共存，湿热之邪蕴结下焦，扰动精室，迫血妄行，血与精出，发为血精。血溢脉外未能及时治愈，日久化热，亡精败血与热邪搏结，致使血精缠绵难愈，反复发作。久病不愈，阴液损伤，脾肾亏虚，甚至会造成精囊萎缩而影响生育。患者初诊时有湿热蕴结下焦之症，故以清利湿热的八正散加减，合用二至丸有化湿利窍不伤阴之妙；二诊时一派肾阴虚火旺之象，予以知柏地黄丸滋阴降火；三诊湿热之邪减而未全消，血精尚存，以化瘀止血为主，佐以清热利湿；四诊血精的症状消失，虑其久病脾肾损伤，予以六味地黄丸、玉屏风散培补根本。本病遣方用药谨守病机，祛邪扶正相得益彰，化湿利窍不伤阴，化瘀止血不留瘀。

【参考文献】

［1］韩平，周青，贺慧娥，等. 谭新华教授辨治精囊炎经验［J］. 湖南中医药大学学报，2014，34（5）：33－34，38.

第七节 急性尿潴留

杨运宽教授治疗前列腺增生合并急性尿潴留经验

【名医简介】

杨运宽，主任医师，教授，博士研究生导师。曾师从于余仲权、关吉多、杨介宾教授，现就职于成都中医药大学附属医院感染科，是第五批全国老中医药专家学术经验继承工作指导老师。

【经典名方】

逍遥散（源于《太平惠民和剂局方》）

组成：甘草（微炙赤）半两，当归（去苗，锉，微炒）、茯苓（去皮，白者）、白芍、白术、柴胡（去苗）各一两。

原文：逍遥散，治血虚劳倦，五心烦热，肢体疼痛，头目昏重，心忡颊赤，口燥咽干，发热盗汗，减食嗜卧，及血热相搏，月水不调，脐腹胀痛，寒热如疟。又疗室女血弱阴虚，荣卫不和，痰嗽潮热，肌体羸瘦，渐成骨蒸。

【学术思想】

杨运宽教授治疗前列腺增生合并急性尿潴留时认为气郁前阴为其基本病机，气郁不化、痰湿阻滞是其病机变化；治疗应以理气开郁、助气通络为基本治则。针灸与药物结合治疗，能取良效。

【诊断思路】

杨运宽教授认为，本病属中医"精浊""白浊""淋"等范畴，易反复发作，且缠绵难愈。气郁前阴为其基本病机，气郁不化、痰湿阻滞是其病机变化。依据主要有：其一，患者平素多有急躁易怒或郁怒的表现。气机不畅，可继发气郁化热，或导致气滞湿停，湿性重浊，聚于下焦。其二，前阴与肝关系密切。前阴为足厥阴肝经循行所经之处，《灵枢·经脉》载："肝足厥阴之脉……过阴器，抵少腹……"《灵枢·经筋》："足厥阴之筋……上循阴股，结于阴器，络诸筋……"肝气不舒，病必循经而发。其三，肾主二阴、司二便，但其功能以闭藏为主，阴窍之开合、精溺之所出、水道之通调与肝之疏泄功能关系密切。当气机失常，郁而不化，或痰湿阻滞经络水道，或气郁日久无力通调水道，则经络水道完全不通，水气不行，则突发急性尿潴留。

【治疗方法】

杨运宽教授认为，前列腺增生在临床上需分寒热、虚实、缓急。实者多为肝郁气滞，致痰、瘀等病理产物内生，出现睾丸肿胀疼痛，如兼有湿热内生，流注于下焦，表现为尿频、尿急、尿痛等症，则应理气开郁兼清热通淋。虚者多由肝气郁结过久，日久伤肝，肝肾同源，子盗母气或肾与膀胱气化失司而致淋，临床表现可兼见腰膝酸软、小便无力、小腹胀满等，治疗可采用理气开郁补肾或理气开郁兼益气通淋之法。然在前列腺增生基础上突发急性尿潴留为急症，急则治其标，均应以理气开郁、助气通络、畅通水道为主。

中药方剂以逍遥散为基本方：柴胡 10 g，当归 10 g，白芍 15 g，茯苓 15 g，炒白术 15 g，甘草 6 g。柴胡味苦、辛，入肝胆经，善疏泄肝气而解郁结，白芍、当归柔肝活血，炒白术、茯苓除湿利尿，甘草调和诸药；小腹胀痛者加乌药 10 g，香附 10 g，青皮 10 g，橘核 15 g 等加强行气解郁止痛之力；

伴有小便灼热、疼痛，尿频，色黄赤，口干，舌红苔黄，脉弦数者，予清热通淋，加白茅根 30 g，石韦 15 g，炒黄柏 15 g，车前草 30 g，滑石 10 g 等品；伴有腰膝酸软、小便无力及畏寒者，加黄芪 30 g，杜仲 20 g，续断 15 g，菟丝子 30 g，枸杞子 20 g 以补肾益气化水。

【治疗绝技】

急性尿潴留先予葱白热敷神阙。神阙为任脉要穴，有回阳益气之效；葱白性辛温，辛能散能行，温则助阳；热敷神阙借葱白辛温之力以推助元气，畅通经络水道，元气动、经络通则小便通利有力。针灸以太冲、中极、足五里为基本方。其中太冲为足厥阴肝经原穴，疏肝理气效强，肝气郁结明显者太冲取泻法，强刺激；《针灸甲乙经》曰："少腹中满，热闭不得溺，足五里主之"；中极系足三阴、任脉之会，为膀胱经之募穴，三者配合共奏理气利尿之效。小便无力则加灸关元、命门、足三里，其中关元在《类经图翼》记载："此穴当人身上下四旁之中……乃男子藏精，女子蓄血之处"，而前列腺西医定位与中医藏精之处相应，故选取关元根据虚实寒热或灸或刺，都有明显效果。

【验案赏析】

吴某，男，65 岁，退休职工，2012 年 8 月 7 日就诊。主诉为小便不通 1 月余。现病史：既往有小便不畅病史 10 余年，尿频，尿急，每次尿量 20 mL，尿等待，夜尿增多，每夜 7～8 次，未行正规治疗。1 月余前无明显诱因加重，小便排出困难，点滴不通，无尿痛，在当地医院住院检查，泌尿系统彩超提示前列腺增生。西医建议行外科手术治疗，患者未同意后当地医院又以八正散治疗，但小便仍未解出，遂至我科就诊。刻诊：小便无力，小腹胀，小便不通，膀胱留置尿管，舌尖暗红，苔黄腻，寸尺脉弱，穴位中极、足五里压痛。诊断：慢性前列腺增生并发急性尿潴留，辨证：气郁不化水。嘱患者置葱白半斤，炒热敷神阙，并予柴胡 5 g，炒白术 10 g，陈皮 10 g，升麻 5 g，炒黄柏 15 g，石韦 30 g，滑石 15 g，瞿麦 15 g，桑螵蛸 15 g，南沙参 30 g，黄芪 30 g，甘草 3 g。并配合针刺中极、足五里。治疗 2 次后患者小便可自行解出，并拔除尿管，但腰胀、尿频、尿急、尿中断。考虑患者病程长，年龄大，"久病多瘀""久病及肾"，故加王不留行 10 g，山甲 5 g 活血；淫羊藿 30 g，杜仲 20 g，续断 15 g，菟丝子 30 g，枸杞子 20 g 补益肝肾。连续服药及配合针刺治疗 1 个月后，患者小便情况明显改善，每次 130～140 mL，无尿中断、尿频，夜尿 2～3 次/日。

2012 年 8 月 14 日泌尿系统彩超：膀胱残余尿 150 mL；前列腺前后径 4.3 cm，横径 5.6 cm，前列腺表面毛糙，包膜增厚。

2012 年 9 月 10 日泌尿系统彩超：膀胱残余尿 50 mL；前列腺前后径 3.8 cm，横径 5.1 cm，前列腺表面毛糙，包膜增厚。至此病情已基本控制，嘱其暂停针药治疗观察，未见复发。

【按语】

针灸与中药方剂均为传统中医的治疗手段，二者结合往往能起沉疴，正如《素问·异法方宜论》云："杂合以治，各得其所宜。"在剖析前列腺增生合并急性尿潴留病因病机的基础上，杨运宽教授以理气开郁为治则，分清急缓，精当配穴处方，结合中药方剂逍遥散，随证加减，明显提高疗效，提升患者生活质量，且疗效持久，费用低，患者接受度高。

【参考文献】

[1] 易玲，吴曦，杨运宽.杨运宽教授针药并用治疗前列腺增生合并急性尿潴留经验 [J].成都中医药大学学报，2014，37（1）：89-90.

第八节　膀胱癌

郭利华教授治疗膀胱癌临床经验

【名医简介】

郭利华教授，从事中西医防治肿瘤工作 30 余年，是云南省第三届优秀青年中医，第三届国医大师张震疏调学派学术继承人，第四批全国老中医药学术经验继承人，南京中医药大学博士研究生导师，临床上诊治膀胱癌及术后经验丰富。

【经典名方】

1. 金匮肾气丸（源于《金匮要略》）

组成：干地黄240g，山药、山萸肉各120g，泽泻、茯苓、牡丹皮各90g，桂枝、炮附子各30g。

原文：虚劳腰痛，少腹拘急，小便不利者，八味肾气丸主之。

2. 猪苓汤（源于《伤寒论》）

组成：猪苓（去皮）、茯苓、泽泻、阿胶、滑石（碎）各10g。

原文：阳明病，汗出多而渴者，不可与猪苓汤，以汗多胃中燥，猪苓汤复利其小便故也。

【学术思想】

郭教授认为膀胱癌的病因病机主要是肾气亏虚，肝气郁结，脏腑功能失调，湿热瘀毒壅滞膀胱，属于虚实夹杂，提倡辨病与辨证相结合，指出补肾益气、疏肝理气、清利湿热、化瘀解毒等治法是治疗膀胱癌的主要治法。

【诊断思路】

郭教授查阅资料发现膀胱癌的病因较复杂，现代医学认为膀胱癌的发生与遗传因素、环境因素及糖尿病等代谢性疾病紧密相关，其中长期接触芳香胺类化学物质和吸烟是膀胱癌的重要致病因素。中医学上无膀胱癌的病名，但根据其临床表现，属血淋、尿血、癃闭等范畴。《素问·气厥论》言："胞移热于膀胱，则癃溺血。"《金匮要略·五脏风寒积聚病脉证并治》曰："热在下焦者，则尿血。"《类证治裁·闭癃遗溺论治》曰："闭者，小便不通。癃者，小便不利。"

郭教授结合临床诊治经验与历代中医著作，对膀胱癌的病因病机进行了总结和归纳。郭教授认为本病是内外因共同作用的结果，邪气盛则实，精气夺则虚，肾气亏虚是发病的根本原因。肾为先天之本，先天禀赋不足或房劳过度，导致肾气亏虚，膀胱气化失司，致水液代谢障碍，内生湿浊，蕴结膀胱，日久化热积聚为瘀毒，形成癌肿。肾为水脏，膀胱为水腑，两者构成表里关系，膀胱的贮尿和排尿功能，依赖于肾气的盛衰。肾主水，司开合，肾气充足，气化正常，固摄有权，则尿液的生成、贮存、排泄正常。若肾气亏虚，气化不利，固摄无权，开合失度，造成水液排泄失常，开少合多，水液滞留体内引起尿少、癃闭等病理现象；若开多合少，水液排泄过度，又出现多尿、尿频等症。膀胱癌术后、膀胱灌注、放疗则会加重人体肾气的损伤，正气亏虚，不能祛邪，湿浊、瘀毒等病理产物蕴结膀胱。

郭教授提出肝气郁结也是膀胱癌发病的重要因素，膀胱癌患者从发病到手术、放化疗或免疫治疗后都深受疾病和毒副作用的侵袭，忧思过度，情志内伤，易导致肝失疏泄、气失条达，气为血之帅，气机不畅，气血紊乱，血溢脉外，形成瘀血，瘀血又阻滞膀胱脉络，气血、水液运行障碍，内生湿浊，气郁易化火，肝火上扰造成心火亢盛，心火下移膀胱，湿热痰瘀互结，经久发为肿块。湿热瘀毒蕴结膀胱是发病的主要病机，"膀胱者，州都之官，津液藏焉"，外感六淫，饮食不节及情志过极化火均可使脾胃运化功能受损，脾不升清，津液转输、布散失司，聚湿生热，流注膀胱，煎灼津液，形成血瘀，久瘀成毒，发为瘀毒，湿热瘀毒互相胶结，脉道不畅，迫血妄行，形成尿血或血尿。因此，郭教授提出肾气亏虚为致病之本，肝气郁结是发病重要病因，湿热瘀毒为致病之标。

【治疗方法】

郭教授基于膀胱癌的病因病机，在遣方用药时，多采用补肾益气、疏肝理气、清利湿热、化瘀解毒的治法，依据疾病阶段和临床症状，兼顾其他方面，辨证论治，随证加减。

1. 补肾益气固先天

膀胱癌的病位在膀胱，肾与膀胱相表里，肾气为肾精所化之气，是肾生理功能活动的物质基础。郭教授认为久病必虚，手术及术后放化疗会损伤人体元气，因此临床重视益气补肾，常选用金匮肾气丸加减治疗，阴阳双补，填精补肾，安五脏之根，肾精、肾气足则生化有源、固摄有节。肾气丸由制附子、桂枝、干地黄、山药、茯苓、山茱萸、牡丹皮、泽泻八味药组成，本方以"三补三泻"为主，少伍温热之品，意在精中求气，气中求精，泻中有补，补中有泻，调补阴阳，徐生肾气。现代药理研究显示，本方具有抗衰老、提高免疫、改善微循环、类激素样作用。若有潮热、骨蒸等虚火之象，则去制附子、桂枝，加知母、黄柏、地骨皮滋阴降火。肾藏精，肝藏血，肝肾同源，精血同生，肾中精气充盛，有赖于肝血的滋养，因此郭教授提倡肝肾同治，补肾的同时常常配伍养血补肝之药，如当归、枸杞子、白芍等，通过补肝益肾，补养精气，调和气血，益气助阳匡扶先天之本。

2. 疏肝理气畅气机

肝主疏泄，调畅气机，膀胱癌患者常常饱受疾病的困扰，病情迁延不愈，易产生焦虑不安、心情抑郁等情志问题。故改善患者的情志在疾病的治疗中占有重要的作用，治疗上常选用柴胡疏肝散，药物组成：柴胡、香附、白芍、川芎、枳壳、陈皮、甘草。本方以柴胡为君，疏肝行气解郁；香附理气止痛，川芎行气活血，以助柴胡疏肝行气止痛；陈皮、枳壳理气行滞调中；白芍养血柔肝，甘草调和诸药，旨在疏肝理气，养血柔肝，疏柔并济，气血同调。肝气条达、气机通畅，则津液、气血运行流畅，三焦畅通，则膀胱气化功能正常。

3. 清利湿热扣病机

膀胱湿热是膀胱癌发病的重要病机，"尿血""淋证"中都离不开湿热的病机，紧扣病机，采用清利湿热之法。临床常选用八正散加减清利湿热，由车前子、瞿麦、滑石、萹蓄、木通、大黄、栀子等构成。全方利湿与泻火并存，利尿与通腑兼顾，通利下焦，外加清热凉血之药防止清利太过，引起动血、耗血，辅以小蓟、苎麻根、白茅根凉血止血利尿。另外常配伍燥湿健脾之药，如苍术、陈皮、茯苓等来助脾胃运化，阻断痰湿之源。

4. 化瘀解毒抗肿瘤

瘀毒内蕴是膀胱癌发病的重要致病因素，同时"瘀、毒"的病理环境推动了肿瘤的进展，因此化瘀解毒是膀胱癌的重要治法。在补肾益气的同时运用清热解毒、活血化瘀等法以祛瘀毒，祛邪扶正兼顾，邪去正安。现代药理研究表明中药具有干扰肿瘤细胞生长、代谢，抑制肿瘤细胞增殖，诱导肿瘤细胞凋亡，抑制血管新生，改善患者内环境的作用。临床常选用重楼、白花蛇舌草、半枝莲、蛇莓等清热解毒药抗肿瘤，另外，膀胱癌往往以间歇性血尿为主要症状，因此采用止血化瘀药，止血不留瘀，选用三七、茜草、蒲黄等化瘀止血药配合清热解毒药，瘀毒去则正气复来，正气得充，重塑机体的内环境，铲除瘀毒及其存在的"土壤"，从而达到抗肿瘤的目标。

【治疗绝技】

郭教授根据现有的理论知识，结合自己的临床诊治经验。认为膀胱癌病位在膀胱，与肾、肝二脏功能密切相关，指出"正虚""气滞""湿热""瘀毒"为膀胱癌的主要致病因素，证候往往表现为虚实夹杂。依据膀胱癌的临床分期和证候特点不同，在病程进展和诊治过程中有所侧重，结合临床实际，提倡辨病辨证相结合。早期患者常常表现为湿热、气滞、瘀毒的特点，以实证为主的临床症状，故早期治疗以祛邪为主，采用以清热利湿、疏肝理气、解毒祛瘀为主的治疗方法；中期患者经过外科手术及灌注化疗、放疗后，临床上往往表现为虚实夹杂的症状，则提倡攻补兼施、扶正祛邪相结合；晚期患者因之前实施过多次膀胱灌注或放疗，机体正气损伤严重，加之患者脾胃功能受损，营养吸收不足，后天不能补养先天，表现为肾气亏虚、正气不足的症状，故治疗原则以扶正固本为主。治疗时当根据患者体质和临床症状随证施治，统筹兼顾。郭教授强调，肿瘤之病，机体总体表现为正气亏虚、局部表现为实的症状，不可盲目采用清热解毒、攻伐之品以期消除肿瘤，恐加重正气的耗损，适得其反。另一方面，情志内伤、肝气郁结也是肿瘤发病的重要因素。故郭教授强调膀胱癌治疗时补肾与疏肝结合，注重脏腑气血平和，阴阳协调，在此基础上再根据临床症状加减运用，达到标本兼治，重点突出。

【验案赏析】

周某，男，66岁，2020年11月18日初诊。主诉：膀胱癌术后3个月，尿血、腰痛加重2月余。患者3个月前因肉眼血尿至云南省肿瘤医院就诊，膀胱镜检查示膀胱肿物，行经尿道膀胱肿瘤电切术，术后病理报告：膀胱移行细胞癌。手术切除后，膀胱内灌注化疗中，2个月前患者尿血加重，伴腰痛、乏力，今为进一步治疗，遂至郭教授门诊。刻诊：肉眼血尿、尿频、尿痛、尿无力，夜尿频，腰膝酸软，大便尚调，饮食尚可，睡眠较差，神疲乏力，口干不苦，舌质淡，苔白，脉沉细。中医辨证为肾气亏虚、湿热下注，治以补肾益气、清热利湿养阴。选用肾气丸合猪苓汤加减。处方：附片（先煎）10g，桂枝9g，黄芪30g，生地黄15g，山萸肉15g，山药10g，猪苓15g，茯苓10g，泽泻10g，滑石（包煎）20g，阿胶（烊化）12g，香附10g，小蓟15g，白茅根30g，藕节炭15g，半枝莲10g，仙鹤草30g，炒鸡内金10g，炙甘草10g。7剂，水煎服，每日1剂，每日3次，饭后30分钟温服。

2020年11月25日二诊：服前方后血尿、尿痛好转，仍感尿无力，夜尿稍多，每晚4～5次，纳食可，睡眠稍改善，舌脉同前。前方基础上去泽泻，加太子参30g，乌药20g。14剂，每日1剂，煎服法同前。

2020年12月9日三诊：服前方后几乎无肉眼血尿，尿痛、尿频好转，尿无力症状改善，夜尿减少，每晚2～3次，腰痛、乏力好转，舌淡红，苔薄白，脉细。前方基础上去滑石，白茅根改为20 g。14剂，每日1剂，煎服法同前。

2020年12月23日四诊：服前方后已无肉眼血尿，尿痛已无，尿频明显好转，尿无力、腰痛症状明显改善，夜尿明显减少，纳眠可，舌脉同前，守方加墨旱莲15 g，14剂，每日1剂，煎服法同前。门诊多次复诊后，电话随访，已基本痊愈。

【按语】

患者中老年男性，膀胱癌术后，辨证属肾气亏虚、湿热下注型。选用肾气丸合猪苓汤加减，以益气补肾、清热利湿养阴，肾气丸源自《金匮要略》，肾气丸由制附子、桂枝、熟地黄、山药、山茱萸、泽泻、茯苓等组成，方中以六味地黄丸滋补肾阴、益气填精，熟地黄改为生地黄加强清热凉血之功，再加制附子、桂枝温肾助阳、鼓舞肾气，旨在阴中求阳，温补肾气，精气同调。肾阳得复，有助膀胱气化，以起到益气补肾、潜藏固摄之功效。猪苓汤出自《伤寒杂病论》，其中言："若脉浮发热，渴欲饮水，小便不利者，猪苓汤主之。"本方主以渗利，清热利水而不伤阴。黄芪补气生津、养血利水，香附行气疏肝，小蓟、白茅根凉血止血，再配上藕节炭、仙鹤草增强收敛止血之功，半枝莲清热解毒、化瘀利尿，炒鸡内金健脾消食，炙甘草调和诸药，全方谨守病机，病证与处方吻合。患者二诊时诉血尿、尿痛好转，仍感尿无力，夜尿稍多，故前方基础上去泽泻，加太子参益气止血，乌药温肾行气，增强益气补肾、扶正固本之功。三诊时，几乎无肉眼血尿，尿频好转，尿无力症状改善，夜尿减少，腰痛、乏力好转，故前方基础上去滑石，白茅根减量以防长期利尿伤阴，防止津液耗损。四诊时，患者上述症状明显好转，守方基础上加墨旱莲补益肝肾、凉血止血，扶正与祛邪兼顾，标本同治。门诊多次复诊后，电话随访，已基本痊愈。

【参考文献】

[1] 邱景，冯蓉，王英，等.导师治疗膀胱癌临床经验探析［J］.云南中医中药杂志，2022，43（4）：92-95.

王晞星教授从湿热论治膀胱癌经验

【名医简介】

王晞星，主任医师，教授，博士研究生导师，第四批全国老中医药专家学术经验继承工作指导老师，省中年名医，享受国务院政府特殊津贴。山西省中医药研究院（山西省中医院）院长，国家中医药管理局肠道灌疗重点研究室主任。长期从事中医药防治肿瘤的研究，创立以"和法"为纲辨治肿瘤的学术思想，擅长运用中医药治疗肿瘤。

【经典名方】

1. 四妙丸（源于《成方便读》）

组成：炒黄柏、炒苍术、怀牛膝、薏苡仁各 12 g。

2. 当归贝母苦参丸（源于《金匮要略》）

组成：当归、贝母、苦参各 120 g。

原文：妊娠，小便难，饮食如故，归母苦参丸主之。

调护：上三味，末之，炼蜜丸如小豆大，饮服三丸，加至十丸。

【学术思想】

王教授创立以"和法"为纲辨治肿瘤的学术思想，临证主张从湿热论治膀胱癌。其认为膀胱癌病机总属湿热下注、痰瘀毒结、气血亏虚。王教授认为，膀胱癌发病与先天禀赋不足、年老体虚、饮食失调、外感邪毒、情志不遂等因素密切相关。王教授认为以上病因导致脏腑失和，酿生湿热而致病，病机总属湿热下注、痰瘀毒结、气血亏虚，其中湿热下注为核心病机。其认为该病早期多为实证，晚期多为虚实夹杂证，虚证多系因实致虚，当重视致病邪气。

【诊断思路】

膀胱癌发病初起多以血尿、尿频、尿急、尿痛为主要症状。《金匮要略》云："热在下焦者，则尿血，亦令淋秘不通。"《四圣心源》云："湿旺水郁，膀胱不利。"王教授认为，膀胱为"水腑"，膀胱癌淋证症状多系湿与热结，血尿症状多系湿热伤血，湿热为主要致病因素。《素问·灵兰秘典论》云："膀胱者，州都之官，津液藏焉，气化则能出矣。"膀胱主贮存与排泄尿液，上通于肾，肾气蒸化，升清降浊，浊者输于膀胱。湿性趋下，膀胱癌病位在下焦，湿热下注，则膀胱首当其冲。膀胱癥块积聚及全身症状的发生均根源于湿热下注，邪毒久羁。湿热之邪侵犯膀胱致其气化不利，功能失司；湿热蕴结膀胱，湿蕴日久成痰，气滞血凝，痰热瘀结日久成毒而发病。膀胱癌毒邪深重，属癥瘕积聚，生长日久或发为癃闭，甚或邪毒流窜侵犯他脏。所谓"邪气盛者，精气衰也"，湿热毒邪久羁易阻滞脏腑气机，损碍脾胃功能；湿热易伤肝肾之阴，又常伤及膀胱血络，失血日久，气随血脱，终致气血俱虚。

【治疗方法】

1. 清利湿热，兼祛痰瘀

王教授认为湿热不除则痰湿积聚益甚，膀胱癥块益增；同时湿热损伤血络，加之毒热久羁，壮火食气，日久气血俱虚。其主张治疗膀胱癌以清利下焦湿热为主，兼以化痰祛瘀，祛除膀胱积聚或术后余邪。王教授临证多以四妙丸加减，药用黄柏、苍术、薏苡仁等。四妙丸源自《成方便读》，原方为治疗湿热下注导致的下肢痿病所创。膀胱癌与下肢痿病均为下焦病证，病机均系"湿热不攘"，故此处可用四妙丸加减化裁。四妙丸中黄柏主入下焦，善于除肾及膀胱湿热；苍术、薏苡仁运脾燥湿，防脾虚不运而生湿热。陈言在《三因极一病证方论》中云："治湿不利小便，非其治也。"膀胱"以通为用"，小便不利则湿热不去。膀胱癌系湿热久蕴成毒，单用清热燥湿恐药力不及，王教授临证多在四妙丸基础上加用清热解毒利湿之品如土茯苓、龙葵等。

膀胱癥块系湿热久蕴所致痰瘀互结，清利湿热可澄清蕴痰之源，但消除癥积仍需治以化痰祛瘀。王教授临证多用当归贝母苦参丸作为基础方加减。该方出自张仲景《金匮要略·妇人妊娠病脉证并治》："妊娠，小便难，饮食如故，归母苦参丸主之。"《神农本草经》谓贝母主"淋沥邪气，疝瘕"，谓苦参主"癥瘕，积聚，黄疸，溺有余沥，逐水"；《日华子本草》谓当归"破恶血，养新血及主癥瘕"。王教授认为当归贝母苦参丸化痰祛瘀利水，切中病机，又能合四妙丸加强清利湿热之力，可治下焦癥瘕积聚伴见小便不利。

2. 祛邪为主，兼顾扶正

王教授认为膀胱癌发病日久多系因实致虚，如《素问·评热病论》云"邪之所凑，其气必虚""邪去则正安"，王教授认为湿热毒邪得除则痰瘀热结难蕴，肝肾之阴不受湿热损伤，脏腑气机不受湿热阻遏。因此，其治疗本病以清利湿热毒邪为主，兼顾扶正。在具体用药上，王教授主张"寓补于通"，多补泄之品同用或用通补之品，既不妨碍祛除湿热，又不至于祛邪伤正，即"扶正不留邪，祛邪不伤正"之意。如防止利尿伤阴，在选用百合的同时运用大剂量龙葵；防止脾胃蕴生湿热，选用运脾之苍术、薏苡仁而非补脾之党参、黄芪等。膀胱与肾相表里，膀胱郁热多系肾虚相火不固。正如黄元御在《四圣心源》中云："以肾主蛰藏，肾气能藏，则相火秘固而膀胱清，肾气不藏，则相火泄露而膀胱热。"肝肾二脏内寄相火，湿热损伤肝肾之阴致相火妄动，临证为防止膀胱邪热反复，辨证见合并肝肾虚损者则在清利湿热的基础上兼以滋养肝肾。

3.主方加减，谨守病机

王教授临证治疗膀胱癌多用四妙丸合当归贝母苦参丸加减作为基础方，具体用药为黄柏、苍术、薏苡仁、土茯苓、龙葵、百合、当归、浙贝母、苦参。以上九味药物相合，以清利湿热毒邪为主，兼化瘀散结，攻补兼施。临床上因患者体质因素、发病阶段及前期手术或灌注治疗等情况差异，临床症状各有不同。故需在主方基础上随证加减。膀胱癥块未行手术切除或术后留聚不去者加用蜈蚣、壁虎、山慈菇、石见穿、莪术等化瘀散结；血尿加大蓟、小蓟、白茅根等凉血止血；小便热淋涩痛加白花蛇舌草、蒲公英、半枝莲等清热解毒、利湿通淋；小腹胀满疼痛加乌药行气止痛；伴腰膝酸软等肝肾阴虚者加熟地黄、山茱萸、女贞子、墨旱莲等固护肝肾之阴；伴心烦不寐等阴虚火旺者加生地黄、知母、牡丹皮等滋阴清热。

王教授认为，膀胱癌患者见三焦症状繁杂者多责之于湿热作祟，脏腑失和；见虚弱症状者多责之于毒热久羁，因实致虚。其主张临证应谨守病机，多用基础方联合他方调治。兼寒热错杂证者联合半夏泻心汤；兼胆胃不和者联合温胆汤等。临床见气血虚弱不耐攻伐者，王教授多暂以补中益气汤联合二至丸调补气血，正气得复后治以清利湿热毒邪为主。无明显症状患者多为伏邪内蕴，非无邪可除，临证仍治以清利湿热毒邪为主。

【治疗绝技】

王教授认为本病多因实致虚，治疗膀胱癌注重祛邪兼扶正，以清利湿热毒邪为主，基础方主要为清热祛湿解毒之品。现有研究表明清热祛湿法可多通路、多靶点调节肿瘤微环境中的黏附分子、细胞因子表达水平，有效抑制肿瘤的发生和转移。化痰除湿类、清热解毒类中药均能够从调节免疫、抑制肿瘤血管生成等方面发挥抗肿瘤作用。

王教授认为恶性肿瘤发端于天人不和，滋生于脏腑失和，表现为阴阳、气血、寒热、表里诸般不和，主张用"和法"治疗，通过调和诸般不和以达阴平阳秘的目的。六腑以通为用，通利水道、清利湿热毒邪则膀胱通降功能得以调和。膀胱与肾互为表里，通利膀胱，兼顾补益肝肾，则表里脏腑功能得以调和。膀胱癌湿热毒邪不除则正气难复，临证多在祛邪基础上兼顾扶正以调和虚实夹杂。合并他证者，多以清利湿热与调和寒热、脏腑、气血之法并用，阴阳调和则人体处于和谐状态。

【验案赏析】

牛某，男，62岁，2020年4月21日初诊。膀胱癌术后10天。术后病理结果：膀胱浸润性乳头状尿路上皮癌，高级别分化，癌组织侵犯黏膜固有层。术后行吡柔比星30 mg膀胱内灌注化疗2次。刻下症：小腹憋胀，腰困，自觉身热，夜寐不安，夜尿频，尿有臊味，舌淡红、苔白厚腻，脉细数。西医诊断：膀胱癌；中医诊断：淋证，辨证属湿热下注、阴虚火旺。予以四妙丸合当归贝母苦参丸加减。处方：黄柏10 g，苍术15 g，薏苡仁20 g，土茯苓30 g，龙葵60 g，百合30 g，当归20 g，浙贝母30 g，苦参6 g，知母10 g，生地黄15 g，牡丹皮30 g，栀子6 g，白花蛇舌草30 g，蒲公英30 g，乌药30 g，炙甘草6 g。14剂，每天1剂，水煎，早晚分服。

2020年5月7日二诊：吡柔比星30 mg膀胱内灌注化疗4次后，症见小腹憋胀，自觉身热，夜寐不安，夜尿频，咽干。舌淡红、苔白腻，脉细。辨证同前。予一诊方加减。处方：黄柏10 g，苍术15 g，薏苡仁20 g，土茯苓30 g，龙葵60 g，百合30 g，当归20 g，苦参6 g，浙贝母30 g，知母10 g，牡丹皮30 g，栀子6 g，白花蛇舌草30 g，石菖蒲15 g，远志20 g，生龙骨30 g，炙甘草6 g。20剂，每天1剂，水煎，早晚分服。

2020年5月28日三诊：小腹憋胀，尿道口疼痛，自觉身热减轻，夜寐不安，夜尿频，小便灼热，大便稀，舌淡红、苔白腻，脉细。辨证同前。仍予一诊方加减。处方：苍术10 g，黄柏10 g，薏苡仁20 g，土茯苓30 g，龙葵60 g，百合30 g，当归10 g，苦参6 g，浙贝母30 g，白花蛇舌草60 g，白茅根 30 g，牡丹皮 30 g，乌药 30 g，炙甘草 6 g。14 剂，每天 1 剂，水煎服，早晚分服。

2020 年 7 月 2 日四诊：吡柔比星 30 mg 膀胱内灌注化疗 8 次后，次日行第 9 次膀胱灌注。刻下症：小腹憋胀症状消失，自觉身热消失，小便灼热感减轻，腰困，睡眠表浅，夜尿频较前稍好转，尿有臊味，大便偏稀，舌淡红、苔白，脉细。辨证同前，继用原方清利湿热，并随证加减。

【按语】

膀胱癌系湿热毒邪蕴结日久、癌毒深重所致，患者虽手术去除肿瘤病灶，但下焦湿热毒邪留恋难除，应治以清利湿热为主。患者为膀胱癥块手术切除后，又以化疗药物膀胱灌注辅助抗肿瘤治疗，故未选用蜈蚣、壁虎、山慈菇等攻伐之品。患者腰困、咽干、自觉身热、夜寐不安属湿热蕴结日久伤及肝肾之阴，加用生地黄、知母、栀子、牡丹皮滋阴泻火；小腹憋胀属湿热毒聚日久阻滞气机，用乌药、百合、炙甘草（百合乌药汤）行气止痛；小便灼热、尿道口疼痛属热邪炽盛，加白花蛇舌草、蒲公英以增清热解毒之力。本病湿热毒邪深重，病程迁延，难求速效，须在保证患者坚持服药的情况下，守方守法，久久为功。

【参考文献】

［1］李耀程，史雪敬，李宜放.王晞星从湿热论治膀胱癌经验［J］.湖南中医杂志，2021，37（12）：18-20.

郁仁存教授辨治膀胱癌经验

【名医简介】

郁仁存，首都医科大学附属北京中医医院主任医师，中国中西医结合学会肿瘤专业委员会副主任委员。教授，首都国医名师，第三、第四、第五批全国老中医药专家学术经验继承工作指导老师，享受国务院政府特殊津贴。

从事中西医结合肿瘤临床工作近 50 年，先后提出"内虚学说""平衡学说"等理论，擅长治疗肺癌、胃癌、肠癌、恶性淋巴瘤、肝癌等常见恶性肿瘤。

【经典名方】

六味地黄汤（源于《景岳全书》）

组成：熟地黄 15 g，山萸肉 12 g，山药 12 g，牡丹皮 10 g，泽泻 10 g，茯苓 10 g。

原文：六味地黄汤，论妇人经病，头弦目胀，腰胁痛连小腹，四肢清冷，不思饮食，其脉肝肾大而无力，或沉而涩，脾脉浮弦而迟，命门脉浮大而散，其经来六七日淋沥不止。此得之郁怒伤肝，劳倦伤脾，肾气虚而脾气陷也。以补中益气汤合六味地黄汤，加何首乌、阿胶主之。

【学术思想】

在肿瘤的病因方面，郁教授提出了肿瘤发病的内虚学说、失衡学说，并以平衡理论、健脾补肾法则指导肿瘤防治。郁教授认为内虚是肿瘤发生发展的关键因素，在癌症治疗中，脏腑功能、气血功能、病邪与正气之间的平衡是病情稳定的前提。肿瘤治疗的根本原则就是平衡阴阳、扶正祛邪，使机体达到新的平衡状态。

【诊断思路】

郁教授认为膀胱癌发病主要由脾肾亏虚、湿热瘀毒蕴结膀胱导致，常分为脾肾两虚、湿热下注、痰毒蕴结、阴虚内热四型论治。

膀胱者，州都之官，居于下焦，贮存和排泄尿液，为水液代谢的通道。膀胱癌临床上多表现为血尿，或小便涩痛，或排尿困难，根据临床症状将其归属于中医古籍文献中"尿血""血淋""癃闭"范畴。早在《金匮要略》中就有记载"热在下焦者，则尿血，亦令淋秘不通"。隋代巢元方《诸病源候论》记载"劳伤而生客热，血渗于胞故也，血得温而妄行，故因热流散，渗于胞而尿血也""诸淋者，由肾虚而膀胱热故也""肾虚则小便数，膀胱热则水下涩"。宋代陈无择在《三因极一病证方论》中也认为"病者小便出血，多因肾气结所致，或因忧劳、房事过度"。膀胱癌病位在膀胱，其证属本虚标实。《医宗必读》云："积之成也，正气不足而后邪气踞之。"肾气亏虚，膀胱气化功能失司，肾阴不足，虚热内生，脾虚不运，水湿不化，加之饮食辛辣、情志不畅郁而化火，湿热蕴结下注膀胱，气机不畅，血行瘀阻，进而湿热瘀毒蕴结膀胱，日久浸淫，伤及脉络，最终发展为膀胱癌。

【治疗方法】

郁教授将膀胱癌分为4个基本证型。①脾肾两虚型：临床症状多呈间歇性，无痛血尿，小便无力，腰膝酸软，面色淡白，气短，乏力，头晕，耳鸣，纳少，舌淡红、苔薄白或腻，脉沉细。治宜健脾补肾、益气养血，常以四君子汤、六味地黄汤加减。此证多见于疾病初期或复发晚期体虚患者，脾肾亏虚，再则瘀毒日久，伤及脾肾，导致阳气温煦、蒸腾、气化功能失司，影响膀胱气化及水道通调。郁教授临床多以党参、茯苓、白术、熟地黄、山药、山茱萸、炮附片、肉桂补脾肾以助膀胱气化。②湿热下注型：临床症状多见血尿，尿急、灼热涩痛，小腹拘急疼痛，或纳呆食少，或心烦口渴，舌红、苔黄腻，脉滑数。治宜清热利湿、凉血解毒，常以八正散、小蓟饮子加减。此证型多见于膀胱灌注化疗期及化疗间歇期，多由湿热瘀毒及化疗药物蕴结于膀胱导致。常以萹蓄、瞿麦清利下焦湿热，兼以凉血分之热，栀子清泄三焦之热从小便而出，泽泻、车前子、滑石滑利尿道，一方面缓解排尿不适；另一方面加速化疗药的排泄，减少体内药物残留时间，从而降低肾脏毒性。③瘀毒蕴结型：临床症状多见排尿困难，小便涩痛，时有血尿或夹有血块，少腹坠胀疼痛，或腹部包块，舌质暗或有瘀斑，脉弦涩。治宜活血化瘀、解毒通淋，常以龙蛇阳泉汤等加减。此证可见于术前或术后及局部复发的患者。对于瘀毒蕴结证，适当活血化瘀是必要的，但是活血力度不宜过大，而且活血同时须与益气中药相配伍，常以黄芪、党参、当归、赤芍、川芎益气扶正、活血化瘀；再配伍解毒抗癌药龙葵、白英、土茯苓等清热解毒。④阴虚内热型：临床症状多见小便不畅，血尿，五心烦热，口干，消瘦，盗汗，腰膝酸软，头晕耳鸣，大便干结，舌红绛、苔薄黄，脉细数。治宜滋阴降火、凉血解毒，常用知柏地黄丸加减。此证多见于康复期或病变日久的患者，多是由病变日久，肝肾阴亏，水不制火导致虚火内生，常以知母、黄柏泻火解毒，熟地黄、山药、山茱萸滋补肝肾，加用茯苓、泽泻、牡丹皮，补中有泻，补而不腻。但要注意的是，临床上往往复杂多变，各证型之间又相互夹杂，所以郁教授在辨证论治中常教导不可拘泥于固有理论，应该灵活变通，抓住主要矛盾，对症治疗。

【治疗绝技】

郁教授因为膀胱癌在临床上兼症复杂多变，所以治疗上强调要针对其不同的病机，在健脾补肾、清热利湿、滋阴降火、抗癌解毒的基础上随证加减用药。①强调健脾补肾：膀胱癌的发病根本主要责之于脾肾，肾为先天之本，脾为后天之本，后天之本有补养先天之本的作用，故临床上常补肾不忘健脾。补肾方常以六味地黄汤加减，健脾益气常用黄芪、党参、白术、茯苓。出现五心烦热、盗汗等阴虚内热尤甚者加用知母、黄柏以泻火解毒；四肢不温、怕冷等肾阳不足者，加用淫羊藿、肉苁蓉以温补肾阳；心悸、气短、汗出等气阴两虚尤甚者，加用太子参、麦冬、五味子以益气养阴；口干、水肿等阳虚水湿不化兼有阴虚者，加用桂枝温而不燥、猪苓利湿而不伤阴；舌暗、瘀斑瘀血甚者，加用桃仁、红花、莪术、鸡血藤等以活血化瘀。对于晚期骨转移伴有骨痛的患者，常加用骨碎补、补骨脂、延胡索、徐长卿以补肾健骨止痛。②注重清热利湿：中医治疗肿瘤虽然要遵循"治病求本"的原则，但亦不应一味扶正补虚，理应顾及"标实"的症状。膀胱癌患者常可见小便灼热涩痛，淋沥不畅，血尿，或尿频、尿急、尿痛等湿热下注的症状，治疗上常用八正散、小蓟饮子加减以清热利湿、凉血解毒。若出现血尿者，郁教授喜用血余炭、蒲黄止血消瘀，棕榈炭、藕节收敛止血，仙鹤草补虚止血，大蓟、小蓟、白茅根清热凉血止血；血尿不止者，加三七以止血，茜草、大枣以补血；膀胱刺激征尤甚者，加用黄柏、黄芩、鸭跖草、马齿苋以清热解毒；尿频、遗尿者，加芡实、覆盆子、金樱子以固精缩尿；小腹胀痛、小便不利者，加用枳壳、川楝子、大腹皮以行气止痛利水；心烦失眠者，加炒酸枣仁、首乌藤、柏子仁以养心安神。③擅用抗癌解毒：膀胱癌不同于一般的尿路感染，治疗上抗癌解毒亦是重要原则之一。在治疗膀胱癌时，郁教授常选用白英、龙葵、蛇莓、土茯苓、冬凌草等，其均具有解毒抗癌的作用，临床上常相须为用。但白英、龙葵、蛇莓三味药苦寒易伤脾胃，且均有小毒，故临床用量一般不超过30 g，且脾胃虚弱者慎用。土茯苓味甘淡、性平，解毒、除湿力强，临床一般用15 g。冬凌草味甘苦、性微寒，具有清热解毒、活血止痛之效，临床治疗膀胱癌一般用15 g。

【验案赏析】

患者，男，66岁，2015年6月18日初诊。主诉：膀胱癌经尿道膀胱肿瘤电切术后1年余，尿频、尿急7天。患者于2014年4月因"间断性血尿"就诊于当地医院，诊断为膀胱癌，遂行经尿道膀胱肿瘤电切术，病理示高级别乳头状尿路上皮癌，术后行膀胱灌注吡柔比星化疗22次（2015年6月15日结束）。刻诊：尿急，尿痛，心烦口渴，纳可，夜尿频，眠欠佳，大便调，舌红、苔薄黄稍腻，脉沉细滑。辨证为湿热下注、毒邪蕴结；治以清热利湿、解毒抗癌。处方：瞿麦10g，萹蓄10g，车前草15g，鸭跖草15g，炒栀子10g，土茯苓15g，白英30g，龙葵20g，蛇莓15g，冬凌草15g，鸡血藤30g，枸杞子10g，女贞子15g，覆盆子10g，黄芪30g，党参20g，焦三仙各10g，砂仁10g。30剂，每日1剂，水煎服。

2015年7月18日二诊：患者自诉尿急、尿痛、心烦口渴症状明显改善，但仍有夜尿频、睡眠欠佳，时有遗尿，舌淡红、苔薄白，脉沉细。上方去瞿麦、萹蓄、鸭跖草、炒栀子，加熟地黄12g，山药12g，山萸肉12g，牡丹皮12g，茯苓12g，泽泻12g，金樱子10g。30剂，每日1剂，水煎服。

2015年9月20日三诊：CT示左肾盂扩张，余未见明显异常。自述左下肢酸软，舌淡红、苔薄白，脉沉细滑。处方：瞿麦15g，决明子15g，沙参15g，天花粉15g，白花蛇舌草30g，泽泻15g，杜仲10g，川楝子10g，土茯苓15g，鸡血藤30g，山萸肉10g，枸杞子10g，女贞子15g，黄芪20g，桔梗10g，甘草6g，鸡内金10g，砂仁10g。60剂，每日1剂，水煎服。

2015年12月31日四诊：近日复查心脏冠状动脉钙化，血胆固醇：5.8mmol/L，谷丙转氨酶：58U/L，余未见明显异常。舌淡红、苔薄白，脉沉细弦。处方：熟地黄12g，山药12g，山萸肉12g，牡丹皮12g，茯苓12g，泽泻12g，姜黄15g，茵陈15g，白花蛇舌草30g，川楝子10g，蛇莓15g，黄芪30g，白术10g，鸡血藤30g，枸杞子10g，焦三仙各10g，鸡内金10g，砂仁10g。60剂，每日1剂，水煎服。

2016年4月14日五诊：活动后胸口紧闷不适，复查未见明显异常。舌淡红、苔薄白，脉沉细滑稍数。处方：瞿麦10g，瓜蒌15g，薤白10g，太子参15g，丹参15g，麦冬15g，柏子仁10g，黄芪30g，杜仲10g，白花蛇舌草30g，泽泻10g，七叶莲15g，五味子10g，土茯苓15g，甘草6g，焦三仙各 10 g，鸡内金 10 g，砂仁 10 g。60 剂，每日 1 剂，水煎服。

2016 年 7 月 21 日六诊：术后 2 年未见复发，一般情况可，舌淡红、苔薄白，脉沉细滑稍数。处方：熟地黄 12 g，山药 12 g，山萸肉 12 g，牡丹皮 12 g，茯苓 12 g，泽泻 12 g，瞿麦 10 g，草河车 15 g，白花蛇舌草 30 g，川楝子 10 g，蛇莓 15 g，黄芪 30 g，白术 10 g，鸡血藤 30 g，女贞子 15 g，枸杞子 10 g，焦三仙各 10 g，鸡内金 10 g，砂仁 10 g。60 剂，每日 1 剂，水煎服。随后患者定期复诊以此方加减，截至 2017 年 4 月复查未见复发及转移。

【按语】

膀胱癌是临床上最易复发的恶性肿瘤之一，往往在术后 3 个月膀胱镜复查时又发现新病灶，有时可见数次频发患者。本例患者初诊为膀胱癌术后，病理为高级别乳头状尿路上皮癌，灌注化疗数次，病机为虚实夹杂、以实为主，治疗以清热利湿、解毒抗癌为要。方中瞿麦、萹蓄、车前草、鸭跖草、炒栀子清热解毒、利尿通淋，以改善膀胱刺激征，龙葵、蛇莓以抗癌，最后辅以黄芪、党参、枸杞子、女贞子扶正。二诊患者膀胱刺激征明显改善，考虑可能手术及化疗伤及脾肾而出现夜尿频及时有遗尿等，故而加用六味地黄汤加减以补肾固精。三诊、四诊、五诊继续中药辨证与辨病相结合，扶正与祛邪相结合，在补肾抗癌的基础上兼顾其冠心病、高脂血症等。六诊以后，经过调理及巩固预防治疗，患者纳眠可，精神佳，二便调，多次复查均未见复发，随后患者定期复诊以此方加减治疗。郁教授认为，现代局部电灼消除或手术均为局部祛邪手段，膀胱癌频繁复发主要是膀胱环境未改变，要防止复发必须从整体出发，改变膀胱及整体内环境，使之不利于肿瘤生长，提高整体的抗癌能力。所以在临床上常见多次复发者来诊，服中药后即未再复发，坚持维持治疗，可收到长期疗效。

【参考文献】

[1] 马云飞，孙旭，于明薇，等. 郁仁存治疗膀胱癌经验 [J]. 中医杂志，2018，59（1）：15-17，25.

第九节 泌尿系统结石

巴元明教授治疗泌尿系统结石临床经验

【名医简介】

巴元明，湖北省中医院肾病科主任医师、教授，博士研究生导师，湖北省有突出贡献的中青年专家，第二批全国老中医药专家学术经验继承人，国家首批优秀中医临床人才。兼任中华中医药学会名医学术研究分会副主任委员，中华中医药学会肾病分会常委，湖北省中医药学会常务理事，湖北省医师协会常务理事，武汉市中医药学会第十四届理事会副会长，武汉市青年中医药分会副主任委员，武汉医师协会常务理事等。

【经典名方】

1.石韦散（源于《外台秘要》）

组成：石韦（去毛）60 g，瞿麦 30 g，滑石 150 g，车前子 90 g，冬葵子 60 g。

2.五苓散（源于《伤寒论》）

组成：猪苓 12 g（去皮），泽泻 20 g，白术 12 g，茯苓 12 g，桂枝 8 g。

原文：太阳病，发汗后，大汗出，胃中干，烦躁不得眠，欲得饮水者，少少与饮之，令胃气和则愈。若脉浮，小便不利，微热，消渴者，五苓散主之。

3.五皮饮（源于《中藏经》）

组成：生姜皮、桑白皮、陈橘皮、大腹皮、茯苓皮各等分（各 9 g）。

原文：脾虚湿盛之皮水。

【学术思想】

巴元明教授在继承先贤的学术思想上发挥创新，提出"下焦湿热、气滞血瘀、正虚水停"是该病形成的病因病机。针对泌尿系统结石形成的原因，认为该病主要有3种证型，即下焦湿热型、气滞血瘀型和正虚水停型，并指出这3种证型之间既可相互影响又可相互转化亦可多种兼夹，所以创新地提出了"清热利湿益气并重，行气活血化瘀并行，溶石排石利水兼顾"的治疗原则。同时建议利用现代医学诊疗手段明确泌尿系统结石的大小和位置，选择合适的治疗方案。

【诊断思路】

巴元明教授认为，泌尿系统结石是尿液中的盐类与胶体平衡状态被打破后而形成的结晶，其好发于青壮年，男性多于女性。我国该病的发病率为1%～5%，每年新发病例为150～200/10万，2～7年复发率高达22.6%～51.0%。该病发作时主要表现为腰腹绞痛且痛及前阴，其面色苍白，全身冷汗，恶心呕吐，可伴有发热、小便涩痛频急或有排尿中断的情况，可见肉眼血尿或小便有砂石排出。该病属于中医学"腰痛、腹痛、淋证"等范畴，典型表现以"石淋"多见。《秘传证治要诀》云："石淋，溺中有砂石之状，其溺于盆也有声，此即是精气结成砂石，以溺俱出"。指出结石的形成原因。

巴元明教授博览群书，在继承先贤的学术思想上发挥创新，对该病形成了独特的认知体系，并提出"下焦湿热、气滞血瘀、正虚水停"是泌尿系统结石形成的病因病机。外感湿邪入里化热，或外感热邪与体内湿邪胶着，又或恣食肥甘厚味致湿热内生，湿与热结移行下焦，湿热蕴结于肾熏蒸膀胱，燔灼津液，津失邪滞炼而为石。再者，情志不遂可导致气机郁滞，素来体虚亦可使气机运行不畅，气机郁滞则血流缓慢，滞而成瘀；或跌扑损伤，局部气滞血瘀，导致水液运行缓慢或停滞，水瘀互结、瘀浊固结不化胶着成石；或瘀久生热，瘀热互结，凝练为石。另有因先天禀赋虚弱或后天失养，或年老体衰，或邪气攻伐，均可致正气亏虚。肾主水，肾气亏虚膀胱气化失司，浊中之清不能上输于肺；脾气亏虚水津输布异常，清中之浊不能下注膀胱，水液留滞下焦，浊阴聚集，日久成石。

针对泌尿系统结石形成的原因，巴元明教授认为该病的主要证型有三，即下焦湿热型、气滞血瘀型和正虚水停型，三者之间既可相互影响又可相互转化，亦可多种兼夹。

1. 下焦湿热型

下焦湿热，湿热之邪与正气交争，病情迁延不愈，久之邪盛伤正而致正气亏虚；或失治、误治损伤正气而使正气亏虚。肾主脏腑气化，肾气亏虚，肾精不足，不能化生肾阴、肾阳推动和激发肺的功能正常运行，亦可导致肺气亏虚。脾主运化，脾气亏虚不能摄纳水谷精微濡养肺脏，肺脏失养故而肺气亏虚。肺为气之主，肺气亏虚全身气机运行不畅，气行无力推动血行，气滞则致血瘀，从而转化为气滞血瘀型。而肺主行水，其宣发和肃降的功能可以推动和调节全身津液的输布和排泄；脾主运化水饮，能上输水津于肺，下注水津至膀胱，四布水津濡养脏腑，居中焦使水津同脾胃之气上腾下达；肾主水，肾气能促进参与津液代谢的脏腑保持正常的生理功能，肾气的蒸化作用亦参与尿液的生成，故肺、脾、肾三脏气虚均能影响水液的运化，最终导致正虚水停。

2. 气滞血瘀型

气滞血瘀表现为气机郁滞、血液瘀滞，然"血为气之母"，血能养气，正常运行的血液可以不断地为气的生成和功能活动提供物质基础，血富则气旺，血虚则气弱，血瘀则气化生无源，表现为气虚，气虚亦即正虚。而气能行津，气机郁滞则不能正常推动和调控津液的输布和运行，致使水液停滞；又气能摄津，气机郁滞不能正常调控津液的排泄，使体内津液蓄积而不能及时布散，亦至水液停滞，此即气滞血瘀可以导致正虚水停。另外，气机久郁可以化火，血瘀日久从而蕴热；但气郁及血瘀均能造成津液停滞，失去正常生理功能的津液聚而成湿，湿与热结移行下焦，证型即转变为下焦湿热型。

3. 正虚水停型

正虚水停表现为正气亏虚，水湿停滞。正气亏虚可以是脏腑阴虚，阴虚火旺燔灼停津，湿与热结熏蒸膀胱，发为下焦湿热证。而正气包括元气、宗气、营气、卫气，宗气虚则不能促进心脏推动血液运行，血滞则瘀；卫气虚则其温养全身的功能减弱，血寒则瘀。元气由肾所藏的先天之精所化生，其通过三焦而流行于全身，元气亏虚，气不能发挥其正常的推动作用，气行不畅，气虚而滞；营气有化生血液和营养全身的作用，营气虚则血液化生匮乏，不能为机体提供正常的濡养作用，影响机体生理功能的正常发挥，使气的生成和运行受阻，气行不畅，气虚而滞，由此正虚水停证型又可转化为气滞血瘀型。

【治疗方法】

1. 法不效众，另辟蹊径

巴元明教授在泌尿系统结石的治疗上创新性地提出"清热利湿益气并重，行气活血化瘀并行，溶石排石利水兼顾"的治疗原则，其理念虽与尤怡有异曲同工之妙，亦提倡清热利湿、行气活血化瘀之法，但实则更胜一筹，在其治则中尚见"益气"之法。行气乃促进气机的正常运行，益气却重在补益。然益气又分为补益肺气、补益脾气和补益肾气3种，巴元明教授认为肾为先天之本，脾胃为后天之本，资助后天可以弥补先天，即通过补益脾胃而达到充养肾脏的目的；而肺又为气之主，通过补益肺气可以蓄养元气，故其补益之法重在肺脾，意在"以后天养先天"，且其提倡三法并重、三法并行、三管齐下，不仅针对结石的成因进行治疗，而且将治未病的思想融入其中，针对其他有可能出现的证型适当用药，既病防变。

2. 中西汇通，取长补短

巴元明教授倡导中西医结合、取长补短。他认为在四诊合参的基础上利用现代医学检查手段，不仅突出了中医特色，更有利于明确诊断，所以中西医结合是增强临床疗效的重要途径。在诊治泌尿系统结石时，巴元明教授主张借用现代医学诊疗手段，从结石的大小和位置两方面区别对待，选择合适的治疗方案。①首辨结石大小：巴元明教授指出，中药在溶石消石上疗效突出，但结石大小对疗效和疗程有直接影响，且结石直径较大者多会伴有泌尿系统积液，尤其以肾盂和输尿管积液较多，严重者可造成输尿管梗阻，导致当侧输尿管丧失功能。有报道称，在单侧输尿管梗阻的大鼠模型中，大鼠体内活性氧自由基增多，使肾脏活性氧自由基的产生和清除失衡，发展为慢性肾间质纤维化。可见长期肾脏积液会诱导肾间质纤维化的发生，故其建议结石直径超过 2 cm 且积液明显者，采取经皮肾镜取石术；直径在 1～2 cm 且伴有明显积液者，行体外冲击波碎石或经尿道钬激光碎石；直径在 1 cm 以下或伴有少量积液者，建议口服中药治疗，必要时可以借助西医手段治疗。②次辨结石位置：泌尿系统结石多位于肾脏及输尿管，膀胱结石及尿道结石少见。而膀胱结石多通过输尿管后排下，尚未进入尿道，一般情况下能通过输尿管三处狭窄的结石，理论上可以顺利通过尿道排出，至于少数结石贴膀胱壁生长或掉入膀胱憩室，可通过膀胱镜取石。有报道称，重复体外冲击波碎石对兔肾脏有累积性损害，故其认为反复肾脏碎石可能对肾功能有潜在影响，建议在没有积液的情况下尽量选择口服中药治疗。当然，对于疼痛比较明显者亦推荐解痉止痛等西医对症治疗。

【治疗绝技】

巴元明教授认为该病主要有"湿热下注""气滞血瘀""正虚水停"3种证型，清热利湿、活血化瘀、益气利水是与证型相对应的治则。然冰冻三尺非一日之寒，有形的结石亦非短时间内就能形成，在泌尿系统结石致病中，结石既是身体功能失衡的病理产物，又是导致病情继续进展的原因，而溶石排石实质上是针对病因的治则，有治病求本之意，故"溶石排石"的治则是基本治则也是必要治则，然后在此基础上针对主要证型对症下药。

【验案赏析】

田某，男，47岁，2016年11月24日初诊。因"发现右肾结石9年"就诊。患者主诉无腰腹部疼痛，稍觉身软乏力，纳食欠佳，二便调。查体未见异常，舌淡红，苔薄黄，脉细。患者曾多次行右肾体外超声波碎石术，泌尿系统彩超示双肾积水（右肾约2.3 cm，左肾约2.3 cm），双肾多发结石（右肾约1.1 cm，左肾约0.5 cm）；尿液分析示尿隐血（±），尿蛋白（+）。中医诊断石淋（辨证属下焦湿热、脾气亏虚），治宜清热利湿、理气健脾、排石排水。方药石韦散、五苓散、五皮饮加减：金钱草30 g，三棱10 g，鸡内金10 g，石韦12 g，黄柏10 g，车前子15 g，赤小豆15 g，益母草15 g，木香10 g，炒白术10 g，陈皮10 g，桂枝5 g，猪苓10 g，泽泻10 g，大腹皮10 g，姜皮10 g，桑白皮10 g，黄芪15 g，茯苓30 g，金樱子15 g，芡实30 g。水煎服14剂，每日1剂，分2次服。

2016年12月15日二诊：患者身软乏力感减轻，纳食较前增加，余无特殊不适。查体未见异常，舌淡红，苔薄黄，脉细。尿液分析示尿隐血（+），尿蛋白（±）。泌尿系统彩超示双肾积水（右肾约2.1 cm，左肾约1.6 cm）、双肾多发结石（右肾约0.83 cm，左肾约0.5 cm）。患者双肾积水均较前减少，右肾结石直径亦缩小，提示治疗有效。但考虑患者病程较长、正气已虚，需扶助正气以助行气利水，上方茯苓加量至50 g以健脾和胃，并加强利水渗湿作用，水煎服14剂。

2017年1月18日三诊：患者诉偶有腰痛，身软乏力感不明显，纳食可，查体未见异常，舌淡红，苔薄黄，脉细。尿液分析示尿蛋白（±），泌尿系统彩超示双肾积水（右肾约1.9 cm，左肾约1.3 cm）、双肾多发结石（右肾约0.9 cm，左肾约0.45 cm）。患者肾结石较前变小，双肾积液亦进一步减少，提示疗效明显，但其偶有腰痛，中药在上方的基础上加白芍10 g，生甘草10 g以缓急止痛，水煎服14剂。

【按语】

巴元明教授认为患者病程较长，结石阻滞气机，气滞则水停，体内以水湿停滞为主要表现；其身软乏力、纳食欠佳均为脾气亏虚表现，其舌苔薄黄提示有热，但热势尚不明显，故治疗以利湿通淋消石为主，兼以益气行气、活血化瘀。方中金钱草、鸡内金、石韦清热通淋、化石排石，车前子清热利尿通淋，赤小豆利水渗湿，黄柏清热燥湿，三棱破血行气，益母草活血利尿，木香温中行气，金樱子、芡实益肾固精，黄芪除补中益气之外亦有利尿之效。因患者双肾积水明显，酌加五皮饮行气化湿利水，加五苓散温阳化气、利水渗湿。其中黄柏清热燥湿、车前子清热利湿，两者合用不仅能增强祛湿之力，而且可制约木香和黄芪之温性，避免助热生邪；三棱、益母草配伍有活血化瘀之效，能消除瘀滞；三棱、木香配伍有行气之功，气行则血行，可以防止瘀血生成，气行则水行，亦可防止水湿停滞；金樱子、芡实重在补肾，肾气充沛则肾阳气化有权，水湿得以温化；而芡实、黄芪用意在补脾，脾气健运则水液运化有道，水湿得以布散。以上诸药配伍，共奏清热利湿、益气行气、活血化瘀、溶石排石之效，完美诠释了"清热利湿益气并重，行气活血化瘀并行，溶石排石利水兼顾"的治疗原则。

【参考文献】

[1] 李玉婷，胡刚明，李伟男，等.巴元明治疗泌尿系结石临床经验[J].中国中医基础医学杂志，2019，25（10）：1449-1452.

崔学教教授治疗尿石症经验

【名医简介】

崔学教，受聘为广州中医药大学教授，主任医师，中医外科学博士研究生导师，中西医结合临床外科学博士研究生导师，第三批国家老中医药学术经验继承工作指导老师。

【经典名方】

四妙散（源于《仙拈集》）
组成：雄黄、生矾、川椒、硫黄各等分。

【学术思想】

崔教授对结石的治疗有其独特的思路，其中"通"法的应用是其学术观点的着眼之处。选药处方紧扣病机，辨证施治。崔教授临证并不排斥现代医学的成果，对手术和现代医学的特殊成果也乐于学习和使用，如对感染性结石效果很好的菌石通，主要成分为乙酰氧肟酸，也会在临床中对症使用。虽然中医药治疗尿石症疗效显著，但对有明显手术适应证的患者，崔教授还是会推荐患者接受手术治疗，避免肾功能进一步恶化。崔教授始终强调中药排石优势为结石的预防、促进小结石及泌尿系统结石术后残留结石的排出，并不盲目乐观自信，一切以患者为中心，临床上辨证施治，为患者制定适宜的治疗方案，减轻患者痛苦和经济负担。

【诊断思路】

病机紧扣"湿热""瘀""虚"。

崔教授认为，尿石症属于中医"石淋"范畴。《诸病源候论·石淋候》中最早提出了石淋的病因和症状特征："石淋者，淋而出石也，肾主水，水结则化为石，故肾客砂石，肾为热所乘，热则成淋，其状：小便茎中痛，尿不能卒出，时自痛引少腹，膀胱里急，砂石从小便道出，甚者水道塞痛，令闷绝。"总结石淋病机为"肾虚为本，膀胱湿热为标"。后世不断予以补充，如刘完素在《素问玄机原病式》中提出湿热毒邪为致病因素："热甚客于肾部，干于足厥阴之经，廷孔郁结极甚而气血不能宣通。"陈无择《三因极一病证方论·淋证治》云："石淋，多因忧郁，气注下焦，结所食咸气而成。"提出抑郁致石的因素。崔教授结合多年临证经验总结尿石症病机主要为"湿热""瘀""虚"三点。湿热，即下焦湿热，本病初期，多为实证，与饮食、情志关系密切，如平时嗜食肥甘厚味，酿生湿热，或肝气郁结，郁而化火，湿热交结，炼津成石，阻于尿道；瘀，即指气血的瘀滞，有形之结石阻碍尿道，水道不通，必将进一步影响气血的运行，形成瘀滞；而瘀久必虚，瘀滞不去为邪，留邪进一步损耗正气，导致气血亏损，肾气损耗，又进一步影响肾主水的功能。肾与膀胱气化不及，尿液的生成和排出障碍，加重水潴留，导致结石沉积增大。崔教授还认为，临床上此三者不一定独立存在，往往按次序发生，通常湿热先行，或肾虚与湿热并行，病情发展至后期，往往三者同时存在。临床上应紧扣关键病机予以辨证施治。

【治疗方法】

结合病位、病程分证论治"通"以贯之。

崔教授将尿石症的中医证型主要分为三种，分别是湿热蕴结证、气血瘀滞证和肾气不足证，与病机特点相呼应，分别对应尿石症的初期、中期和后期。

1.尿石症初期

尿石症初期即主要的结石形成期，尿液中晶体生长、聚集和滞留，结石的晶核等主体部分在此阶段形成，此时病位主要在肾、膀胱等贮存尿液的器官。证型多为湿热蕴结证，临床主要表现为反复腰腹部疼痛，伴有尿频、尿急、尿痛或血尿，兼有口干多饮等症，舌苔多黄腻，脉象以弦数为主。崔教授认为，岭南多湿热体质，湿热蕴结在体内难以排出，尿液易煎熬为砂石。而利尿剂的使用可以增加肾在单位时间的泌尿量，通过尿液的冲刷作用，将沉积在肾、输尿管的砂石排出，并抑制结石进一步形成。故在这个阶段，治以清热利湿、通淋排石为法，方以三金排石汤为主方加减，并重用有利尿作用的药物，如金钱草、车前子、白茅根、小蓟等。本证还易出现大肠传导功能失常，临床常见患者伴有大便不通，对此可加入大黄通腑气。

2.尿石症中期

尿石症中期即结石壅滞期，主要表现为气血瘀滞证。结石形成以后，体积较大者可能造成肾盂出口梗阻，或在排出过程中，堵塞于输尿管狭窄段及尿道，此阶段患者多出现急性结石梗阻性疼痛，临床表现为阵发性腰腹部胀痛或绞痛，向外阴部放射，舌暗或有瘀斑，脉弦，若结石完全堵塞，甚至需要紧急穿刺或急诊行手术治疗，若结石小于 0.6 cm，结石下段无梗阻，可使用金铃子散合石韦散加减，加入赤芍、田七、皂角刺、莪术、丹参等破血行气药开通瘀滞。崔教授认为，结石形成后对输尿管壁的刺激导致炎性息肉形成，附着在输尿管管壁，息肉与砂石包裹堵塞输尿管，会增加排石难度，使用活血化瘀的药物，有助于解除结石下方的梗阻和息肉的形成，减轻结石与输尿管壁的粘连，使原本顽固的结石松动，易于排出，可显著改善患者疼痛及血尿症状。

3. 尿石症后期

尿石症后期为肾功能不全期，以气虚、阳虚多见，此阶段证型以肾气不足为主，临床多表现为腰部胀痛，时发时止，遇劳加重，病甚可出现尿少、浮肿、心悸、畏寒等症，舌淡，脉细。肾和膀胱的气化作用是尿液生成和排出的基础，肾虚、膀胱气化不利导致尿液生成和排出不畅也是尿结石形成的条件之一。故本证以济生肾气丸为主方，改善肾与膀胱的气化功能。同时，崔教授认为，使用补气、补肾等药物还能增强输尿管平滑肌的蠕动能力，从而促进结石排出，常用药物如威灵仙、广木香、枳壳、牛大力、牛膝等。在尿石症后期，仍然存在"标实"，故崔教授常加入海金沙、金钱草、皂角刺、鸡内金等通淋排石、化瘀行气的药物，是为标本兼治之法。

综上所述，初期清热利湿、通淋排石，中期破血行气、通淋排石，后期补肾益气、通淋排石。实际临床病程的分期往往没有明显的分界点，湿热蕴结、气血瘀滞和肾气不足可能兼夹或同时存在，治疗时需要分清主次，以"通淋"为根本治法，根据患者症状予以清热、化瘀或补益等法。由上可知，"通"法贯穿了尿石症治疗的各个阶段，"以通为用"也正是崔教授学术思想的核心内容。

【治疗绝技】

重用单味化石药物。

崔教授认为中药化石确有其效。碎石、化石、消石的说法主要在明清时期被提出，以四金汤为代表，组成为金钱草、海金沙、郁金、鸡内金。崔教授在其中尤其重视金钱草的使用，临床常使用广东道地药材广金钱草。金钱草甘、淡、微寒，归肝、胆、肾、膀胱经，功善清热利水、通淋排石，为治石淋之要药。崔教授认为，金钱草性味平和，气味甘淡，既可大剂量单用煎汤服用，又可与其他通淋排石药配伍使用，在尿石症治疗的全程使用，既可以减慢结石的形成，又能使结石的棱角变钝而利于结石的排出。王萍等研究金钱草提取液可抑制尿液中草酸钙结晶的形成，并可使已形成的结晶缩小、由尖锐到圆钝甚至消失。王植柔等研究发现广金钱草中有效预防结石形成的主要成分为三萜醇苷和黄酮苷。熊颖等研究认为广金钱草与金钱草均有抑制尿结石形成、利尿和抗感染等作用，但广金钱草能增加柠檬酸根离子的排出，促进结石溶解，在治疗已形成的结石上更有优势。故崔教授在结石治疗中常用广金钱草，用量一般为 30～60 g，既能利尿化石，还能减轻炎症反应，且不良反应极小，使用安全性高。

【验案赏析】

彭某，男，35 岁，2018 年 12 月 3 日初诊。患者诉近 2 周出现反复双侧腰部疼痛，呈绞痛，每次持续 10～20 分钟方能缓解，无尿频、尿急、尿痛。彩超提示双肾结石，纳可，眠差。舌红，苔黄，脉滑。中医诊断：石淋（湿热下注证），治以清热祛湿、通络止痛为法。方药：苍术 30 g，黄柏 15 g，薏苡仁 30 g，木瓜 20 g，川牛膝 30 g，泽泻 15 g，栀子 15 g，木通 20 g，金钱草 60 g，鸡内金 30 g。共 7 剂，每日 1 剂，水煎 2 次，每次 150～200 mL。并嘱多喝水，勤排尿，借助跳绳等跳跃运动促进结石排出。1 周后电话随访，患者诉于服药 2 天后间歇排出泥沙样结石，12 月 9 日上午自行排出一小结石，后未再出现腰痛。

【按语】

本案属湿热下注型石淋，患者年轻，居于临海地区，湿热蕴结下焦，煎熬成砂石阻塞尿道，出现腰部绞痛难忍，治以清热祛湿、通络止痛，以四妙散为主方，方中黄柏苦以燥湿、寒以清热，苍术辛散苦燥、健脾燥湿，二药相配，标本兼治；川牛膝能补肝肾、强筋骨，并能引药下行；木瓜、薏苡仁还可缓急通络止痛；泽泻、木通利水渗湿且能泄热；栀子泻火除烦；金钱草、鸡内金利尿通淋兼有化石之功，大量应用以化石排石。诸药同用，共奏清热利湿、通络止痛之功。

【参考文献】

[1] 邓楹君，黄雪漾，梁爱迪，等.崔学教治疗尿石症经验［J］.中医学报，
2020，35（7）：1457-1459.

吉勤教授治疗泌尿系统结石经验

【名医简介】

吉勤教授师从国家名中医孟如教授，中医理论功底深厚，注重临床实践，其治学严谨、学识渊博，临证谨守病机、知常达变，临床30余年，学验俱丰，对中西医结合治疗泌尿系统结石有深入研究。

【经典名方】

石韦散（源于《外台秘要》）

组成：石韦（去毛）60 g，瞿麦30 g，滑石150 g，车前子90 g，冬葵子60 g。

【学术思想】

吉勤教授认为泌尿系统结石的病机初期多属湿热蕴结下焦，日久则由实转虚，或虚实夹杂。其中实证以湿热、瘀血为主，虚证以脾肾亏虚为主，根据泌尿系统结石的病机特点，在治疗上，提出实则通利、虚则补益，标本兼顾，重视把通淋排石贯穿于整个治疗过程，兼以清热利湿、利气疏导、活血化瘀、健脾益肾。在临床运用中取得较好疗效，为治疗泌尿系统结石提供辨证论治思路。

【诊断思路】

吉勤教授认为，泌尿系统结石，是临床常见病、多发病。其发病机制复杂，其中肾钙化斑、过饱和结晶、结石基质、晶体抑制物质、异质促进成核学说是结石形成的基本学说，其影响因素包含了性别、年龄、饮食、环

境、职业等，泌尿系统结石的临床表现个体差异很大，症状的严重程度与结石的部位、数目、大小、活动情况、有无并发症及其程度有关，主要表现有疼痛、血尿、排石、上尿路结石伴感染、无尿、肾功能不全症状，且严重威胁人类健康并消耗大量的医疗资源。调查统计，本病的人群发病率高达 5% ～ 15%，再发率几乎达 50%。我国不同地区泌尿系统结石的发病率为 3% ～ 14%，成人泌尿系统结石复发率高达 50%。泌尿系统结石已成为我国重大的医疗负担和不可忽视的社会性问题。目前泌尿系统结石的治疗主要包含手术治疗与非手术治疗，手术治疗包含体外冲击波碎石术、输尿管肾镜取石或碎石术、经皮肾镜取石或碎石术、开放手术。虽然体外冲击波碎石术等技术在临床上已广泛应用，并对泌尿系统较大结石有良好治疗作用，但结石残留率、残石再生长率和结石复发率仍高居不下，具有近期及远期肾损伤等。在临床上采取中医保守治疗泌尿系统结石（结石直径＜ 0.6 cm）疗效显著，且中药兼有防治结石及保护肾脏的作用，在防石护肾方面具有无创伤性、不良反应少、疗效肯定等优势。目前已经被众多尿石症患者所接受，尤其是对一些单发或小颗粒结石（直径＜ 0.6 cm），或经其他治疗方法效果欠佳的患者，中医药疗法成了首选方法。

泌尿系统结石病因复杂，病机多变，根据临床不同表现，本病多属于中医学的"石淋""砂淋""腰痛"等范畴，早在《内经》里就有关于淋证的记载。吉勤教授认为本病主要是湿热蕴结下焦，导致膀胱气化不利，迁延日久，热郁化火伤阴，湿遏阳气，或阴伤及气，导致脾肾两虚，膀胱气化无权，则病证从实转虚，而见虚实夹杂。病位主要在膀胱和肾，并与肝脾密切相关。实证以湿热蕴结下焦为主。平素多食肥甘厚腻，或嗜酒太过，酿成湿热，蕴结下焦，尿中杂质结为砂石，《金匮要略心典》云"犹海水煎熬而成咸碱也"；气滞血瘀也是本病的重要因素。虚证主要以脾肾亏虚为主。脾主运化水湿，肾主水，脾肾亏虚，脾失健运，膀胱气化失司，湿热蕴结下焦；或久淋不愈，湿热耗伤正气，气化无权，而出现虚实夹杂之证，终可导致病情加重、脏腑衰败。正如《中藏经》云："虚伤真气，邪热渐强，结聚成砂；又如以火煮盐，火大水少，盐渐成石之类；谓肾者水也，咸归于肾，水清于下，虚热日甚，煎结而成。"

【治疗方法】

1.清利湿热，通淋排石

吉勤教授认为泌尿系统结石的主要病机是湿热蕴结下焦。患者平素多食辛热肥甘厚腻之品，加之嗜酒太过，湿热下注，化火灼阴，煎熬尿液，结为砂石，淤积水道，而为石琳；肾与膀胱相表里，湿热之邪侵犯于下焦，阻碍气机，导致肾失开阖，膀胱气化失司，郁结不下，则不能推动气、血、津液的正常运行。临床常表现为腰酸腰痛，小便涩滞不畅，或尿中夹砂石，灼热刺痛，口苦，尿黄赤，或尿血鲜红，大便秘结，舌质红，苔黄腻，脉滑数。治疗此类型患者临床上常用"自拟排石汤"加减，药物组成有海金沙、鸡内金、金钱草、石韦、乌药、莪术、冬葵子、连翘、萹蓄、瞿麦、淡竹叶、灯心草、通草、车前子等。

2.行气疏导，通淋排石

肝主疏泄，喜条达而恶抑郁，体阴而用阳，其脉循少腹，络阴器。肝气的疏泄功能是调畅全身气机，推动血液和津液正常运行的必要条件。若肝气疏泄不及，则肝气郁结，导致气滞血瘀或气郁化火，肝火妄动。若肝郁化火，气火郁于下焦，尿液受其煎熬，日积月累，遂成砂石。此类患者在临床上常表现为腰胁胀痛，小便涩滞，淋沥不尽，或腰痛引少腹，累及阴股，或尿流中断，点滴而出，小腹膨隆，舌淡红，苔薄黄，脉弦数。治疗常用柴胡疏肝散合沉香散加减，药物组成有白芍、沉香、川芎、当归、陈皮、石韦、冬葵子、柴胡、海金沙、鸡内金、金钱草等。

3.活血化瘀，通淋导石

瘀血包括离经之血积存体内，或血运不畅，阻滞于经脉及脏腑内的血液。瘀血是疾病过程中形成的病理产物，又是某些疾病的致病因素。由于外感六淫、疫疠，内伤七情、饮食、劳逸、痰饮、结石及各种内外伤等致病因素，导致气虚、气滞、血寒、血热、阴血亏虚及脉道损伤等，均可使脉中血液运行迟缓、停滞或离经，积存体内，停滞日久不能及时清除，亦可化热化毒，形成瘀、热、毒互结之势。瘀血既是结石的致病因素，又是结石的病理产物。此类患者在临床上常表现为腰腹刺痛，固定不移，或可触及肿块，尿血紫暗，或夹有血块，少腹硬满，舌紫暗，脉涩。常用少腹逐瘀汤合三金散加减，药物组成有当归、赤芍、川芎、延胡索、石韦、冬葵子、海金沙、鸡内金、金钱草等。

4. 健脾益肾，补虚排石

脾为后天之本，主运化水谷精微，为气血生化之源，肾为先天之本，主封藏，为生气之根，两者相互协同调节，共同主司水液代谢的协调平衡。患者年老体弱，脾肾亏虚、气化失司所致湿热蕴结，炼液成砂；或结石盘踞日久，或砂石排而不尽，或排而复发，病久耗伤正气，最终导致脾肾两虚无以运化和开阖，梗阻更趋严重，并可导致肾衰竭。吉勤教授在辨证论治的同时，特别强调顾护脾肾，通过培补先后天以化生精微、益气血以濡养全身，以达到脾肾功能强健，助于祛邪外出。此类患者在临床常表现为腰酸乏力，不耐劳累，肾区喜揉喜按，小腹坠胀，伴有面色萎黄、纳差、大便溏等，舌淡，苔薄，脉细无力。常用黄芪六味地黄汤合三金散加减，药物组成有黄芪、生地黄、山药、山萸肉、炒杜仲、海金沙、鸡内金、金钱草等。

5. 益气养阴，通淋消石

结石日久不消，或湿热瘀血蕴久，或过用苦寒清利药物，真阴亏损，元气大伤。《素问·通评虚实论》提出"精气夺则虚"，是气阴两虚病机的最早提出和高度概括；《素问·举痛论》指出"外感热病，汗出过多，津液耗伤，气可随之外泄；伤则失守而阴虚，阴虚则无气"。正气亏虚后，脏腑功能失职，湿热瘀血等实邪盘踞于体内，久恋不去，导致本病反复发作，迁延难愈，终为虚实夹杂之证。此类患者在临床上常表现为头晕耳鸣，腰痛绵绵，小便微涩，余沥难尽，或带血丝，可伴口干咽燥，心烦失眠，手足心热，舌红，少苔，脉弦细。治疗上常用知柏地黄汤合三金散加减，药物组成有知母、黄柏、生地黄、山萸肉、牡丹皮、茯苓、山药、金钱草、鸡内金、海金沙等。

【治疗绝技】

吉勤教授认为本病的病机初期多属湿热蕴结下焦，日久则由实转虚，或虚实夹杂。其中实证以湿热、瘀血为主，虚证以脾肾亏虚为主，根据泌尿系统结石的病机特点，在治疗上，提出实则通利、虚则补益，标本兼顾，重视把通淋排石贯穿于整个治疗过程，兼以清热利湿、利气疏导、活血化瘀、健脾益肾。在上述辨证分型的治疗基础上，输尿管结石患者，酌量增加地龙等。上述证型皆可配合针灸及耳穴治疗，主穴：肾俞、阴陵泉、中极、关元、委中、水道、膀胱俞等；耳穴：双侧输尿管点、尿道点、肾点、内分泌点等。

【验案赏析】

周某，男，68 岁，2014 年 9 月 18 日初诊。主诉：反复腰酸、腰痛伴乏力 2 个月，再发加重 3 天。患者诉 2 个月前无明显诱因出现腰酸、腰痛伴乏力，休息后症状有好转，未经系统治疗，症状反复发作。近 3 天患者上述症状加重，现腰酸、腰痛，倦怠乏力，小腹坠胀，面色稍萎黄，眠差，纳差，大便溏，舌淡，苔薄，脉细无力。泌尿系统彩超：双肾多发结石，最大 0.4 cm × 0.3 cm，双侧输尿管、膀胱、前列腺未见明显异常。尿常规：红细胞（++）。西医诊断：双肾多发结石；中医诊断：石淋（脾肾气虚）。方以黄芪六味地黄汤合石韦散加减。处方：黄芪 50 g，生地黄 15 g，山药 20 g，茯苓 30 g，山萸肉 10 g，牡丹皮 15 g，杜仲 15 g，赤芍 15 g，石韦 20 g，海金沙（包煎）20 g，金钱草 30 g，鸡内金 15 g，乌药 10 g，莪术 10 g，萹蓄 10 g，瞿麦 10 g。5 剂，水煎服，日 1 剂。嘱其多喝水，适当原地做跳跃运动。

二诊：患者诉药后有石头随小便排出，倦怠乏力、腰酸痛有所减轻，小腹坠胀感较前减轻，大便溏泄减轻，余症同前，前方去赤芍，加车前子，重用黄芪至 80 g，再进 20 剂。

二诊：患者自觉体倦乏力、腰酸痛明显减轻，面色萎黄较前好转，纳食可，睡眠较前好转，舌质淡白，脉沉细。彩超：左肾上盏可见一 0.3 cm × 0.2 cm 强回声团，右肾、双侧输尿管、膀胱、前列腺未见明显异常。尿常规：红细胞（+）。在前方基础上加冬葵子，服用 3 月余，自觉体倦乏力、腰酸痛症状消失，纳眠可，舌淡胖，苔白，脉缓。彩超：（-），尿常规：（-）。

【按语】

泌尿系统结石是临床常见病、多发病，其病机复杂，临床症状多样，吉勤教授经过多年临床观察总结，认为病机初期多属湿热蕴结下焦，日久则由实转虚，或虚实夹杂。本虚以脾肾亏虚为主，标实以湿热、气滞、瘀血为主。治疗上采用实则清利，虚则补益，虚实夹杂则清补兼施之法，在临床上收到满意疗效，为临床医师辨证论治泌尿系统结石提供了很好的思路。

【参考文献】

[1] 郭金彪，张超，迟娜娜，等．吉勤教授治疗泌尿系统结石临床经验 [J]．中国中医药现代远程教育，2016，14（11）：77-79．

第四章　前列腺疾病

第一节　前列腺炎

国医大师王世民论治慢性前列腺炎经验

【经典名方】

1. 程氏萆薢分清饮（源于《医学心悟》）

组成：川萆薢 6 g，炒黄柏和石菖蒲各 15 g，茯苓和白术各 3 g，莲子心 2 g，丹参和车前子各 4.5 g。

2. 桃核承气汤（源于《伤寒论》）

组成：桃仁、大黄、甘草（炙）各 12 g，桂枝、芒硝各 6 g。

原文：太阳病不解，热结膀胱，其人如狂，血自下，下者愈。其外不解者，尚未可攻，当先解外；外解已，但少腹急结者，乃可攻之，宜桃核承气汤。

【学术思想】

慢性前列腺炎属中医"淋、浊、精"等范畴。王教授认为本病具有顽固性、发作性、反复性、缠绵性的临床特点。慢性前列腺炎患者常见的病因：①嗜酒太过或多食辛热肥甘之品导致脾胃受损，运化失常，积湿生热，湿热弥漫三焦；②房事不节，导致肾失气化，湿邪内生，湿邪郁久化热致前列腺反复充血，蕴久酿毒，阻于经络；③情志不遂，郁怒伤肝，肝气郁结，久则血行不畅而致气血凝滞,气血凝滞又加重湿热毒邪形成或气郁化火,气火郁于肾系。《素问·经脉别论》曰:"饮入于胃,游溢精气,上输于脾,脾气散精,上归于肺,通调水道,下输膀胱。"肺主一身之气,为水之上源,气行则水行,肺气失常则膀胱不利。《证治汇补》曰:"精之藏制在肾,脾主之运化,升清降浊,脾失健运,湿浊内蕴,下注于精窍。"《黄帝内经灵枢集注·本输》言:"上焦出胃上口,中焦亦并胃中。下焦者,别回肠,此三焦所归之部署也。故《平脉篇》曰:三焦不归其部。上焦不归者,噫而酢吞;中焦不归者,不能消谷引食;下焦不归者,则遗溲。是三焦之气,生于肾脏,而归于中胃之间。《本经》论三焦所出之处,即《平脉篇》所归之部署也。"《诸病源候论·饮酒后诸病候》言:"酒性有毒,而复大热,饮之过多,故毒热气渗溢经络,浸溢腑脏,而生诸病也。"慢性前列腺炎病因总结起来不外乎湿、热、瘀、毒、气滞,尤以湿热为要,病变脏腑主要涉及肺、脾、胃、肾、膀胱。其基本病机为湿热瘀阻,可以贯穿于疾病的不同阶段,也可表现为不同的证候类型特点。王教授认为湿热下注多出现在早期,中期多为湿瘀互结,而后期多伴湿毒伤阴。近年来情志因素与肝气郁结越来越引起男科工作者的重视;久坐久驾盆腔瘀血是近年来前列腺炎综合征发病的重要特点与重要原因。血瘀是疾病发展后期的结果与产物,是慢性前列腺炎综合征难以治愈的重要原因之一。

【诊断思路及治疗方法】

基于上述认识,王教授遵循《素问·阴阳应象大论》"治病必求于本"的原则,拟定早、中、晚分期论治,以清热利湿为基本治法。

1. 早期:湿热下注证

早期多见于青壮年患者,病程较短,或有包皮龟头炎等病史。主症:尿频、尿急,尿道灼热刺痛。次症:口苦、口干,小便黄浊,阴囊潮湿,久坐后尿道滴白,大便黏腻不爽。舌脉:舌苔黄腻,脉滑数。前列腺指检时可见腺体饱满,前列腺液易取出,且其中白细胞数量略高。治以清热利湿、分清化浊。方选程氏萆薢分清饮加减:萆薢20g,乌药15g,石菖蒲10g,茯苓15g,通草10g,车前子(包煎)15g,秦皮15g,黄柏20g,石韦15g,浙贝母15g,薏苡仁10g。

2. 中期:湿瘀互结证

此期患者病程较长。主症:小便频数,热涩疼痛,尿后余沥不尽,会阴、下腹、耻骨、腰骶及腹股沟等部位胀痛不适。次症：小便浑浊，尿等待，尿道口滴白量多。舌脉：舌质紫暗或有瘀点瘀斑，苔黄腻，脉弦涩。前列腺指检时可见前列腺质地较硬，或有结节，前列腺液中有红细胞。治以利湿通淋、活血通络。方选程氏萆薢分清饮合桃核承气汤加减：萆薢 20 g，乌药 15 g，石菖蒲 10 g，茯苓 15 g，车前子（包煎）15 g，石韦 15 g，通草 10 g，大黄 10 g，芒硝 10 g，水蛭 10 g，王不留行 10 g，鸡血藤 10 g，路路通 10 g。该期患者多数存在明显焦虑、紧张、抑郁等负面情绪，患者心理及精神压力较大，在清热利湿的同时多选用小柴胡汤疏肝理气。

3. 晚期：湿毒伤阴证

病史较长，有手淫及房劳史。主症：尿频、尿急，尿痛不甚，会阴部热痛，常向两侧股骨沟或腰部放射，可见脓尿或血尿。次症：五心烦热，失眠多梦，头晕眼花，出现早泄、遗精等性功能障碍症状。舌脉：舌红苔黄腻，脉弦细数。前列腺指检时可见前列腺肿大，可有波动感，前列腺表面光滑。治以利湿解毒、化瘀消癥，兼以益气养阴。方选龙胆泻肝汤合六味地黄汤加减：龙胆草 20 g，栀子 15 g，黄芩 15 g，柴胡 10 g，生地黄 20 g，石韦 20 g，泽泻 15 g，车前子（包煎）15 g，当归 15 g，甘草 10 g，牡丹皮 20 g，茯苓 15 g，熟地黄 10 g，山萸肉 10 g，三棱 10 g，莪术 10 g。阴损及阳者多加用黄精 10 g，菟丝子 10 g，山药 10 g 等平补阴阳。

4. 证型兼夹，灵活用药

临证之时，患者病情多复杂难辨，往往多个证型相夹杂为病，此时应分清主次，进行阶段性治疗，同时注意兼顾偏性。如治疗湿热兼肾阳虚证型的患者，一方面，在清热利湿的基础上不能过于寒凉，以免影响肾阳的气化，阳损及阴；另一方面，温阳化气之时不能过于温补，以免影响湿热邪气的祛除，使得邪气四布。

【治疗绝技】

由于前列腺解剖位置特殊，因此王教授运用中药内服的同时常根据患者不同病情和其他因素选择不同的中医外治法治疗本病。①坐浴法：慢性前列腺炎患者有喜温喜热的特点，因此中药坐浴是一种患者十分喜欢的疗法。通过坐浴，中药的有效成分可直接从肛门、直肠、阴囊皮肤、临近血管和淋巴吸收，避免肠道首过消除效应，药效直接，可促进前列腺局部血液运行和炎症消退。王教授常配合慢性前列腺炎坐浴方：苦参、蛇床子、秦皮、地肤子、黄柏等，免煎剂热水冲开后，坐浴 10～20 分钟，每日 1 次，共 2 周。该方法可发挥药物与物理的双重温热作用，从而改善临床症状。②敷脐法：敷脐法是中医外治法的一种，通过局部用药促进皮肤、血管和淋巴组织对药物的吸收，能够避免肝脏首过效应对于药物的代谢作用，药效稳定直达病灶，临床上可发挥更加重要的作用。王教授常配合慢性前列腺炎敷脐方（药物组成：木香、桃仁、黄柏、川芎、冰片等）来治疗慢性前列腺炎，将敷贴贴于神阙穴，每次敷贴 6 小时，每日 1 次，共 2 周，临床疗效甚佳。神阙穴是任脉腧穴，任脉为阴脉之海，走行位于人体前面正中，主要用于调节阴经气血。任脉走行正好经过前列腺所在位置，因此从神阙穴治疗前列腺疾病有得天独厚的优势。

【验案赏析】

患者，男，35 岁，2019 年 8 月 7 日初诊。主诉：尿频、尿急、尿不尽 3 个月，加重 3 天。患者自述 3 个月前开始出现盆腔部反复胀痛，会阴及小腹区域自觉隐痛坠胀不适感，伴有排尿后疼痛，小便色黄。3 天前聚餐时饮酒过量，上述症状加重。刻下症：尿频，尿急，伴见尿后余沥不尽，排尿后伴有胀痛，会阴及腹股沟等部位疼痛不适，情绪低落，焦虑紧张，两胁胀痛，偶有尿道滴白，夜尿 5～6 次，腰部酸痛，双足跟酸痛，感盆腔部胀痛，勃起无力，性生活后阴茎痛，阴囊潮湿，神疲乏力，四肢发冷，大便稀，不成形，无发热，寐佳，胃纳可，舌苔黄腻，脉弦细。否认其他慢性病病史，否认过敏史。阴囊及前列腺 B 超示双侧睾丸、附睾未见明显异常。双侧精索静脉未见明显异常。前列腺体积：43 mm×35 mm×28 mm。直肠指检：前列腺增大；饱满感明显，质软有触痛。前列腺液常规：白细胞 24/HP；卵磷脂小体阳性。西医诊断：慢性前列腺炎。中医诊断：精浊（湿热瘀阻证）。治法：清热利湿，活血通络。以程氏萆薢分清饮合桃核承气汤加减。处方：萆薢20 g，乌药 15 g，石菖蒲 10 g，茯苓 15 g，车前子（包煎）15 g，石韦 15 g，通草 10 g，大黄 10 g，芒硝 10 g，水蛭 10 g，王不留行 10 g，鸡血藤 10 g，路路通 10 g，荔枝核 10 g，柴胡 10 g，黄芩 10 g，盐黄柏 10 g，秦皮 10 g，蛇床子 10 g，蜈蚣 2 条，白术 15 g，甘草 10 g。14 剂，日 1 剂，水煎，分 2 次温服。免煎慢性前列腺炎坐浴：苦参 30 g，蛇床子 20 g，秦皮 20 g，地肤子

20 g，黄柏20 g。14剂，每日1剂，溶于1 L水中，坐浴10～20分钟，每日1次。并嘱患者忌酒，清淡饮食，减少久坐并积极进行有氧运动等体育锻炼，保持情志舒畅。

2019年8月21日二诊：患者自述尿频，排尿后伴有胀痛稍缓解，盆腔部胀痛较前减轻，两胁胀痛、神疲乏力、四肢发冷、尿道滴白及阴囊潮湿等症状消失，夜尿次数减少，夜尿3～4次，勃起无力，寐佳，大便可，纳可。舌偏红，苔薄白腻，脉弦。上方去盐黄柏、秦皮、白术，加鹿角胶（烊化）10 g，肉苁蓉10 g。14剂，煎服法同前。

2019年9月4日三诊：患者自述勃起功能明显改善，性交后无疼痛，无其他特殊不适症状，大便可，纳可，寐安，舌淡红，苔薄白，脉弦。守二诊方，14剂，煎服法同前，巩固疗效。患者病情平稳，嘱患者随诊复查，定期调药，避风寒，畅情志。

【按语】

患者因尿频、尿急、尿痛、尿后余沥不尽前来就诊，结合辅助检查，诊断为慢性前列腺炎。患者会阴及腹股沟等部位疼痛不适，有明确的饮酒后加重病因，结合患者临床症状及舌脉，可辨证为湿热瘀阻证。治以清热利湿、活血化瘀。该患者情绪低落，焦虑紧张，两胁胀痛，故加柴胡、黄芩以疏肝理气；大便稀，不成形，故加白术以健运中州；勃起无力，故加蛇床子、蜈蚣以壮阳；性生活后阴茎痛，加荔枝核以行气止痛。二诊时患者阴囊潮湿症状消失，该患者为阴虚之体，形体消瘦，恐伤及阴液，故去盐黄柏和秦皮；患者大便稀症状消失，故去白术；患者勃起无力症状无明显改善，故加鹿角胶和肉苁蓉以温肾助阳。三诊时患者各种症状已明显改善，嘱随诊复查，定期调药。

【参考文献】

[1] 张李博，吴金鸿，王瑶，等.国医大师王世民论治慢性前列腺炎经验［J］.中华中医药杂志，2022，37（3）：1431-1433.

崔云教授从肺论治前列腺疾病经验

【经典名方】

1. 玉屏风散（源于《丹溪心法》）

组成：防风30 g，黄芪60 g，白术60 g。

原文：玉屏风散：治自汗。防风、黄芪（各一两），白术（二两），上每服三钱，水一钟半，姜三片，煎服。

2. 萆薢分清饮（源于《医学心悟》）

组成：川萆薢6 g，炒黄柏和石菖蒲各15 g，茯苓和白术各3 g，莲子心2 g，丹参和车前子各4.5 g。

【学术思想】

肺主气，司呼吸，宣发肃降，通调水道，朝百脉，主治节。五脏六腑中肺脏位置最高，覆盖其余诸脏，故有"华盖"之称，诚如《灵枢·九针论》言"肺者，五脏六腑之盖也"。肺在五行中属金，肾在五行中属水，金生水，故在祖国医学中肺为"水之上源"；而肾为主水之脏，蒸化水液，膀胱为主水之腑，排泄尿液，被称为"水之下源"，通过肺的肃降，水液向下、向内输送，而成为尿液生成之源，经肾蒸腾气化，将代谢后的水液化为尿液贮存于膀胱，而后排出体外。若肺气宣发肃降功能失常，通调水道职能失司，可导致肾气不充，蒸化无力，或固摄无权，从而影响膀胱的排尿，临床可见尿少、癃闭或尿频、尿急、尿后余沥等排尿异常的症状，而这些症状也多为男科前列腺疾病的主症，因此前列腺疾病的诊治与肺密切相关。

【诊断思路】

慢性前列腺炎在中医学中属于"精浊""淋浊"的范畴，其病因病机错综复杂，从古至今众医家说法各异。根据多年临床经验，崔云教授认为本病主要有三大病机，分别是正气不足、湿热毒蕴、血瘀内阻。《素问·评热病论》指出："邪之所凑，其气必虚。"崔云教授认为肺主一身之气，与肾、膀胱通气化，肺气亏虚、卫表不固，则肾失气化致膀胱失约，症见尿意频频，滴沥不尽，体倦懒言。程钟龄在《医学心悟》中云："浊之因有二种，一由肾虚，败精流注；一由湿热渗入膀胱。"

【治疗方法】

基于中医藏象理论，崔云教授认为肺为五脏六腑之华盖，主行水，为水之上源，具有宣发肃降、通调水道的功能，肺与人体尿液代谢密切相关，因此临床上治疗前列腺疾病时常从肺卫不固、肺气郁闭、肺气亏虚等角度辨治，或辨症（审症）论治，或辨体质论治，或辨病论治，或辨证论治。治以正本清源，澄源洁流，补肺益肾，固精泄浊法治疗慢性前列腺炎。

【治疗绝技】

慢性前列腺炎病因病机复杂，病情多缠绵难愈。小水虽利于肾，而肾上连肺，若肺气无权，则肾水终不能摄，故治水者，必须治气，治肾者，必须治肺。

【验案赏析】

张某，男，43岁，2019年11月25日初诊。患者自诉尿频、尿急、尿后余沥5年，晨起排便后尿道口滴白，腹股沟偶感酸痛。刻诊：其人面色欠华，形体清瘦，体倦疲乏，舌质淡红，边有齿痕，苔薄腻微黄，脉细滑。患者为公交车司机，自诉冬日易患感冒，感冒后打喷嚏、流清涕，工作时常久坐憋尿。彩超：前列腺大小正常，慢性前列腺炎改变。西医诊断：慢性前列腺炎；中医诊断：精浊，辨证属肺卫不固、肾虚湿热。治拟补肺益肾、固精泄浊，方用玉屏风散合萆薢分清饮化裁：生黄芪15 g，生白术15 g，防风6 g，五味子10 g，绵萆薢15 g，沙苑子15 g，乌药10 g，益智仁8 g，云茯苓30 g，车前子（包煎）15 g，石菖蒲10 g。共7剂，常规煎服，并嘱患者避免久坐压迫会阴，忌辛辣，调情志。

2019年12月1日二诊：患者尿频、尿急症状明显改善，尿后余沥仍存，尿道口滴白减少，鼻腔偶有清涕。舌脉大体同前，前方仍合，加黄柏6 g，苍术10 g。共7剂，常规煎服。

2019年12月8日三诊：患者已无明显尿频、尿急、尿后余沥症状，排尿通畅，未见滴白，初诊至今未患感冒，呼吸顺畅，全身感轻快。望患者面色荣华，舌淡红，苔薄白，脉平缓。病证有变，处方重调，前方去车前子、黄柏、苍术，加生甘草 6 g，党参 15 g。之后续用上方加减调护月余，1 年后随访，患者谨遵医嘱改开短途公交，避免久坐，戒烟、戒酒、少食辛辣，第 2 年冬日未患感冒，前列腺炎症状未有复发。

【按语】

本案中患者如厕后尿道口滴白，苔薄腻微黄，脉细滑，提示患者有湿热之征。崔云教授认为此病乃肺肾两虚为本，湿热为标，盖因患者为气虚体质，素体肺卫气虚，邪淫外侵，湿浊内停，下注精室，精浊混淆，蕴而化热；又因母病及子，肾精不固，膀胱不利，病情则缠绵难愈。玉屏风散中以生黄芪为君补三焦而实卫，为玄府御风关键；辅生白术为臣益气健脾、培土生金；佐防风祛风散邪、固表益肺。三药同用，散中兼补，补中有疏，故能使气足而卫实，卫实则精固，精固则浊泄，此所谓"源活流自清，源清流自洁"。再佐五味子以增益气固表之效。萆薢分清饮中绵萆薢与沙苑子共为君药相须而用，补泻兼施，益肾而无留邪，化湿而不伤阴。车前子渗湿利尿通淋，以通利为主；益智仁暖肾固精缩尿，以固摄为要，二药共为臣药，一涩一利，固精关、利小便、泄湿浊甚佳。乌药温肾散寒，暖膀胱以助气化；石菖蒲芳香化浊，分利小便，两者共为佐药。全方合用，共奏补肺益肾、固精泄浊之功。二诊时患者湿热仍存，二妙丸中苍术以燥湿，黄柏以去热。三诊时患者湿热已除，以补助正气为要，予党参、生甘草以健脾益气，母盈则子旺，脾气健则肺气充。

【参考文献】

［1］刘嘉豪，应志康，崔云，等 . 崔云教授从肺论治前列腺疾病验案探析［J］. 浙江中医药大学学报，2021，45（10）：1067 - 1071.

李应存运用泻肝调气血法治疗慢性前列腺炎经验

【名医简介】

李应存教授乃甘肃省省级中医药师承教育工作指导老师，国家中医药管理局

"十二五"重点学科建设敦煌医学学科带头人，敦煌医派代表人物之一。其从事中医理论教学、文献及临床研究30余年，对泌尿系统疾病的临床治疗颇有造诣。

【经典名方】

1. 大泻肝汤（来源于敦煌遗书《辅行诀脏腑用药法要》）

组成：枳实（熬）、芍药、甘草（炙）各三两，黄芩、大黄、生姜（切）各一两。

原文：大泻肝汤，治头痛，目赤，多恚怒，胁下支满而痛，痛连少腹迫急无奈方。

2. 疗风虚瘦弱方（现藏于法国国家图书馆）

组成：当归、生姜各四两，黄芪、芍药、川芎各三两，桂心、甘草各二两，羌活一两，干枣三十枚（擘破），羊精肉三斤。

原文：治产后风虚瘦弱，不能立、无力、短气方。取当归、生姜各四两，黄芪、芍药、芎劳各三两，桂心、甘草各二两，羌活一两，干枣三十枚，擘破，羊精肉三斤。

【学术思想】

李教授在泻肝的同时亦重视调畅气血以通其络，如郑钦安所云："调气以和血，调血以和气，通也。"治疗慢性前列腺炎极为重视泻肝调气血，其认为：木郁达之，气血调和，则顽疾自愈。

【诊断思路】

慢性前列腺炎是男科的常见病、多发病之一，其主要临床表现为会阴部胀痛及各种排尿异常症状，如尿频急、尿不尽、尿无力、尿等待、血尿，或有白色分泌物溢出等，具有病程较长、病情迁延难愈的特点，对患者的精神和生活质量产生严重影响。根据其临床表现，祖国医学将其归为"淋证""精浊""白淫""白浊"等范畴。《中医病证诊断疗效标准》将前列腺炎命名为"精浊"。现代医学尚无法明确其发病机制，目前将食用辛辣刺激食物、饮酒、吸烟、久坐、长时间处于高温环境等列为其发病的高危因素。李教授认为肝经郁结、气血不畅是其主要病因。

【治疗方法】

1.肝经所及，藏泻失司

前列腺位属下焦，肝经循行而至，《灵枢·经脉》云："肝足厥阴之脉……循股阴，入毛际，过阴器，抵少腹。"因而，足厥阴肝经与前阴病变的关系密切，并有"肝司阴器"一说。若肝经气血不畅则阴部胀痛，且伴尿液、精液藏泻失司，故可见各种排尿异常症状及白色分泌物溢出。

2.经脉失养，功能失司

肝主疏泄，主一身之气，周学海于《读医随笔》云："凡脏腑十二经之气化，皆必藉肝胆之气化以鼓舞之，始能调畅而不病。"并认为肝有"贯阴阳，统气血""握升降之枢"之功，可调畅气血。而当今社会，人们生活压力大，该病又备受家庭和社会的关注，患者极易"因郁致病"或是加重病情，形成恶性循环，诚如《丹溪心法》所言："气血冲和，万病不生，一有怫郁，诸病生焉。故人身诸病，多生于郁。"究其病因，该病多属肝木失于条达而肝经不畅，继发气郁痰生或是郁而化火，日久则致血运失常而留瘀入络，肝经气血瘀闭，经脉气血不得濡养而功能失司，迁延难愈，终患疑难顽症。

【治疗绝技】

随着人们生活压力的增加，"因郁致病"，故而临床以气滞血瘀型多见。李教授依据此证型的发病规律及特点，治以泻肝调气血法，选用敦煌大泻肝汤合疗风虚瘦弱方，随证加减。

方中以赤芍易白芍，既可助活血之功，又可清血分之郁热。赤芍合枳实以酸泻肝，合黄芩以苦泻热，共奏疏肝清热之效，如《本草害利》言赤芍"泻肝火，专行恶血……能于土中泻木，赤散邪，能行血中之滞"；患者大便正常，小便浑浊，则加酒大黄以推陈出新，合草薢以利浊邪下行，如《本草便读》言大黄"若经酒制蒸炒，则专行小肠、膀胱"；桂枝、防风共助肝气升发、调达气机；赤芍、当归、川芎、酒大黄共奏活血养血之功，通络以去其滞，养血以复其健；患者木盛乘土而致脾气虚弱，纳呆不欲食、疲乏，故以黄芪、炙甘草合党参、山药调中补气；韭菜籽、芡实、山药乃"敦煌神仙粥"，三者补脾益肾以敛涩固精、止尿频数；加鸡内金、煅牡蛎亦有助敛之功，《本草易读》言鸡内金"止泄痢遗精，住崩带肠风。缩小便而除尿痛，退烦热而息淋痛"，其又可消食化积、健中焦运转；患者入睡困难、眠浅易醒乃相火妄动扰乱心神，予合欢皮疏肝解郁，煅牡蛎镇敛藏相火，共奏安神助眠之功。

【验案赏析】

黄某，男，45岁，2019年4月4日初诊。主诉：尿频急伴小便浑浊1年，加重2个月。现病史：患者于1年前无明显诱因出现尿频急、小便浑浊，于某医院就诊，彩超提示前列腺增大，诊断为"慢性前列腺炎"，予坦索罗辛胶囊、伊木萨克片等治疗后稍有缓解，停药则复，2个月前上述症状加重。患者平素急躁易怒，善太息，并伴有勃起功能障碍、早泄、会阴部隐隐胀痛，晨起口干苦，疲乏无力，纳呆，入睡困难、眠浅易醒，舌暗红苔白，舌边伴有齿痕，舌下络脉紫暗怒张，脉弦数涩，左关弦甚。西医诊断：慢性前列腺炎。中医诊断：精浊，辨为肝经郁结、气滞血瘀兼有脾气亏虚之证。治法：泻肝调气血，兼以补脾益气。方予敦煌大泻肝汤合疗风虚瘦弱方加减，药用：赤芍20 g，枳实12 g，黄芩12 g，黄芪15 g，党参12 g，桂枝6 g，防风12 g，川芎15 g，当归15 g，酒大黄3 g，萆薢15 g，韭菜籽20 g，芡实15 g，山药15 g，煅牡蛎（先煎）20 g，炒鸡内金20 g，合欢皮15 g，炙甘草10 g。6剂，1剂/日，水煎，分早晚2次服。

2019年4月11日二诊：尿频稍有缓解，小便浑浊、疲乏减，纳食较前增多，睡眠较前安稳，但仍口苦、会阴部胀痛，舌暗红苔白，舌边伴有齿痕，舌下络脉紫暗怒张，脉弦数涩，左关弦甚。守上方加川楝子15 g，延胡索15 g，以加强泻肝、行气止痛之功。6剂，早晚温服。

2019年4月17日三诊：尿频明显缓解，口苦止，小便稍有浑浊，勃起障碍、早泄较前缓解，纳食转馨，会阴部偶有胀痛，眠佳，舌暗苔白，舌边伴有齿痕，舌下络脉紫暗迂曲，脉弦数涩。上方减川楝子至9 g；去煅牡蛎以防苦寒、质重碍胃之弊；加桃仁12 g，易合欢皮为香附15 g，以增强疏肝解郁、活血化瘀之效。6剂，早晚温服。

2019年4月24日四诊：尿频、小便浑浊、会阴部胀痛止，勃起障碍、早泄较前明显好转，纳眠佳，舌暗苔白，舌边伴有齿痕，舌下络脉紫暗迂曲较前缓解，脉弦略涩。患者小便浑浊止则去萆薢；会阴部胀痛止则去川楝子、延胡索；佐加淫羊藿12 g，以培少火而生元气。12剂，早晚温服。

2019年11月20日电话回访，患者诉药后症状已解，房事正常，精神明显好转，偶有口苦，余无明显不适。

【按语】

李教授认为，该病案患者总属肝失疏泄而"因郁致病"。肝经"过阴器，抵少腹"，木失条达而继发肝经郁结、气血滞涩不通，故患者前列腺不得荣养，功能失司则出现尿频急、勃起功能障碍、早泄及舌下络脉紫暗怒张之症；气机不畅则气化失助，渐引起浊邪内生，故见小便浑浊；会阴乃肝经所循，肝经郁结，不通则痛，故患者会阴部隐隐胀痛；肝气郁而化火，火热上炎则见口干苦、脉弦数；相火妄动上扰心神则见入睡困难、眠浅易醒；木盛乘土，土虚则中焦不运，故见纳呆不欲饮食，气血生化无源则见疲乏无力。故李教授谨守病机，以泻肝调气血为法活用古方，选用敦煌大泻肝汤合疗风虚瘦弱方并随证加减。

【参考文献】

［1］章天明，陈旭，季文达，等.李应存运用泻肝调气血法治疗慢性前列腺炎经验［J］.中医药通报，2021，20（4）：22-24.

刘光珍应用分消走泄法治疗慢性前列腺炎经验

【名医简介】

刘光珍教授是第六批全国老中医药专家学术经验继承工作指导老师，首批全国优秀中医临床人才，享受国务院政府特殊津贴专家，从医30余年，勤学善思，师承中医名家，科研临床并举，提出了消法治疗慢性肾脏病血瘀证，在临床取得了满意疗效。

【经典名方】

银翘散（源于《温病条辨》）

组成：连翘10 g，金银花10 g，苦桔梗6 g，薄荷6 g，竹叶4 g，生甘草5 g，荆芥穗5 g，淡豆豉5 g，牛蒡子6 g。

原文：本方谨遵《内经》"风淫于内，治以辛凉，佐以苦甘；热淫于内，治以咸寒，佐以甘苦"之训；又宗喻嘉言芳香逐秽之说，用东垣清心凉膈散，辛凉苦甘。病初起，且去入里之黄芩，勿犯中焦；加银花辛凉，芥穗芳香，散热解毒，牛蒡子辛平润肺，解热散结，除风利咽，皆手太阴药也……此方之妙，预护其虚，纯然清肃上焦，不犯中下，无开门揖盗之弊，有轻以去实之能，用之得法，自然奏效。

【学术思想】

刘光珍教授认为，慢性前列腺炎具有顽固性、发作性、反复性、缠绵性的临床特点。治疗以"分消走泄法"为基本方法，通过疏风宣肺、辛凉清上、辛开苦降、芳香化浊、淡渗利湿、辛温通阳等方法通利三焦，同时配伍健运中州、消食和胃、行气导滞之品。并根据中焦湿与热的轻重进行辨证施治，热重于湿者以清热为主，湿热并重者清热利湿，湿重于热者以利湿为主。

【诊断思路】

慢性前列腺炎患者常见的病因：①嗜酒太过或多食辛热肥甘之品导致脾胃受损，运化失常，积湿生热，湿热弥漫三焦；②房事不节，导致肾失气化，湿邪内生，湿邪郁久化热致前列腺反复充血，蕴久酿毒，阻于经络；③情志不遂，郁怒伤肝，肝气郁结，久则血行不畅而致气血凝滞，气血凝滞又加重湿热毒邪形成或气郁化火，气火郁于膀胱。慢性前列腺炎病因总结起来不外乎湿、热、瘀、毒、气，尤以湿热为要，病位在三焦，病变脏腑主要涉及肺、脾、肾、膀胱。其基本病机为湿热瘀阻，可以贯穿疾病的不同阶段，也可表现为不同的证候类型特点。

【治疗方法】

1. 提壶揭盖，疏风宣肺

《素问.金匮真言论》言："西方白色，入通于肺，开窍于鼻……其臭腥。"前列腺液味腥色白，通于肺，慢性前列腺炎整体病机为湿热阻滞肺络不通，刘光珍教授常选用具有疏风宣肺、清肺解毒的中药以通肺络促进前列腺液分泌，减少炎症刺激。通过开宣肺气，疏通腠理，使湿热之邪从汗而解，临床上常以银翘散为基础方加减应用，常选用的药物有金银花、连翘、淡竹叶、防风、荆芥、蜈蚣、水蛭、鸡血藤等淡渗利湿祛风、宣肺通络之品。

2. 辛开苦降，宣通气机

中焦常为湿热病变的中心，湿热困阻中焦，脾胃升清降浊的功能失常导致脾虚枢机不利，气血生化无源而产生淋浊。中焦和则上下顺，因此运用辛开苦降、宣通气机、益气健脾之法，使湿去而热清。湿重于热者，刘光珍教授常以藿香正气散、温胆汤进行加减治疗；常选用藿香、半夏、厚朴、白术、黄芪、陈皮、柴胡、黄芩、郁金等开郁燥湿、益气健脾使湿去则热不独存。湿热并重者，选用甘露消毒丹为基础方加减治疗，无形之热易清而黏腻之湿难除，刘光珍教授组方时仍应以半夏、砂仁、苍术、草豆蔻、黄芪、薤白等辛苦温类药物为主而酌用大黄、紫花地丁、蒲公英、益母草等苦寒药物。热重于湿者，常以清浊安中汤为基础方加减治疗，常选用的药物有白蔻仁、厚朴、珍珠母、半夏、栀子、滑石、郁金、黄芪、炙甘草等。脾胃为气血生化之源且为后天之本，刘光珍教授在临床用药的过程中重视顾护胃气，调畅中焦，使患者胃气来复而饮食渐进，正气盛则邪自退，从而使慢性前列腺炎的各种症状得以缓解。

3. 淡渗利湿，清利下焦

"下焦如渎，治下焦如权，非重不沉"。湿热偏重于下焦者用淡渗利湿之品，使湿邪下趋，从小便而解。刘光珍教授临床上常以八正散、龙胆泻肝汤进行加减治疗。常用的药物有龙胆草、滑石、通草、猪苓、泽泻、车前子、石菖蒲、萆薢、乌药、石韦、浙贝母等。若热邪偏盛，则应再加入苦寒清利之品，以增强其泄热之力，常用的药物有大黄、赤芍、栀子、秦皮、知母、黄柏、牡丹皮等。

4. 三焦同治，病证结合

慢性前列腺炎的病变部位虽然有偏于上、中、下三焦某一部位的区别，但湿性弥漫，不特停留于某一部位，所以治疗应当以其中心部位为主而又兼顾三焦，宣上、畅中、渗下三法并用，以使湿热邪气分道而消。脾易被湿邪所困，无论治疗上、中、下焦的湿热，刘光珍教授一般都会加入健脾理气、醒胃消导之品，如山楂、神曲、麦芽、佩兰、槟榔、鸡内金等具有流动之药，此为走泄之意。一则使脾气健而湿亦化，杜绝生湿之源；二则能更好地促进药物的吸收，而达到事半功倍的效果。

【治疗绝技】

分消走泄法是指通过宣展气机、泄化湿热，使留于三焦之湿热、痰浊从表里分消的一种治法，是治疗湿热证的基本法则。分消的内涵中分为分别、分开；消为消除、消散。分消即分开消除，给湿邪以不同出径，导湿热邪浊排出体外。其含义包含两方面：一是部位分消法，目前临床中常用的主要有三焦分消法、脏腑分消法、表里分消法等，只要从人体内不同部位同时祛邪的方法，就可认为是分消之法；二是病邪分消之法，如湿热两分法、风热两分法，其中尤以湿热两分法为要。因为湿性黏滞缠绵，易与热邪相结合，湿热相合难分难解。叶天士所言分消亦包括了分部和分病消邪的方法，其《临证指南医案·湿》指出："当以芳香通神，淡渗宣窍，俾秽湿浊气，由此可以分消"；《外感温热篇》指出"或透风于热外，或渗湿于热下，不与热相搏，势必孤矣"。分消走泄的走字，是行走之意，是指用具有理气功效的中药调畅气机，使气行则湿走，即叶天士在《外感温热篇》所说"具流动之品可耳"。泄指使实邪外泄、外散。走泄即通过清热利湿、活血化瘀、行气导滞等通、动的手段使湿、热、痰、瘀、毒等邪气排出体外。

【验案赏析】

张某，男，28 岁，2019 年 7 月 24 日初诊。患者以"尿频、尿急、尿不尽 2 个月，加重 4 天"为主诉就诊。患者自述半年前开始出现盆腔部反复胀痛，会阴及小腹区域自觉隐痛坠胀不适感，伴有排尿后疼痛，小便色黄。初诊时尿频（夜尿 5～6 次）、尿急，伴见尿后余沥不尽，排尿后伴有胀痛，会阴及腹股沟等部位疼痛不适，勃起无力，性生活后阴茎痛，阴囊潮湿，寐佳，平素嗜食肥甘厚味，舌淡胖，苔黄腻，脉滑数。否认其他慢性病病史，否认过敏史。辅助检查：山西医科大学第二医院检查阴囊及前列腺 B 超：双侧睾丸、附睾未见明显异常；双侧精索静脉未见明显异常；前列腺体积 49 mm×40 mm×32 mm。直肠指检：前列腺增大，饱满感明显，质软有触痛。前列腺液常规：白细胞 28/HP；卵磷脂小体阳性。西医诊断：慢性前列腺炎；中医诊断：精浊（湿热瘀阻证）。治法：分消走泄，活血通络。处方：金银花 30 g，连翘 30 g，杏仁 15 g，桔梗 15 g，茯苓 10 g，白术 10 g，薏苡仁 10 g，萆薢 20 g，乌药 15 g，栀子 10 g，厚朴 10 g，山楂 10 g，神曲 10 g，麦芽 10 g，鸡血藤 10 g，路路通 10 g，盐黄柏 10 g，秦皮 10 g，蛇床子 10 g，蜈蚣（2 条），荔枝核 10 g。14 剂，每日 1 剂，早晚各 1 次，并嘱患者忌酒，清淡饮食，减少久坐并积极进行有氧运动等体育锻炼，保持情志舒畅。

2019 年 8 月 7 日二诊：服上药 14 剂后，患者自述尿频，排尿后胀痛稍缓解，盆腔部胀痛较前减轻，阴囊潮湿等症状消失，夜尿次数减少，3～4次/晚，勃起无力，寐佳，大便可，纳可。舌偏红，苔薄白腻，脉弦。上方去盐黄柏、秦皮，加鹿角胶（烊化）10 g，肉苁蓉10 g。嘱患者继服14剂，煎服法同前。

2019年8月21日三诊：患者自述服上药后，勃起功能明显改善，性交后无疼痛，无其他特殊不适症状，大便可，纳可，寐安，舌淡红，苔薄白，脉弦。守前方，14剂，巩固疗效。患者病情平稳，嘱患者随诊复查，定期调药，避风寒，畅情志。

【按语】

因患者素食肥甘厚味，致脾胃运化失常，气血生化无源，脾不散精，饮食物不归正化，食积湿滞壅阻气机，郁久化热，形成中焦湿热之证，中焦病不治，即传下焦，湿热留滞于肾，肾与膀胱气化功能失司，患者产生尿频、尿急、尿痛、尿后余沥不尽等症状，结合辅助检查，诊断为慢性前列腺炎；结合该患者临床症状及舌脉，中医辨证为湿热瘀阻证。治以分消走泄，活血通络。方中选用金银花、连翘、杏仁、桔梗以疏风宣肺、清肺解毒使湿热从汗解；茯苓配白术健脾祛湿；薏苡仁配萆薢、乌药淡渗利湿，清利下焦；栀子清泻三焦之火；厚朴行气散结；配以山楂、神曲、麦芽以健脾和胃，消食导滞；鸡血藤配路路通以活血通络；该患者阴囊潮湿加盐黄柏与秦皮以清热燥湿；勃起无力故加蛇床子、蜈蚣以壮阳；性生活后阴茎痛加荔枝核以行气止痛；诸药合用共奏分消走泄、活血通络之效。二诊时患者阴囊潮湿症状消失，该患者为阴虚之体，形体消瘦，恐伤及阴液，故去盐黄柏和秦皮；患者勃起无力症状无明显改善，故加鹿角胶和肉苁蓉以温肾助阳。三诊时患者各种症状已明显改善，嘱患者随诊复查，定期调药。

【参考文献】

[1] 张李博，王瑶，吴金鸿，等.刘光珍应用分消走泄法治疗慢性前列腺炎经验[J].山西医药杂志，2021，50（5）：833-835.

曾庆琪从肝论治慢性前列腺炎经验

【经典名方】

1. 暖肝煎（源于《景岳全书》）

组成：当归 6 g，枸杞子 9 g，小茴香 6 g，肉桂 6 g，乌药 6 g，沉香（木香亦可）3 g，茯苓 6 g。

原文：疝之暴痛，或痛甚者，必以气逆，宜先用荔香散。气实多滞者，宜宝鉴川楝散或天台乌药散。非有实邪而寒胜者，宜暖肝煎主之。

调护：水一盅半，加生姜三五片，煎七分，食远温服。现代用法：水煎服。

2. 天台乌药散（源于《医学发明》）

组成：天台乌药、木香、小茴香、青皮、高良姜各 15 g，槟榔 9 g，川楝子、巴豆各 12 g。

原文：治男子七疝，痛不可忍，妇人瘕聚带下，皆任脉所主阴经也。乃肾肝受病，治法同归于一。

【学术思想】

《灵枢·经筋》指出"足厥阴之筋……上循阴股，结于阴器，络诸筋。"《灵枢·经脉》亦指出"肝足厥阴之脉……循股阴，入毛中，过阴器，抵小腹。"因而可知，足厥阴肝经与前阴病变的关系最为直接并且密不可分，故有"肝司阴器"一说。王劲松、曾庆琪等教授总结分析前列腺、睾丸、附睾等生殖器官病变属"精室病"范畴，提出了系统的"精室理论"学说，并且进一步分析了"精室理论"在慢性前列腺炎临床治疗中具有的重要指导意义。

【诊断思路】

肾虚为本，湿热、血瘀为标是目前较为公认的慢性前列腺炎的病机特点。若情志不畅，肝气失疏，气机不利，郁而化热，湿热下注，湿热、瘀血阻滞前阴，可导致精浊病的发生。曾庆琪教授指出情志不畅是慢性前列腺炎发病的重要因素之一，因而在慢性前列腺炎的临床治疗中重视对情志、心理的干预是提高临床疗效的重要手段。

【治疗方法】

1. 肝郁气滞证

常见证候：情志抑郁、精神不振，胸闷不舒，尿频尿急、尿不尽，可同时伴有勃起功能障碍，舌质暗红，苔薄白，脉弦细。基本治法：疏肝解郁。方药运用：柴胡疏肝散加减。常用药物：柴胡、白芍、川芎、枳壳、陈皮、香附、甘草等。郁而化热者加牡丹皮、栀子；小便黄赤者加郁金、虎杖、六一散；合并勃起功能障碍者加蒺藜、九香虫。

2. 肝经湿热证

常见证候：口干欲饮，烦躁易怒，两胁疼痛，失眠多梦，尿频尿急，尿道灼热，阴囊潮湿，舌质红，苔黄腻，脉弦滑。基本治法：清泻肝火，利湿化浊。方药运用：龙胆泻肝汤加减。常用药物：龙胆草（中病即止，切勿长期使用）、山栀子、炒黄芩、柴胡、生地黄、车前子、泽泻、当归、甘草等。两胁疼痛者加川楝子、延胡索；失眠多梦者加知母、茯神、酸枣仁；尿道灼痛者明显加灯心草。

3. 瘀阻肝络证

常见证候：小腹、会阴、睾丸等处坠胀疼痛，痛处固定不移，情志波动可加重，尿等待、尿流变细，舌质暗红，苔薄，脉弦涩。基本治法：疏肝理气，活血通络。方药运用：复元活血汤加减。常用药物：柴胡、炮山甲、天花粉、当归、川芎、桃仁、红花、甘草等。大便干结者加制大黄、枳实；阴囊潮湿者加粉萆薢、六一散；尿等待、尿流变细者加冬葵子、石韦；尿不尽、尿无力者加益智仁、台乌药。

4. 寒凝肝脉证

常见证候：小腹、睾丸、会阴部冷痛，遇寒加重，得温痛减，阴茎回缩，尿频尿急，夜尿增多，舌质淡紫，苔薄白，脉沉细。基本治法：暖肝散寒。方药运用：暖肝煎合天台乌药散加减。常用药物：乌药、木香、小茴香、川楝子、青皮、香附、枸杞子、茯苓、当归、肉桂、炙甘草等。寒气盛者加制附片、干姜；尿频尿急者加金樱子、芡实；肝气郁滞者加柴胡、荔枝核。

5. 肝肾亏虚证

常见证候：腰膝酸软，性欲减退，头晕耳鸣，尿频尿急，阴部隐隐作痛，舌质红，苔少，脉细数。基本治法：滋补肝肾。方药运用：一贯煎加减。常用药物：生地黄、熟地黄、南北沙参、枸杞子、麦冬、当归、川楝子、墨旱莲、女贞子等。尿频尿急加益智仁、菟丝子；失眠健忘加茯神、远志；性欲减退加蛇床子、巴戟天。

6. 心肝血虚证

常见证候：头晕耳鸣，神疲体倦，尿频尿急，早泄遗精，性欲减退，舌质淡红，苔薄白，脉弦细。基本治法：滋阴清热，养血安神。方药运用：天王补心丹加减。常用药物：柏子仁、酸枣仁、天冬、麦冬、生地黄、当归、丹参、人参、玄参、桔梗等。头晕耳鸣加磁石、远志；神疲体倦加黄芪、太子参；早泄遗精加煅龙骨、煅牡蛎。

【治疗绝技】

曾庆琪教授强调从肝论治慢性前列腺炎是较为有效的治疗方法和手段之一，但应根据患者的个体情况准确辨证应用，不能盲目随从。此外，应从肝的生理特性出发，加强健康宣教和心理疏导，处方中根据个体情况加用柴胡、香附、白芍、川芎等疏肝、柔肝制品，以增强临床疗效。同时，在具体的临床应用当中应根据患者的个体情况，在中医药基础理论指导下灵活运用内治、外治、食疗等方法，以切实减轻患者的疾苦并增加患者对于治疗的信心和满意度。

【验案赏析】

刘某，男，38岁。因"睾丸冷痛伴阴缩反复发作3年"于2017年2月来诊。患者多年前因工作需要冬天长途骑摩托车受寒后出现双侧睾丸冷痛、阴茎回缩，当地医院泌尿外科诊断为慢性前列腺炎，予以左氧氟沙星、宁泌泰胶囊口服治疗2个月，效果不佳。刻诊：双侧睾丸冷痛，遇寒加重，得温通减，阴茎时有回缩，性欲减退，夜尿频多，舌质暗，苔薄，脉沉细。曾庆琪教授首诊为精浊病，寒凝肝脉证，予以暖肝煎合天台乌药散加减10剂，每日1剂，早晚各煎取200 mL口服。处方：制附片10 g，台乌药8 g，石菖蒲5 g，木香6 g，小茴香6 g，川楝子10 g，延胡索10 g，青皮6 g，香附10 g，枸杞子10 g，茯苓12 g，当归10 g，肉桂（后下）5 g，炙甘草5 g。另嘱暂时禁欲，每2～3日澡堂浴池泡半小时，药膳当归生姜羊肉汤每3日一次。

二诊：患者诉睾丸冷痛明显好转，夜间尿频减轻，仍有阴茎回缩、晨勃不明显。处方在原方基础上加黄芪30 g，党参12 g，炮山甲（打粉冲服）

3 g。再进 14 剂，嘱咐本次治疗期间根据情况可行房 1 次，余治疗同前。

三诊：患者诉睾丸冷痛第二次复诊服药 3 天后未再出现，无夜尿，阴茎回缩仅 1 次，性欲明显增强，治疗期间行房 2 次，均较满意。查体舌质淡，苔薄，脉细。曾庆琪教授认为本病治疗方药合理，疗效确切，以二诊方原方再进 14 剂巩固，视治疗效果后决定是否需要复诊。后患者未再复诊，3 个月后电话回访一切如常。

【按语】

患者因受寒后出现睾丸冷痛、阴茎回缩、夜尿频多、性欲减退等表现，根据其病因、病变特点辨证为寒凝肝脉证无疑。曾教授在暖肝煎合天台乌药散的基础上加制附片、石菖蒲，其中制附片、肉桂、台乌药、石菖蒲暖肝散寒，木香、小茴香、青皮、香附行气散寒，川楝子、延胡索行气活血，茯苓、枸杞子、炙甘草健脾和胃并调和诸药，共奏暖肝散寒、行气活血之功效。此外，根据患者病因予以泡浴、药膳等有针对性治疗，进一步加强了疗效。首诊后患者即取得满意疗效，曾庆琪教授又从"久病多虚多瘀"着手，加用黄芪、党参、炮山甲等补气活血之品，再次加强并巩固了疗效。曾庆琪教授根据患者的病变特点，在中医药理论指导下制定了个体化的治疗方案，因而取得了满意的疗效。

【参考文献】

[1] 朱勇，杨凯，曾波，等．曾庆琪从肝论治慢性前列腺炎经验［J］．辽宁中医杂志，2019，46（3）：490-491．

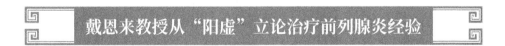

戴恩来教授从"阳虚"立论治疗前列腺炎经验

【名医简介】

戴恩来，医学博士研究生，教授，主任医师，博士研究生导师，甘肃省名中医，著名中医、中西医结合专家刘宝厚教授的学术传人。戴教授从医 30

年来，从事中西医结合防治肾系疾病的科研、教学及临床诊疗工作，在慢性肾系疾病如前列腺炎、前列腺增生、慢性肾炎等疾病的诊疗上有着丰富的临床经验。

【经典名方】

暖肝煎（源于《景岳全书》）

组成：当归6g，枸杞子9g，小茴香6g，肉桂6g，乌药6g，沉香（木香亦可）3g，茯苓6g。

原文：疝之暴痛，或痛甚者，必以气逆，宜先用荔香散。气实多滞者，宜宝鉴川楝散或天台乌药散。非有实邪而寒胜者，宜暖肝煎主之。

调护：水一盅半，加生姜三五片，煎七分，食远温服。现代用法：水煎服。

【学术思想】

戴教授从"阳虚"的观点出发，善用暖肝煎等，在治疗慢性前列腺炎疾病上，为医者提供了独特的诊疗思路，更是对传统湿热、瘀浊、脾肾阳虚等观点的补充。从"阳虚"理论发掘治疗智慧，用温补肝肾、助阳化气的方法治疗慢性前列腺炎。

【诊断思路】

戴教授结合所治疗的前列腺炎患者的临床病情特点，并结合前人的经验，认为前列腺炎的病机特点，在早期往往以湿热瘀浊阻滞为主，类似于急性细菌性前列腺炎，但是慢性前列腺炎患者的病机表现，特别是病史在10年以上者，多呈现"阳虚"的特点，即虚的表现更为突出，病证的各个阶段虚实夹杂，但慢性反复发作患者，"阳虚"的病机特点不容忽视。笔者临证受诲，认为慢性前列腺炎的病机，在脾肾阳虚为本、湿热浊瘀为标的基础上，久病及肾、肾阳虚损、寒滞肝脉才是病机关键。肾阳虚损，气化无力，加之肝肾乙癸同源，出现虚寒凝滞肝脉、厥阴气机失疏、精血凝滞不行，故以精浊、尿末流白、阴器周围疼痛不适等为临床表现，这也符合中医学脏腑辨证与经络辨证的特点。

【治疗方法】

采用中医学辨证论治观点，目前对前列腺炎的证型与病因研究已达到一定高度，有利于进一步明确中医药治疗该病的治则治法。另外，实验研究表明，许多中药对金黄色葡萄球菌、乙型溶血性链球菌、丙型链球菌、大肠埃希菌等均有明显的抑制作用。体外中药药敏实验表明，白花蛇舌草、土茯苓、地肤子、黄柏、墨旱莲等对临床不同血清型解脲支原体及其耐药菌株具有较高的敏感性。大黄、黄连、苦参、龙胆草等具有广谱抗菌、抗病毒等作用。可见在前列腺炎的辨证诊断及治疗上，中医药的治疗应用已凸显优势，可以弥补西医学在本病诊断与治疗上的不足，而且某些传统经方如八正散、程氏萆薢分清饮及中药药对的联合应用，根据患者的个体特点辨证用药，可在一定程度上满足改善患者症状与生活质量的需要，组方的多重作用如清热解毒、利湿通淋等，在发挥抗菌抑菌作用的同时，不易产生耐药性。

【治疗绝技】

在前列腺炎的治疗上，戴教授从肾阳虚损、寒滞肝脉的病机出发，认为急性前列腺炎患者在西医早期治疗多应用抗生素或口服消炎药，故急性期之后，不宜再用清热解毒中药，因而在临床上针对前来就诊的患者，从舌脉辨证属虚寒者，戴教授多不用龙胆草、栀子、萹蓄等苦寒性质的清热解毒利湿药；而从"阳虚"的观点出发，采取温补肝肾、助阳摄精治法，组方多以暖肝煎、缩泉丸等加减，取其温补肾阳，兼能散肝寒、行气滞，使精血得以运化通行的功效。用药多以乌药、沉香、小茴香、肉桂等温热性质的温阳药。更从清代《温热论》中"救阴不在血，而在津与汗；通阳不在温，而在利小便"的治法中得到启发，对于阳虚兼有湿热表现的患者，也加入茯苓、王不留行、薏苡仁之类，也符合前列腺炎患者淋证表现的治疗需要；对于阳虚兼有瘀滞的患者，往往以制乳香、没药、当归之类温性活血祛瘀之品为主，方药突出肝肾两经的归经特点，主导治疗方法是散肝寒、温肾阳、通经络。

【验案赏析】

张某，男，19岁，学生。于2016年3月4日因"尿液异常伴小腹疼痛5月余"就诊，自诉5个月前夜间因坐石头凳受凉后出现会阴部胀痛，并在夜间小便时出现排尿不畅感，大便时尿液呈果冻样，浑浊不清。晨起时尿液浑浊，尿后尿道口滴白色胶状液体，伴有腰酸、肌肉酸痛，无发热，但觉小腹及会阴部冷痛明显，上述症状时好时坏，症状反复至今。曾至甘肃省人民医院就诊，诊断为前列腺炎。刻下患者尿液浑浊不清，大便时尿道口仍出现果冻样分泌物，会阴部胀痛，舌质淡白，边有齿印，苔薄白，脉沉弦。本病患者受凉后尿液呈果冻样，伴有小腹及会阴部胀痛，西医考虑急性前列腺炎；中医辨证为膏淋，外感寒邪，寒气客于厥阴，寒滞肝脉，厥阴气机失疏，故出现尿液异常、小腹胀痛。治以温补肝肾、助阳行气之法，以暖肝煎加减：乌药 30 g，沉香、醋没药、醋乳香各 6 g，盐小茴香、茯苓、枸杞子、当归、胡芦巴、王不留行各 15 g，干姜、黑顺片、肉桂各 10 g。4 剂，1 剂／日，水煎，分 2 次温服，并嘱其服完后及时复诊。

2016 年 3 月 8 日二诊：患者小腹胀痛明显缓解，尿液浑浊，口干，偶有腹泻。舌质淡白，苔白，脉弦紧。于上方去黑顺片，加淡附片 20 g，加麸炒枳壳、白术各 15 g，陈皮 10 g，7 剂，煎服同前。

2016 年 3 月 15 日三诊：果冻样尿液明显好转，2 天前出现过一次果冻样尿液，胀痛已不明显，大便干，舌质干红，苔少，脉弦。守上方，将沉香增量至 10 g，减去茯苓、枸杞子、王不留行，加益智仁、郁金、菟丝子各 15 g，7 剂。

2016 年 3 月 22 日四诊：患者诉诸症已不明显，坐位时右下腹稍有胀痛，咽干口燥，舌淡红，苔黄，脉弦细。守上方加延胡索、白芍各 15 g，桔梗、玄参各 10 g，甘草 5 g，去醋乳香、醋没药、淡附片、干姜，续服 14 剂善后。

【按语】

针对上述慢性前列腺炎患者，戴教授采用温补肝肾治法，是结合了"阳化气，阴成形"的观点，因正常前列腺液当为流动清稀之物，而变为果冻样凝胶状态，当为寒邪所致，且足厥阴肝经循行于阴器，会阴部胀痛，当属寒气凝滞不通，使肝气失于条达，且舌脉皆为寒凝征象，阳虚表现甚为明显，素体阳虚，外感寒邪故能直达于里。故以暖肝煎为主方，乌药为主药，能散寒行气，助肝肾之阳气外达。后方加减，又可见缩泉丸之方义，取其缓补阴阳功效。患者尿道口出现果冻样分泌物，即前列腺液，在大便时流出，根据李宏军等对于大便异常与前列腺炎关系的研究，认为是前列腺的充血肿胀改变，且两者之间存在相关性，因而本案患者大便时前列腺受到挤压后症状更为明显，也符合前列腺炎的特殊临床表现。

【参考文献】

[1] 马丽，戴恩来．戴恩来教授从"阳虚"立论治疗前列腺炎经验总结 [J]．亚太传统医药，2018，14（3）：126-127.

第二节　前列腺增生

崔云治疗良性前列腺增生经验

【经典名方】

当归贝母苦参丸（源于《金匮要略》）

组成：当归、贝母、苦参各 120 g。

原文：妊娠，小便难，饮食如故，归母苦参丸主之。

调护：上三味，末之，炼蜜丸如小豆大，饮服三丸，加至十丸。

【学术思想】

崔云教授认为前列腺增生虽以脾肾亏虚为本，但湿热瘀浊之实邪始终存在于疾病发生的全过程，故扶正祛邪是治疗本病的基本大法。确立健脾补肾以治本、清化实邪以治标、宣肺降浊以调气机的治疗法则，并在长期的临床实践中，根据不同患者的体质，详细审证，灵活用药。

【诊断思路】

崔云教授认为，脾属太阴，性喜温燥而恶寒湿，居于人体之中，为一身之枢机，水谷精气化生之源，亦是湿热瘀浊酿生之源。若脾阳亏虚，一则后天精微生化不足，无以濡润外肾，肾与膀胱气化失司，加剧本病的发生；二则水谷湿郁不化，清者不升，浊者下扰，肺虚无以通调水道，三焦失利，气机不畅，使得浊液内滞，久而化热化瘀，引发小便不利。水液有清浊之分，其清者经肺的宣发布散到体表与脏腑，其浊者通过肺气的肃降经三焦下归于肾而进入膀胱。若肺气郁闭，失去通调水道的作用，则水液的输布和排泄发生障碍，浊液下行聚积于膀胱与精室，引发排尿困难、会阴部坠胀疼痛感等。本病病位虽在精室与膀胱，但和肺、脾、肾三脏关系密切，其中年老肾虚、脾失健运是发病的内在基础。

前列腺增生进展到后期，湿热酿生瘀浊，克伐脏腑经络，耗气伤阴，影响气血的正常运行，导致脏腑组织失去濡养，正气亏虚无力祛邪，进而又使瘀浊壅塞周身。临床上在对前列腺增生患者进行直肠指检时，往往能触及增大的前列腺，正是瘀浊癥积的征象，如《景岳全书》所云："凡汁沫凝聚，旋成癥块者，皆积之类，其病多在血分，血有形而静也。"因而湿热蕴结、瘀浊阻滞乃本病形成的关键。

【治疗方法】

崔云教授将六味地黄汤作为基础补肾方，壮水以分清浊，或加桂枝、附子益火以化气，或加麦冬、五味子金水相生以复水液升降，或加知母、黄柏以泄火化浊。常用药对有，乌药与益智，乌药辛温，可行气止痛，温肾散寒；益智辛热，可温肾化气，固精缩尿。二者配伍，一行一固，收散有序，可温下元、缩小便，亦可缓解会阴部胀痛不适感。狗脊与萆薢，狗脊苦甘温，可补肝肾，强腰脊，祛风湿。萆薢苦平，可渗利水湿、祛风除痹。《医学衷中参西录》载："萆薢为固涩下焦之要药，能治失溺。"两者相须而用，补肾强腰、化湿利浊，可用于治疗小便频数、点滴不尽的症状。同时崔云教授重视体质辨识，认为用方遣药当随证变化，如上述药物多为温性，有耗气之弊，不可久服，更不适用于阴虚内热之人。

崔云教授认为，本病病程漫长，且易反复，临证宜辨明寒热虚实，选方用药当主次分明。若湿热之邪明显，当以清热利湿为主，常用葛根芩连汤清热泻火、化湿解毒，温清饮泻火解毒、养血和营，当归六黄汤滋阴泻火、解毒化湿、益气和血。清热化湿类中药，如大黄、虎杖、栀子、苦参、川柏、黄芩等，有较强的抗病原体、消炎的作用，故崔云教授常用此类药物治疗湿热浊毒症状明显的前列腺增生患者。惯用药对有黄芩与大枣，黄芩苦寒，可清热燥湿化浊，现代实验研究表明黄芩总苷对大鼠前列腺体的增生和肥大有抑制作用；佐以大枣甘温缓中，既可补益中气，又可防止黄芩苦寒太过。滑石甘淡寒，可利尿通淋；车前子甘微寒，可泌别清浊，渗湿止泻，两者伍用，轻利湿热之效增强，可用于治疗尿频、尿痛等症状。连翘与天花粉，连翘苦微寒，可泻火解毒，消痈散结，利水开癃；天花粉苦微甘，可清热生津，消肿排脓，现代有学者认为前列腺疾病与疮疡的病因病机有一定类似性，《外科心法》亦载："诸痛痒疮疡，皆属心火，故曰痈疽原是火毒生也。"二者相须为用，既可清心安神去火毒，又可消痈散结而不伤阴，对于前列腺增生起到缓解与治疗效果。

若瘀浊之邪明显，当以活血化瘀为主。现代研究表明，活血化瘀类药物可增加前列腺组织的抗氧化能力，对其具有保护作用。常用药物有片姜黄、郁金、川芎、桃仁、牛膝、赤芍、当归、红花等。同时崔云教授认为，前列腺属"奇恒之腑"，当以通为用，常用当归贝母苦参丸加减化裁，以期活血通利、除邪散结。本方出自《金匮要略·妇人妊娠病脉证并治》："妊娠，小便难，饮食如故，归母苦参丸主之。当归贝母苦参丸方，男子加滑石半两。"可知对于小便不利者，本方男女皆可用之。《本草经集注》言苦参"主治……癥瘕，积聚……溺有余沥……"似为本病专用药。贝母清热散结，开宣肺气，有提壶揭盖之意，《本草经解》言："贝母气平，可以通调水道，味辛可以散热结也。"滑石甘淡寒，《神农本草经》言其："主……癃闭，利小便……"当归祛瘀生新，补血止痛，诸药合用，共奏活血散结、逐瘀降浊之功。同时根据不同患者体质，偏于瘀血者，合以桂枝茯苓丸或桃红四物汤；偏于气滞者，合以活血方或四逆散；偏于湿热者，合以大柴胡汤或四妙散；偏于热毒者，合以清毒散或仙方活命饮。

崔云教授认为，肺为水上之源，本病当从宣发肺气入手，正如《寿世保元》云："譬如滴水之器，闭其上窍则不沥，拔之则水通流泄矣。"崔云教授将炙紫菀、麦冬、桔梗作为常用药，其中紫菀苦辛温润，长于润肺下气，有开肺解郁、宣通精室瘀浊之用，《张氏医通》有载："若右寸脉独数大，小便点滴而下者，此金燥不能生水，气化不及州都，生脉散去五味子，易大剂紫菀，可一服而愈。"辅以麦冬润肺养阴，金水相生，桔梗作为舟楫之药，加强其开泄之力，三药合用，以升为降，起到"提壶揭盖"之效，以复水液澄澈。肺为娇脏，易感外邪，常易耗气伤阴，崔云教授常用党参、黄芪、白术补肺益气，北沙参、百合、石斛养阴润肺，乌梅、五味子收敛肺气，或以桑叶、栀子、连翘等轻凉宣透之品清泄肺热。

【治疗绝技】

崔云教授认为本病的发生多与先天不足、后天失养、饮食不当、劳逸失度、情志内伤等因素有关，与肺、脾、肾三脏关系密切，年老肾虚、脾失健运是发病的内在基础，湿热蕴结、瘀浊阻滞是疾病形成的关键，确立健脾补肾以治本、清化实邪以治标、宣肺降浊以调气机的治疗法则，同时根据"审症—诊病—辨人（体质）—识证"的诊治模式选方用药。

【验案赏析】

叶某，男，76 岁，2020 年 9 月 25 日初诊。患者自诉有前列腺增生病史 20 余年，初始夜尿频多，3～5 次/晚，伴排尿费力、尿等待、尿后余沥，予抗感染、抗增生、解痉治疗后疗效尚可。20 年来症状反复发作，逐渐加重。诊见患者情绪低落，夜尿 5～7 次/晚，偶有少腹及会阴不适，无尿痛、尿道灼热、肉眼血尿，近期体重无明显增减，纳可，寐欠安，大便偏干，舌偏红、苔黄腻，脉弦滑。彩超：前列腺增生，残余尿 120 mL。西医诊断：前列腺增生；中医诊断：癃闭，湿热下注证。治以清热利湿化浊、通利散结，方以当归贝母苦参丸加减，处方：当归 12 g，浙贝母、天花粉、刘寄奴、紫菀、连翘、黄芩各 15 g，苦参、苍术、川牛膝、乌药、麦冬各 10 g。14 剂，冷水煎煮 2 次，混匀后分 3 次温服。嘱患者放松心情，加强锻炼。

2020 年 10 月 9 日二诊：患者诉夜尿 3～5 次/晚，尿费力、尿等待较前稍好转，舌红、苔腻，脉弦滑。前方去连翘、黄芩，加薏苡仁 20 g，茯苓 15 g，继服 14 剂，煎服法同前。

2020 年 10 月 16 日三诊：患者诉夜尿 1～2 次/晚，诸症好转，胃纳一般，舌淡润、苔少，脉弦。前方去川牛膝、刘寄奴，加红景天 15 g，生谷芽、生麦芽各 30 g，再予 14 剂巩固治疗。

【按语】

患者年事已高，脾肾阳虚，不能运化水液，加之生活失调，感受外邪，水热互结于下焦，湿热瘀浊内蕴而致前列腺肥大，迁延日久，正气耗伤，虚实夹杂，病情反复。患者首诊时湿热瘀浊之象较为明显，且存在尿潴留，故治疗时当先治其标，以当归贝母苦参丸活血通利、解毒散结，辅以黄芩、连翘、天花粉清热散结化浊，乌药、刘寄奴、川牛膝活血行气止痛。其中浙贝母、紫菀、麦冬宣肺解郁，可调畅气机以通水道，是为点睛之笔。苍术苦辛温，既可健脾化浊，又可防诸药苦寒太过。二诊时患者热象已减，夜尿次数明显减少，唯湿浊困遏下焦，故易薏苡仁、茯苓以健脾化湿祛浊。三诊前法已效，应固本清源，予红景天健脾益气，《本草纲目》载其可"祛邪恶气，补诸不足"。生二芽，和中补益，醒脾化浊。纵观全方，简而有要，阴阳相循，标本兼顾，体现了崔云教授"致中和"的用药思想。

【参考文献】

[1] 沈泽铖，徐新宇，崔云，等.崔云治疗良性前列腺增生经验撷菁 [J].浙江中医杂志，2021，56（8）：557-559.

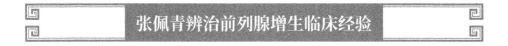

张佩青辨治前列腺增生临床经验

【名医简介】

张佩青教授，黑龙江省中医药科学院主任医师、博士研究生导师、博士后合作导师，国医大师张琪教授学术经验继承人，第五、第六批全国老中医药专家学术经验继承工作指导老师，黑龙江省名中医。其从事中医临床、教学及科研工作 40 余载，积累了丰富的临床经验，擅长运用中医辨证治疗泌尿系统疑难杂病，临床治疗前列腺增生疗效较佳。

【经典名方】

参芪地黄汤（源于《沈氏尊生书》）

组成：人参 6 g，黄芪、熟地黄、山药各 15 g，茯苓、牡丹皮、山茱萸各 9 g。加生姜 3 片，大枣 10 枚。

原文：《杂病犀烛》："参芪地黄汤，功能益气养阴，滋肾健脾。治脾肾不足，气阴两虚，头晕目眩，腰膝酸软，低热倦怠，手足心热，短气易汗，舌偏红少苔，脉沉细或细数无力。"

【学术思想】

张佩青教授从补肾滋阴助阳、清热利湿解毒、行气活血化瘀等方面辨治前列腺增生，采用扶正祛邪剂参芪地黄汤滋养肝脾肾、清热渗湿，合滋肾通关丸滋肾阴、清下焦热、助阳化气，临床疗效显著。

【诊断思路】

前列腺增生以虚、痰、瘀为主要病理因素，临床多属虚证或虚实夹杂证。张佩青教授认为，该病患者因年老而肾气亏虚，推动乏力，不能运化水湿，终致痰湿凝聚；气虚阳衰，不能运行气血，瘀滞日久而成瘀阻，肾与膀胱功能失调，故而导致尿液代谢障碍。

【治疗方法】

1. 补肾滋阴助阳

《素问·逆调论》曰："肾者水脏，主津液。"肾主水，若功能失调，则膀胱气化不利，开阖失度，导致水液代谢障碍。若阖多开少，尿液的生成和排泄发生障碍可引起尿少、水肿等；若开多阖少，又可见尿多、尿频等症。因此，肾对尿液的生成有决定性作用。肾为五脏六腑阴阳之源，肾气及肾阴肾阳充足，则肾的温煦与濡养功能正常，肾主水的功能得以正常发挥。《素问·五常政大论》曰："其病癃闭，邪伤肾也。"癃闭的首发症状为尿频，肾与膀胱相表里，肾虚则致膀胱失约，故尿频而清长。夜属阴，夜间阴气盛、阳气衰，因此膀胱因阳虚失约尤甚，表现为夜尿次数增多，少则两次，多则七八次不等。中气不足、肾气虚衰、气化失司、瘀阻水道可导致尿线细、尿无力、尿等待，甚至点滴而出，所以，张佩青教授认为补肾滋阴助阳是治疗总则，药物多选用熟地黄、山药、枸杞子、山茱萸、胡芦巴、巴戟天、肉苁蓉、黄芪、党参、知母、石斛、肉桂等。

2. 清热利湿解毒

清代薛生白曰："太阴内伤，湿饮停聚，客邪再至，内外相引，故病湿热。"外感、内伤或内外合邪及药石、饮食等诸多因素均可导致中焦不能运化水湿，致痰湿凝聚，湿热蕴结，浊邪下扰，进而损伤肾气，以致小便失宁。脾虚肌肉不得濡养则无力，又因湿热易与痰瘀相结，故呈现出需增大腹压的努挣式排尿。局部瘀阻形成后，排尿困难加重，耗气伤精，与肾气虚衰、中气不足形成恶性循环，证候不断加重。因此，张佩青教授临证时亦注重清热利湿解毒，湿热祛则瘀结易散。药物常选用土茯苓、大黄、黄柏、苦参等，其中土茯苓利湿祛热，且能入络搜剔湿热之蕴毒，但其性平，用量常达50 g。

3.行气活血化瘀

《格致余论》云："主闭藏者肾也，司疏泄者肝也。"肝主疏泄，可促进水液代谢，保持水液代谢平衡；亦可调畅气机，调节其他脏腑的气机升降，使三焦水道通利，脏腑气机协调，从而使水液运行通畅。肝经"过阴器，抵少腹"，该病好发于中老年男性，该类人群或因事业、家事烦琐操劳而产生负面情绪，或因年老体衰而产生消极情绪，影响肝气疏泄。若肝疏泄不及，可引起肝气郁结；若疏泄太过，可致肝气上逆。气机不畅，郁而化火，下劫肝肾，致精血不能互生，加之嗜食膏粱，亦可助火生痰，从而使三焦水液运化及气化受阻，水道通调阻碍。败精浊瘀阻于精室，水道通路狭窄，则小便排出窘迫。瘀又可与痰、火、湿、虚等互结，最终以腺体增大压迫水道的形式发为癃闭。张佩青教授治疗该病时常加桃仁、丹参、赤芍、当归、牛膝等行气活血化瘀之品以通畅水道。

【治疗绝技】

张佩青教授治疗前列腺增生时反复强调，该病病机复杂，患者有时表现为实象，如尿频、尿黄、排尿窘迫等不适感和大便秘结等湿热壅盛、气滞血瘀的症状，但当患者处于正虚、脏腑功能失调的状态时，应运用多种治法，随证加减。临证时要依据中医理论指导辨证施治，在不同的疾病发展阶段，结合患者的临床症状，注意把握虚实情况，及时调整温阳化气、滋阴清热与清热祛湿、活血化瘀等治疗方向的侧重，从而达到扶正攻邪、祛邪不伤正之功，切不可因虚实不分而延误病情。此外，还应舒畅情志，起居有常，饮食有节，适当锻炼，多食富含纤维素的果蔬，保持大便通畅，以巩固疗效，谨防复发。

【验案赏析】

患者，男，75岁，2019年9月18日就诊。主诉：尿频、排尿不畅1年余。刻下症：尿频，排尿不畅，夜间尤为明显，每夜3～4次，尿黄，大便困难，倦怠乏力，舌质紫，苔白。既往慢性肾脏病8个月，经参芪地黄汤补肾活血治疗后，血肌酐恢复正常。辅助检查：B超提示前列腺增生。西医诊断：前列腺增生，慢性肾衰竭。中医诊断：癃闭（肾虚、血瘀、湿热）。治宜调补肾气、滋阴助阳、清热利湿、活血化瘀。方用参芪地黄汤加减。方药组成：黄芪30g，党参片20g，肉苁蓉片20g，山药20g，葛根20g，熟地黄15g，山萸肉20g，胡芦巴25g，巴戟天20g，枸杞子20g，茯苓20g，怀牛膝15g，当归20g，草果仁15g，紫苏梗15g，桃仁20g，丹参20g，大黄10g，连翘20g，赤芍20g，土茯苓50g，石斛20g。14剂，每日1剂，水煎，分2次温服。

2019年10月23日二诊：患者尿频减轻，乏力减轻，排便困难，大便干燥，舌质紫，苔薄白。在首诊方基础上，去连翘、赤芍、草果仁、土茯苓，熟地黄加至20g，加郁李仁20g。14剂，煎服法同前。

2019年11月27日三诊：患者尿频、排尿困难症状明显改善，大便每日1次，但见皮肤瘙痒，舌淡紫，苔薄白。在前方基础上，去怀牛膝，加川牛膝15g，另加白鲜皮、苦参各10g。10剂，煎服法同前。

2019年12月25日四诊：患者小便频基本消失，皮肤瘙痒症状缓解，选用滋肾通关丸合参芪地黄汤加减。方药组成：黄芪30g，葛根20g，党参片20g，熟地黄20g，大黄10g，山萸肉20g，肉苁蓉片20g，胡芦巴25g，巴戟天20g，枸杞子20g，山药20g，北刘寄奴20g，茯苓20g，川牛膝15g，知母20g，黄柏15g，肉桂15g，桃仁20g，赤芍20g，郁李仁20g，白鲜皮15g，苦参15g。14剂，煎服法同前。电话随访半年未复发。

【按语】

该患者年老体虚，既往有慢性肾脏病病史，肾气不足，膀胱气化无力，是故小便频、倦怠乏力；肾气蒸化无力，则排尿困难；夜属阴，夜间阴气盛、阳气衰，因此膀胱因阳虚而失约尤甚，表现为夜尿次数增多；膀胱湿热波及肾，则小便色黄。脾肾阳虚，寒气内生，大肠传导无力，故大便困难。张佩青教授辨治该患者为本虚标实，首诊以参芪地黄汤加减补肾健脾、滋阴助阳，辅清热利湿、行气活血之品。人参、黄芪补气。熟地黄滋阴补肾、填精髓，泽泻利湿泄浊，并防熟地黄滋腻恋邪；山药补益脾阴、固精，茯苓淡渗脾湿，并助山药健运；山萸肉补养肝肾、涩精，牡丹皮清泻相火，并制山萸肉之温涩。"三补""三泻"相配，滋养肝、脾、肾，清热渗湿，可扶正祛邪。二诊时患者尿频减轻，乏力减轻，排便困难且干，故在前方基础上，加大熟地黄剂量，并加郁李仁润燥滑肠、下气利尿以助通便；因患者尿黄及舌苔等湿热之象改善，故去连翘、赤芍、草果仁、土茯苓等清热利湿之药。三诊时患者前诉症状均明显改善，但见皮肤瘙痒。肾虚日久，血行不畅和湿热内蕴均可导致患者皮肤瘙痒，故在二诊方基础上，去偏于补肝肾利尿的怀牛膝，改为侧重于活血散瘀利尿的川牛膝，另加白鲜皮、苦参清热燥湿止痒。四诊时患者症状已缓解，以滋肾通关丸合参芪地黄汤加减收尾，巩固疗效。滋肾通关丸出自《兰室秘藏》，由知母、黄柏、肉桂组成，有滋肾清热、化气通关之效。黄柏清下焦热而除湿，知母滋肾水而育阴，然"无阳则阴无以生，无阴则阳无以化"，故滋阴亦需助阳，辅适量肉桂以反佐助阳，俾阴得阳化，则膀胱气化出焉，而收痊愈之功。

【参考文献】

［1］屈宇奥，张佩青.张佩青辨治前列腺增生临床经验［J］.中国民间疗法，2021，29（21）：15-17.

王耀光教授从三焦论治癃闭经验

【经典名方】

1. 葶苈大枣泻肺汤（源于《金匮要略》）

组成：葶苈（熬令黄色，捣丸，如弹子大）、大枣12枚。

原文：肺痈，喘不得卧，葶苈大枣泻肺汤主之。

调护：上先以水三升，煮枣取二升，去枣，内葶苈，煮取一升，顿服。

2. 八正散（源于《太平惠民和剂局方》）

组成：车前子、瞿麦、萹蓄、滑石、山栀子仁、甘草（炙）、木通、大黄（面裹煨，去面，切，焙）各一斤（各500 g），入灯心草。

原文：大人、小儿心经邪热，一切蕴毒，咽干口燥，大渴引饮，心忡面热，烦躁不宁，目赤睛疼，唇焦鼻衄，口舌生疮，咽喉肿痛。又治小便赤涩，或癃闭不通，及热淋、血淋，并宜服之。

调护：上为散，每服二钱，水一盏，入灯心，煎至七分，去滓，温服，食后临卧。小儿量力少少与之（现代用法：散剂，每服 6～10 g，灯心草煎汤送服；汤剂，加灯心草，水煎服，用量根据病情酌定）。

【学术思想】

王教授认为癃闭主要是三焦气化不利，肾与膀胱气化失司引起水液代谢障碍所致。临床从三焦辨证角度来论治癃闭，将癃闭分为上癃、中癃、下癃，从三焦分以辨证论治，上癃包括肺热壅盛证、脑性癃闭，中癃包括脾气虚证、肝郁气滞证、脊髓损伤引起的癃闭，下癃包括膀胱湿热证、肾虚血瘀证。提出癃闭的根本治法为疏利三焦，以中药与疏利三焦针法联合治疗排尿障碍疾病。

【诊断思路】

癃闭是以小便量少，排尿困难，甚则小便闭塞不通为主要症状的一种病证，临床患者痛苦不已，癃闭多由肾与膀胱气化功能失调导致。癃闭之名首见于《内经》，《素问·宣明五气》："膀胱不利为癃，不约为遗溺。"西医常见于各种原因所致的尿潴留，如前列腺增生、尿道结石、急慢性肾衰竭等。"三焦者，决渎之官也。"五脏六腑之气血津液运行代谢依赖于三焦的气化调节。外邪侵袭，饮食不节，脊髓损伤，久病年老体虚等皆能导致三焦气机疏利失常，气血津液代谢障碍，肾与膀胱气化失司而发为癃闭。王教授认为癃闭主要是三焦气化不利引起水液代谢障碍所致，在临床从三焦辨证角度来论治癃闭，三焦分为上焦、中焦、下焦，癃闭也可以分为上癃、中癃、下癃。

【治疗方法】

鲧采取"水来土挡"的策略治水，结果治水失败；而大禹认为"治水须顺水性，水性就下，导之入海"，则水能够顺利往下流去，水路不会堵塞，通过疏通水道的办法治水成功。王教授治癃闭效仿大禹治水，认为三焦气化不利、肾与膀胱气化失常导致癃闭，提出疏利三焦是癃闭的根本治法，三焦为水液的生成敷布、升降出入的道路，三焦气治，则脉络通而水道利。在疏利三焦的基础上，根据癃闭的病机、所属的三焦部位病因，中药与针灸联合分以治之。

1. 上癃

（1）清肺泄热，通利小便

由于肺热壅盛，肃降失司，三焦气化不利，水道不利，表现为小便不畅或点滴而出，咽干口渴，呼吸急促，咳嗽，舌红，苔薄黄，脉数。治法治则以清肺泄热、通利小便为主，方用清肺饮、葶苈大枣泻肺汤等，临床加减可用杏仁、桔梗等以宣肺，"提壶揭盖"。

（2）醒脑开窍，化痰祛瘀

由于脑部损伤，瘀阻脉络，气机失常，三焦气化失司，水道不利，表现为小便点滴而出或小便不通，尿量明显减少，半身不遂，偏身感觉异常，或神识不清，或口舌歪斜，言语謇涩或不语。治疗上针药结合疗效明显，中药治疗以扶正祛邪，标本兼顾，平肝息风、化痰祛瘀与养肝肾、益气血并用，如补阳还五汤或地黄饮子合五苓散加减。针灸治疗以国医大师石学敏的醒脑开窍、醒神调气针法，用醒脑开窍法先醒其神，配以关元、气海、秩边，促使膀胱排尿肌功能及膀胱气化功能恢复，正常尿液则自能排出。

2. 中癃

（1）升清降浊，通利小便

由于脾气不升，浊阴不降，临床表现为小腹坠胀，时欲小便而不得出，或量少而不畅，神疲乏力，纳呆，气短声低，舌淡苔薄，脉细弱。治以升清降浊、通利小便，方用补中益气汤合五苓散加减。

（2）疏肝理气，通利小便

肝郁气滞，临床表现为小便不通或通而不爽，情志抑郁，或心烦易怒，胁腹胀满，舌红，苔薄黄，脉弦。治法以疏肝理气、通利小便为主，临床可用柴苓汤加减或沉香散合冬葵子散加减。

（3）活血祛瘀，通利小便

脊髓损伤，临床表现为截瘫，半身不遂，肢体痿软不用，小便不通或点滴而出，临床治疗可针药结合，中药治法以活血祛瘀、利小便，方用血府逐瘀汤合五苓散。有研究认为针灸配合间歇性导尿治疗能改善脊髓损伤所致癃闭患者的膀胱功能，纠正尿流动力学异常，缓解临床小便不利的症状。

3. 下癃

（1）清热利湿，通利小便

湿热内结膀胱，膀胱气化不利，小便点滴不通，或量少而短赤灼热，小腹胀满，口苦，渴而不欲饮，舌红苔黄腻，脉数。法以清热利湿、通利小便。方用八正散。

（2）温肾化气，活血祛瘀，通利小便

常见于老年男性前列腺增生和女性前列腺增生，临床肾虚多兼杂瘀证，小便不通，排出无力，面色白，畏寒肢凉，腰膝酸软无力，舌胖淡，苔薄白，脉沉细。治以温肾化气、活血祛瘀，方用肾气丸合代抵当丸。对于膀胱气化不利的良性前列腺增生，临床可以用五苓散加减治疗。

王教授从三焦论治癃闭思想来源于全国名老中医黄文政教授，吸取黄老"疏利少阳三焦"的学术思想并运用于临床。王教授认为，治上癃时，应兼治肝，疏利中焦气机，使之上中气机通畅；治中癃时，应兼治肾，使下焦气机疏通，则中下气机一气通畅；治下癃时，应兼治脾，脾肾同治兼行水，疏利中下焦气机，使之上中气机通畅，气行水行，则水液能够顺利下流，三焦气机水液通畅。

【治疗绝技】

王教授自学彭静山所创之眼针，并将"疏利少阳三焦"思想运用于针灸，擅长用针药结合治疗排尿障碍疾病，如尿潴留、尿失禁和尿频，针灸具有双向调节作用，可以纠正排尿障碍。癃闭责之三焦气化不利、肾与膀胱气化失常，疏利三焦针法选取眼周穴位之中焦、下焦、肝区、肾区、肺区、膀胱区，斜刺，留针20分钟；体针选取百会、水分、关元、双侧列缺、足三里、三阴交、太溪等穴位，直刺，留针20分钟，平补平泻。这些穴位可疏利三焦、行气运湿，气机升降得以恢复，水液代谢得以运行有序。中药与针灸联合运用，眼针及针灸诸穴可强有力地激发经气传导，加强全身水道的疏通作用，使水液运行正常，临床获得明显效果。

大禹治水之法，疏通水道，因势利导，高处凿通，低处疏导。治癃闭如治水，除了疏利三焦，还应该注意病情的轻重缓急，急则治标，缓则治本，当小便不利严重，滴水不出，腹大如鼓，危及生命，此时应立即进行导尿术，以缓其急，消除生命危险后再用药物或针灸来治疗。

【验案赏析】

患者，女，42岁，2018年1月12日初诊。患者于2018年1月初因感受风寒，出现恶寒，发热，体温38℃，鼻塞，流清涕，舌淡红，苔薄白，脉浮紧。患者自服感冒药（具体不详），效果不佳，第3天出现排尿困难，点滴而出，遂前往天津中医药大学第一附属医院，于王教授门诊进行诊治，刻诊：神清，精神可，排尿困难，点滴而出，乏力，咽喉痛，不红，有痰易咳，不恶寒，下腹疼，大便每于半夜解，舌红，脉滑数。患者既往风湿病6年，于2018年11月已治愈。平素性情急躁，易焦虑。西医诊断：尿潴留。中医诊断：癃闭（上癃），肺热壅盛证。治以清肺泄热，利尿通淋。方用葶苈大枣泻肺汤合八正散加减。葶苈子30 g，大枣50 g，黄芩10 g，苏叶10 g，百合30 g，橘红20 g，陈皮10 g，炙枇杷叶20 g，桑叶10 g，熟大黄10 g，冬葵子30 g，王不留行30 g，茯苓20 g，川木通10 g，杏仁10 g，车前草30 g，灯心草6 g，泽泻20 g。共7剂，水煎服，每日1剂，分温二服。嘱避风寒，节饮食，调情志，多饮水。

2019年1月19日二诊：患者自述仍腹痛，排尿较前通畅，日尿量增加，大约1500 mL，咽喉不疼，无痰，大便如前，仍乏力，舌红，脉滑数。予中药7剂，前方去橘红、炙枇杷叶、桑叶、杏仁、陈皮、苏叶，加竹叶10 g，瞿麦20 g，莲须6 g。

2019年1月26日三诊：患者自述排尿较前通畅，腹痛好转，时乏力，舌红，脉滑数。法以补虚活血利尿。予中药7剂。生黄芪30 g，炒白术20 g，乌药10 g，小茴香10 g，冬葵子20 g，王不留行20 g，川木通10 g，丹参10 g，瞿麦20 g，川牛膝20 g，鹿角霜10 g，桂枝10 g，茯苓20 g，泽泻20 g，马齿苋20 g，竹叶10 g。

2019年2月16日四诊：患者自述排尿较前通畅，腹不痛，乏力好转，肠鸣，生气时肠鸣加重，中午肠鸣，平卧时肠鸣，坐位不肠鸣，舌红，脉弦沉。予中药14剂，前方去丹参、瞿麦、川牛膝、鹿角霜、泽泻，加秦皮10 g，炒麦芽20 g，川楝子10 g，郁金10 g，大枣5枚。

【按语】

患者感受风寒，郁而化热，邪热壅肺，肃降失司，平素性情急躁易焦虑，肝郁气滞，病位在肺、肝，与膀胱有关，从三焦辨证为上癃，证属邪热壅肺证。肺失肃降，肝失疏泄，三焦气化不利，水道不利，膀胱失司，发为癃闭。治以清肺泄热、利尿通淋，方用葶苈大枣泻肺汤合八正散加减。葶苈子、大枣、杏仁宣肺利水，"提壶揭盖"；黄芩、炙枇杷叶、桑叶、百合清泄肺热；冬葵子、王不留行、川木通、车前草、灯心草、茯苓、泽泻利尿；大黄荡涤邪热，使热从大便而出；苏叶、橘红、陈皮理气燥湿化痰。二诊时，患者排尿较前通畅，邪热已去，故去泄热之品，加竹叶、瞿麦、莲须以增强利尿通淋之力。三诊时仍乏力，排尿较前通畅，腹痛好转，治以温肾行气、活血利尿，川牛膝引药下行。四诊时患者症状均好转，出现肠鸣症状，用炒麦芽、大枣消食和中，郁金、川楝子治以行气解郁。在各阶段治疗中，王教授注重疏利三焦气机，三焦气机通畅一体，气行水行，水液自然得下。

【参考文献】

［1］万颖颖，王耀光.王耀光教授从三焦论治癃闭经验［J］.天津中医药，2019，36（10）：946-950.

张春和教授基于"肝肾同源"理论辨治前列腺增生经验探析

【经典名方】

缩泉丸（源于《妇人良方》）
组成：乌药、益智仁、山药各 30 g。
原文：《医方考》："脬气虚寒，小便频数，遗尿不止者，此方主之。"

【学术思想】

肝肾同源理论是中医认知疾病和诊治疾病的重要理论，是中医"阴阳"学说及"五行"学说的重要体现。中医药治疗男科疾病方面常常运用此理论，张春和教授基于"肝肾同源"理论运用"补肾、疏肝、活血法"辨治前列腺增生积累了丰富的临床经验。从前列腺增生与肝肾、精血的相关性作为切入点，综合施治。根据其所入经络及男性性腺所属经络的相关性，临床常选用复元活血汤合缩泉丸加黄芪、菟丝子等，既能补肾益气、疏肝活血，又能助力膀胱气化的药物治疗，复元活血汤在临床中为主治瘀阻气滞、瘀血结于胁肋的基础方，缩泉丸在临床中为主治下元虚冷、小便频数、小儿遗尿的基础方。

【诊断思路】

前列腺增生中医归属于"癃闭""精癃""癥瘕""积聚"的范畴，是老年男性排尿异常最常见的原因，此病病因复杂，缠绵难愈，病理脏腑主要在膀胱、精室，涉及肾、肝、肺、脾，以肝郁肾虚血瘀为本，湿、热、痛、滞相兼为病。此病多由脏腑代谢异常而导致精室的异常生长，膀胱气化失司。

【治疗方法】

张春和教授以"肝肾同源"理念为出发点，以补肾疏肝活血为基本治法，同时柔肝养血贯穿于疾病发生发展的始终，最终以助力膀胱气化为治疗导向。常选用缩泉丸合复元活血汤加减治疗，针对不同进展时期常常各有侧重，从而提高临床疗效。

【治疗绝技】

中医药治疗前列腺增生其独特之处并不仅是改善排尿症状，而是注重整体，张春和教授认为前列腺增生患者所表现的下尿路症状常常会影响患者睡眠、饮食、情绪等，如若伴有其他症状，如小腹坠胀、睾丸会阴不适、阴囊潮湿等多伴有前列腺炎，因此只要辨证得当，则既能解决前列腺增生所导致的症状又能解决前列腺炎和其他符合此证型的症状，同时亦要充分考虑疾病的传变，未病先防，注重保护膀胱功能和肾功能。遂临证之际，应放宽视野，开阔思路，多建立联系，守中医之道，立中医之本，寻中医之根，兴中医之法，往往会为一些疑难杂症找到新的解决方法。恰如《本经疏证》所说："盖其用之道有六：曰和营，曰通阳，曰利水，曰下气，曰行瘀，曰补中。"诸法只为寻得其证，增加临床疗效。

【验案赏析】

龙某，男，69岁，农民，2018年3月1日首诊。6年前因乙型肝炎住院，常规彩超检查发现前列腺Ⅰ度增生，但无明显症状，4年前出现夜尿次数增加，夜尿3～4次，逐渐出现尿线细、尿无力、尿不尽、尿量减少等症状，无尿失禁、尿潴留、尿道涩痛及血尿症状，患者自服六味地黄丸、热淋清等药物，无明显改善。现症见患者排尿次数较前增多，白天基本正常，夜间5～6次，伴有尿等待、尿线细、排尿不畅、尿不尽感，小腹胀满不适，偶有腹股沟及睾丸刺痛，畏寒怕冷，动则喘甚，胁部胀痛不适，腰膝酸软，纳偏差，眠差，大便干结难解。舌紫暗，苔薄白，有齿痕，脉弦涩。患者既往有乙型肝炎病史、高脂血症病史。直肠指诊：前列腺如鸡蛋大小，有弹性，边界清楚，无压痛，中央沟消失。尿常规及肾功检查正常，B超检查显示前列腺 4.7 cm × 4.6 cm × 3.7 cm，未见结节回声，膀胱残余尿量 45 mL。根据患者病史、症状、体征及舌脉。西医诊断：前列腺增生；中医诊断：精癃（肝郁肾虚血瘀）。治以补肾、疏肝、活血，予复元活血汤合缩泉丸加减治疗：带根柴胡 15 g，全瓜蒌 15 g，当归 15 g，红花 10 g，甘草 10 g，水蛭（研粉兑服）6 g，桃仁 10 g，大黄 5 g，乌药 15 g，盐益智仁 30 g，山药 30 g，炒菟丝子 30 g，黄芪 30 g，杭白芍 15 g。5 剂，水煎服，每日 2 次，每 2 日 1 剂，每次 200 mL 温服。配合乌灵胶囊调节睡眠。嘱其注意保暖，调畅情志，保持膳食平衡，清淡饮食。

2018 年 3 月 10 日二诊：自诉服前方后胁部胀痛、尿频等稍有缓解，纳眠较前转佳。仍感睾丸刺痛不适，尿不尽，大便仍偏干，舌质紫暗，苔薄白，脉弦，继予上方大黄加至 10 g，加冬葵子 30 g。5 剂，煎服法同前。配合解毒活血栓（每日睡前 1 次）。嘱其注意保暖，调畅情志，保持膳食平衡，清淡饮食。

2018 年 3 月 21 日三诊：自诉服前方后症状明显好转。夜尿 2 次，纳可，眠安，大便正常，舌质淡紫，苔薄白，脉弦，继予上方减大黄至 5 g，5 剂。煎服法同前。嘱其注意保暖，调畅情志，保持膳食平衡，清淡饮食。

2018 年 4 月 1 日四诊：自诉服前方后症状基本消失。夜尿 1 ～ 2 次，偶有疲倦，纳可，眠安，大便正常，舌质淡紫，苔薄白，脉弦，继服前方 15 剂巩固治疗。煎服法同前。配合院内制剂前列通窍胶囊，嘱其注意保暖，调畅情志，保持膳食平衡，清淡饮食，相关疾病专科进一步就诊。后随访告知，恢复状况良好。

【按语】

本病临证之时多见虚实夹杂，要综合考虑到肾气亏虚，蒸腾气化失调，无法濡养肝血，肝血流注于精室，肝血郁滞，脉络不通，久而气血运行不畅，瘀阻水道，膀胱气化失司是导致此病的重要因素，而不能按部就班地只用补肾益气和活血化瘀而不考虑经脉循行，这样往往会事倍功半。张春和教授认为中医选方用药其独特之处在于异病同治，尽量用较少药解决复杂症状，加减上亦根据病情变化灵活调整。

【参考文献】

[1] 白强民，王定国，秦华萍，等．张春和教授基于"肝肾同源"理论辨治前列腺增生症经验探析［J］．四川中医，2019，37（4）：1-4.

第三节　前列腺癌

崔云教授扶正清毒治疗前列腺癌经验

【经典名方】

圣愈汤（源于《兰室秘藏》）

组成：生地黄 20 g，熟地黄 20 g，白芍 15 g，川芎 8 g，人参（一般用潞党参 20 g），当归 15 g，黄芪 18 g。

原文：《脉证因治·金疮》："金疮出血太多，脉沉细者生，浮数实大者死……圣愈汤治出血太多。"

【学术思想】

崔云教授提倡"虚"是疾病产生的内在基础，"湿、热、痰、瘀"是在"虚"的基础上形成的实邪，尤其以湿瘀互结为诱发诸邪的关键，打破前列腺甚至机体的阴阳平衡，导致癌毒的产生，同时使前列腺癌呈现本虚标实证候。

【诊断思路】

前列腺癌是前列腺上皮细胞恶性增生所致的一种泌尿系统肿瘤，表现为尿急、尿频、尿线变细、排尿困难，以及尿血、尿失禁、尿潴留等，晚期多发生骨转移，引起剧烈骨痛，目前已成为严重威胁我国中老年男性健康的泌尿系统恶性肿瘤。前列腺癌是典型的老年性疾病，患者发病年龄多在 50 岁以上，尤其好发于 55～80 岁的患者，早已进入《内经》阐述的"七八"及"八八"之年，天癸将竭或已竭，五脏虚损，功能减弱，正气衰微，导致机体御邪和祛邪的能力减弱，成为前列腺癌发病的内在基础。崔云教授指出，不良的饮食和生活习惯是导致前列腺癌的重要诱因，包括饮食不规律、淫欲不节制及情志抑郁不遂等。

【治疗方法】

1. 持续扶正

所谓"持续扶正"，就是在前列腺癌治疗的全过程中要始终注重固护正气、培补真元，从而提高患者免疫力，增强抵御邪毒的能力。中老年患者肝、脾、肾等脏腑衰退，《灵枢·刺节真邪》言："真气者，所受于天，与谷气并而充身者也。"先天渐竭，后天失养，真气衰微，正气内虚，加之癌邪具有消耗气血精微之性，亦有部分患者经手术、化疗、放疗等损伤正气，破坏免疫系统而难以修复，综合之下，呈现一片虚象。崔云教授指出，虚是前列腺癌患者的本质所在，因此扶正之法应用不疲。

（1）重视补脾，以善其肾

前列腺属生殖器官，为肾所主，固护肾气是治疗前列腺癌的重要手段。崔云教授遵循"重视补脾，以善其肾"的原则，避免使用此类补肾壮阳药，防止升高雄激素的弊端。临证见前列腺癌患者面色萎黄或苍白，精神萎靡，倦怠乏力，脑窍晕眩，大便稀溏等，崔云教授善于从脾论治，用四君子汤、补中益气汤为基础方培补中焦；胃纳欠佳者，善加生谷芽、生麦芽、砂仁、神曲、生山楂理气和胃、消食磨积；大便稀溏明显者，加补骨脂、五味子、益智仁温肾收涩；头目空眩者，配红景天、绞股蓝益气活血，加川芎升提气血；贫血者，加熟地黄、阿胶、白芍补益精血等。

（2）肝肾同求，益精壮骨

前列腺居少腹，处于肝经循行路径，因此前列腺癌的发生发展与肝密切相关。临床见腰膝酸软、口干口渴、烦躁不安、盗汗失眠、面色潮红或伴骨骼疼痛者，崔云教授遵循"肝肾同求，益精壮骨"的原则，善用六味地黄汤化裁以肝肾同补，兼顾脾土，清湿热蕴结之弊，复精血互化之势，填骨髓耗损之虚；口干口渴明显者，加石斛、天花粉、麦冬；盗汗者，加黄柏、知母、百合；肝火偏亢者，加栀子、生地榆、玄参；骨痛者，加骨碎补、补骨脂、续断。

2. 适时清毒

所谓"适时清毒"，即清除癌毒的中药多寒凉、清利，持续用之于机体正气有损，毒邪的积聚是由少到多的渐进过程，清毒之后，毒邪由多变少，之后又将逐渐聚集，积累到一定程度后，患者身体症状发生改变，便再次进入清毒的合适时机，因此清毒应当间断进行。而部分患者行放疗或化疗以遏制肿瘤进展，亦是清除癌毒，此时不应再用清毒中药，以免加重机体正气损耗，用药当重在扶正，补益虚损；当放化疗告一段落，患者体质恢复尚可时，再酌施清毒中药。

（1）把握时机，脉证合参

对清毒时机的把握，崔云教授认为可从症状、舌脉、PSA 水平 3 个方面进行判断，如患者平素乏力、多汗、虚损象显著，但近期出现口干、口苦、胸闷脘痞、睡眠欠佳、心烦等，舌质由淡向红转变，舌苔由薄少向淡黄、黄腻转变，属邪气复来之象，此时应当逐渐配入清毒中药。崔云教授指出，PSA 水平是前列腺阴阳失衡的特征性指标，前列腺炎、前列腺增生及尿潴留等亦可引起 PSA 水平升高。前列腺癌患者下焦湿热，痰、瘀、毒蕴结，损伤阴分，阴不制阳，虚火妄动，导致 PSA 水平升高。综合这些证候进行判断，或逐渐清毒，或定期清毒，均能使癌毒得到显著控制。

（2）以清除湿热痰瘀为要

崔云教授指出，"毒"的范畴非常广泛，除癌毒之外，亦包含化疗药毒、环境毒物等，它们同前列腺癌毒一样，具有依附的特性，产生之后并非单独存在，而是与诸邪胶结，变为湿毒、热毒、痰毒、瘀毒等，故清除湿、热、痰、瘀，便能破癌毒之依附，使癌毒得清。使用清毒中药不离扶正之本，故常配入扶正方药之中，毒盛时，扶正清毒各半，毒衰时，扶正当司九成之多。毒邪胶结，兼证居多，化裁加减，要先明确不同毒邪的清除方法，清除湿毒，崔云教授常配泽泻、猪苓、萆薢、黄芩、秦皮等；清除痰毒，加浙贝母、制半夏、紫苏子、苍术等；清除热毒，加生薏苡仁、豨莶草、生地榆、连翘、贯众等；清除瘀毒，常用牛膝、虎杖、益母草、刘寄奴、丹参等。崔云教授崇尚中和思想，不用峻猛之品，以上诸法又可配蒲公英、白花蛇舌草、藤梨根、生薏苡仁等性偏平和且兼具抗癌效果的中药，常能于平淡中见新奇。

（3）调治放化疗及手术后遗症

西医治疗前列腺癌的手段包括放疗、化疗及手术等，在遏制肿瘤进展或根治肿瘤的同时，会不可避免地损害人体免疫系统，损伤机体元气，从而引发除前列腺癌之外的症状表现。崔云教授结合患者的基础治疗手段及症状表现，辨证运用中医药治疗，常收效明显。如放化疗损伤胃黏膜，可引发恶心呕吐、胃纳欠佳、腹泻等。治疗上重视健脾和胃，胃降则呕吐止，脾升则泻止食消，崔云教授常予炒鸡内金、生谷芽、生麦芽、陈皮、生山楂等健脾开胃；呕吐严重加制半夏、竹茹、茯苓；泄泻严重者加补骨脂、肉豆蔻、芡实等；患者受放射线热毒损伤，津液受损，常见舌红无苔，口干口渴，或多梦、盗汗、便秘，可据证配入百合、麦冬、石斛以养阴生津；便秘严重者，崔云教授喜将生白芍用至 30 g，并配百合，二药相合，通便之效良好；化疗后肝功能异常者，多由肝阴受损，阴阳失衡所引起，可在六味地黄汤基础上加枸杞子、当归、菊花等，滋水涵木，养肝体以调阴阳；术后伴发勃起功能障碍者，可在补益肝肾的基础上加当归、川芎、牛膝等，畅达瘀血留滞，促进阴器充盈。

【治疗绝技】

除正虚的内在前提，前列腺癌愈加多发、年轻化，原因在于饮食、情志及淫欲的失调。对于前列腺癌的日常调护，崔云教授常嘱患者摒弃不良习惯，减少疾病加重的因素。尤其患癌后，患者的意志受损，焦虑、抑郁、迷茫、恐惧等情绪严重，崔云教授常耐心同患者交流，使其认清疾病真相，合理选择治疗方法，避免陷入误区，可通过快走、慢跑、旅游等方式减轻压力，同时予以玫瑰花、合欢花、郁金、香附、栀子等药物，身心同调；饮食上当以粗粮、蔬果为主，佐以肉类，尤以薏苡仁、莲子煮粥，能健脾扶正；对于尿频、尿失禁患者，常嘱患者每日行提肛运动 200 下，增强耻骨尾骨肌的收缩力，缓解盆底肌群紧张，使下焦气血顺畅。同时避免频繁排精，减少前列腺充血，以固护真元。

【验案赏析】

杨某，男，65 岁，退休人员，2019 年 5 月 17 日初诊。患者 2018 年 8 月 30 日因排尿困难、尿痛、腰痛至当地医院就诊，查 PSA 水平升高，后至宁波大学医学院附属医院就诊，直肠指检：前列腺大小约 II 度增生，未触及明显结节，中央沟变浅，退出指套无血染。2018 年 9 月 13 日查前列腺标志物系列：t-PSA 14.42 μg/L，f-PSA 1.21 μg/L，f-PSA/t-PSA 0.08。2018 年 9 月 19

日行前列腺磁共振增强扫描示前列腺小囊肿，前列腺外周带 3～6 点处异常信号，前列腺癌考虑。2018 年 9 月 26 日行前列腺病理穿刺活检：左外：符合前列腺腺癌（Gleason 分级评分：3+4=7 分）；右外：同前；右内：同前；左内：少许良性前列腺组织。全身骨扫描未见异常。确诊前列腺癌后，遂于2018 年 10 月 26 日在中国人民解放军第八五医院全身麻醉下行"前列腺癌根治术"，术后伤口恢复可，未予以内分泌治疗，医嘱 3 个月复查 PSA 及前列腺B 超，t-PSA 逐渐下降，2019 年 3 月 21 日为 1.37 μg/L。近半年来，神疲乏力进行加重，易汗出，尿频，偶有尿失禁，夜尿增多，每晚 4～5 次，为求中医调理，遂来就诊。刻症：患者面色萎黄，精神不佳，情绪低迷，语声低微，少气懒言，手掌不温，舌淡，苔薄白少，脉细弱。证属脾肾两虚、气血不足，治以温肾益脾、补气养血法，以圣愈散化裁，药用：生地黄 15 g，熟地黄 15 g，川芎 10 g，党参 15 g，当归 15 g，黄芪 15 g，生白芍 15 g，五味子10 g，红景天 15 g，乌药 10 g，益智仁 10 g，甘松 15 g，大枣 15 g。共 14 剂，日 1 剂，水煎，分 3 次服。嘱患者放松心情。

2019 年 6 月 1 日二诊：复查 t-PSA 2.61 μg/L，诉夜尿 2～3 次，尿失禁较前好转，神疲改善，近大便稍溏，每日 2 次。前方去生地黄，加补骨脂15 g。共 14 剂，服法同前，嘱患者放松心情，每日提肛运动 200 下。

2019 年 6 月 15 日三诊：诉夜尿、尿失禁及乏力改善，大便成形，近日口干，睡眠欠佳，胃纳差，望其舌质偏红，苔薄黄腻，脉细。前方去熟地黄、黄芪，加生地榆 15 g，功劳叶 15 g，远志 10 g，生薏苡仁 30 g。共 14 剂，服法同前，嘱患者放松心情，继续提肛运动，晚八点后少饮水。

2019 年 6 月 29 日四诊：复查 t-PSA 0.87 μg/L，诉口干及睡眠改善，望舌质偏红，苔薄黄，脉细。前方去甘松、功劳叶，加生地黄 15 g，生山楂30 g，炒鸡内金 20 g。再进 14 剂，服法及其他医嘱同前。

2019 年 7 月 13 日五诊：胃纳可，精神较初诊大有改观，欣然步入诊室，望舌淡红，苔白，脉细。改用六味地黄汤加当归、白芍、乌药、川芎、五味子、仙鹤草扶正治疗。共 14 剂，服法及其他医嘱同前。后每 2～4 周随诊至今，每 1～2 个月查 t-PSA 均维持在 0.5 μg/L 左右。

【按语】

患者已过"八八"之年，脏腑虚衰，又经前列腺癌根治术，元气受损，脾肾之气虚衰，故有气虚不摄之尿频、尿失禁，精微不充之神疲乏力、精神倦怠，以及阳气受损之手掌不温等。患者虚证明显，故以扶正为先，以圣愈散配以益气温阳、固肾缩尿之品治疗。圣愈散出自《兰室秘藏》，原用治气血不足之"妇人月经先期，量多色淡，其质稀薄……纳谷不消"等，崔云教授将其化裁，用于前列腺癌术后的治疗，其中党参、黄芪、红景天、大枣益气健脾，配以甘松开郁醒脾，升华其用；益智仁、乌药、五味子固肾缩尿；熟地黄、当归补血，川芎活血使补而不腻；生地黄、生白芍滋阴增液，助正气之复。诸药共用，气血津液皆补，成"持续扶正"之基础。后二诊时，药中病机，改善明显，大便稍溏，故去生地黄之寒，配补骨脂暖脾止泻。三诊，诉口干，睡眠、胃纳欠佳，此为湿热之毒积久成多，为清毒之机，故去熟地黄、黄芪之温，加生地榆、功劳叶、生薏苡仁清热解毒，并配远志安神。四诊时，加生山楂、炒鸡内金以和胃化浊，生地黄滋阴清热，仍属清毒。五诊时，舌脉改变，表明毒势已弱，故换方扶正，六味地黄汤三补三泻相合，肝、脾、肾兼顾。后每 1 ～ 2 个月查 PSA，均稳定在 0.5 μg/L 左右。

【参考文献】

［1］徐新宇，管鹏飞，应志康，等.崔云教授扶正清毒治疗前列腺癌经验［J］.浙江中医药大学学报，2022，46（1）：6–11.

陈其华从"肾虚血瘀"辨治男性疾病经验

【名医简介】

陈其华教授为全国老中医药专家学术经验继承工作指导老师，从事中医外科疾病的中西医结合诊疗及基础研究近 40 年，擅长中医外科疑难杂病及恶性肿瘤的诊疗，是我国知名的中医外科专家。

【经典名方】

参苓白术散（源于《古今医鉴》）
组成：人参 15 g，白茯苓 15 g，白术 15 g，炙甘草 9 g，山药 15 g，莲子

9 g，桔梗 6 g，扁豆 12 g，薏苡仁 9 g，砂仁 6 g，陈皮 9 g。

【学术思想】

男性疾病"肾虚血瘀"理论是陈师据守该病机提出的创新理论，根据此理论衍生的补肾活血法是现阶段临床单纯应用补肾填精法治疗男性疾病而疗效欠佳的有力补充，并提出"温阳补肾，活血化瘀"为治疗少弱精子症的治疗总纲，强调从肾虚立论，由血瘀立法，温阳补肾，活血化瘀，每获良效。

【诊断思路】

1. 肾气亏虚是男性疾病发病的主要原因

陈师认为肾气亏虚是男性疾病发病的根本原因，肾中精气虚衰，阳气不足，难以温煦诸脏。肾脾分属先后天之本，在生理病理上存在密切联系，脾肾不足与肾气亏虚互为因果，四肢皮毛诸窍及肾中先天生殖之精均赖于肾阳气化温煦、脾之运化传输，脾肾阳虚，化生气血异常，往往血瘀精道，发生各种男性疾病。加之多种因素影响男性心理健康，日久造成情绪抑郁，一方面，肝木郁而乘先天脾土，并形成痰浊、血瘀等病理产物；另一方面肝气郁而化火，下传之肾脏烧灼肾水，肾精失于滋养，使血瘀更加，最终导致男性疾病的发生。

2. 饮食起居失常为男性疾病发病的重要因素

陈师认为，男性疾病发病与饮食起居失常密切相关，饮食起居失常往往损伤脾肾，同时易于遭受外邪侵袭。饮食失常，或嗜肥甘厚味酒食，中焦脾胃湿浊痰瘀阻滞，从而发为男性疾病。

3. 血瘀阻滞是男性疾病发病的外在表现

陈师认为，男性疾病是多环节多因素共同作用的结果，多属本虚标实之证，如阳痿、不育症、前列腺癌等，正虚多以脾肾不足、阴阳失调为主，标实多以血瘀痰凝多见，往往由虚致病，又由病致虚，反复循环，虚实夹杂，以虚为主。

【治疗方法】

1. 以肾虚立论，从血瘀立法

陈师治疗男性疾病多四诊合参，审证求因，认为"肾虚血瘀"是男性疾病的发病根源，提出"温阳补肾，活血化瘀"的男性疾病治疗总纲。"肾虚血瘀"理论是陈师据守男性疾病病机提出的创新理论，根据此理论衍生的补肾活血法是现阶段临床单纯应用补肾填精法治疗本病而疗效欠佳的有力补充。男性疾病的病因多纷繁复杂，陈师认为，根据男性疾病的病机，应强调从肾虚立论，由血瘀立法，温阳补肾，活血化瘀，畅通气血，则其疾无忧矣。

2. 整体与局部辨证并用，辨明轻重主次

男性疾病多为"本虚标实"之证，以脾肾不足、肾精亏虚为本，湿浊痰瘀阻滞为标，往往虚、瘀、痰虚实夹杂。故陈师强调临证须知常达变，注重权衡疾病虚实主次，强调整体与局部辨证并用，借助整体与局部的准确辨证服务于本病的诊疗。在用药上力求除邪务尽，廓清余邪，防止"贼寇残留、死灰复燃"之患。

3. 主张"以通为用"，重视"通"法应用

陈师临证治疗男性疾病主张"以通为用"，重视"通"法应用。"通"是保证人体新陈代谢、各脏腑功能正常有序运行的基础。陈师亦注重"通"法的灵活使用，常根据患者辨证灵活选用，如温通、清通、补通、消通、调通之法。临证时应用较多的有调通、清通及消通等，如"调通"侧重理气疏肝、"清通"侧重清利湿热，"消通"侧重散瘀除痰，调、清、消环环相扣，针对本病病机，结合整体辨治，以平为期。

【治疗绝技】

陈师临证时常道男性疾病论治须注重整体与局部辨证，权衡疾病虚实主次，整体辨治，审证求因，方证结合，灵活变通，"实则治以心肝""虚则治以脾肾"。现阶段男性疾病大多以肾虚血瘀为主，同时男性以气为先天，气不行则血不利，治疗应以温阳补肾、活血化瘀为主。临证时多选用温阳补肾汤、养阴补肾汤、益肾通癃汤、前列清瘀汤等为基础方加减。同时陈师治疗男性疾病注重身心同治，治病"先治神"，"治神"即为心理疏导、心理治疗，故在治疗本病时强调"话疗"的作用，"释怀以舒神气"。陈师常谓"参茸男宝，不及话疗好；六味龟龄，难若舒畅心理，患者心理障碍多，徒资药力亦无益也"。

【验案赏析】

患者，男，72周岁，2018年12月初诊。2018年8月体检发现前列腺肿物，查 t-PSA 86.34 ng/mL，于 2018 年 9 月行前列腺穿刺活检，常规病理确诊前列腺癌，同时磁共振增强检查提示多发骨转移，行放疗+内分泌治疗。患者经上述治疗后 1 个月出现双侧下肢浮肿疼痛，夜尿淋沥不尽。刻下：面色苍白、晦暗滞涩，双侧下肢浮肿疼痛，髋部及耻骨处时常刺痛，活动受限，夜尿淋沥不尽，频次 5～6 次，大便便秘，3～5 日 1 行，舌色暗紫红绛，苔白腻，脉沉涩。西医诊断：前列腺癌。中医诊断：癥瘕。辨证：肾气亏虚、痰瘀互结。治法：温阳补肾，化瘀涤痰，利湿解毒。处方以温阳补肾汤合参苓白术散加减：熟地黄 15 g，生地黄 15 g，补骨脂 15 g，淫羊藿 12 g，白芍 10 g，女贞子 15 g，骨碎补 15 g，浙贝母 15 g，法半夏 9 g，天南星 15 g，煅牡蛎 30 g，三棱、莪术各 10 g，半枝莲 15 g，白花蛇舌草 15 g，龙葵 15 g，柴胡 15 g，山药 15 g，茯苓 12 g，鳖甲 15 g，鹿衔草 12 g，丹参 15 g，王不留行 15 g，全蝎 6 g。共 14 剂，日 1 剂，水煎服，1 日 2 次。同时继续进行去势治疗，嘱调整饮食情志，定期复诊。

二诊：患者精神较初诊明显好转，活动受限较前减轻，小便频次减少，尿清，髋部及耻骨区胀痛，刺痛减轻，下肢浮肿大部已消，舌色青，舌态胖嫩可见齿痕，苔薄白而润，脉涩，复查 t-PSA 2.04 ng/mL，效不更方。守前方添淡附片 15 g，白鲜皮 15 g，同时加杜仲 15 g，续断 15 g 补肝肾强筋骨。

三诊：患者上述症状基本消失，髋部及耻骨区胀痛明显缓解，偶觉刺痛，活动受限明显减轻，小便恢复正常，复查 t-PSA 0.27 ng/mL，精神状态良好。及至四诊，前述症状无复发，髋部及耻骨区胀痛基本消失，偶觉刺痛，活动受限进一步改善，二便正常，守方去全蝎，续服 30 剂，1 个月后随访患者疗效巩固，症状无复发，已可正常活动，后复查相关指标已大部恢复正常。

【按语】

本案初诊陈师辨证为肾气亏虚、痰瘀互结，症见面色苍白、晦暗滞涩，双侧下肢浮肿疼痛，髋部及耻骨处时常刺痛，活动受限，夜尿淋沥不尽，频次 5～6 次，大便便秘，3～5 日 1 行，舌色暗紫红绛，苔白腻，脉沉涩。病位在下焦精室，乃肾之所主。肾气亏虚，阳虚阴结，难以固摄下焦，故见夜尿淋沥不尽；详辨该患者气色变化，面色苍白、晦暗滞涩，舌色暗紫红绛，苔白腻，大便时结，因此其病机为肾气亏虚，痰瘀癌毒结于下焦，侵袭肌肤骨骼。故处方应予温阳补肾、化瘀涤痰、利湿解毒之药物，以温阳补肾汤合参苓白术散加减，全方体现扶正祛邪，且扶正不留邪，祛邪不伤正。二诊陈师考虑其痰瘀湿邪仍在，避免反复，添淡附片补火助阳、白鲜皮清利湿热，守前方加杜仲 15 g，续断 15 g 补肝肾强筋骨，以缓解骨转移疼痛及癌毒对骨骼的侵袭。效不更方，三诊续服前方。四诊患者症状改善且无复发，去全蝎乃遵循《内经》中"小毒治病，十去其八……无使过之，伤其正也"之法旨。

【参考文献】

[1] 刘德果，李姿蓉，李博，等.陈其华从"肾虚血瘀"辨治男性疾病经验拾萃 [J].医学信息，2021，34（3）：165-166，172.

贾英杰教授应用"圣愈汤"治疗晚期前列腺癌经验总结

【名医简介】

贾英杰教授，全国名老中医药专家、天津市名中医，潜心临床 30 余年，致力于肿瘤中医及中西医结合治疗，特别是在前列腺癌的治疗方面做了大量工作，具有独到的见解。

【经典名方】

圣愈汤（源于《兰室秘藏》）

组成：生地黄 20 g，熟地黄 20 g，白芍 15 g，川芎 8 g，人参（一般用潞党参 20 g），当归 15 g，黄芪 18 g。

原文：《脉证因治·金疮》："金疮出血太多，脉沉细者生，浮数实大者死……圣愈汤治出血太多。"

【学术思想】

贾教授总结晚期前列腺癌病机为"气血亏虚为主，兼毒瘀互结"，临床以补气养血为主、辅以祛瘀散结为治疗原则，采用圣愈汤加减，疗效颇佳，充分发挥了中医学的优势。指出"正气内虚、毒瘀并存"为本病的核心病机，其中"虚、毒、瘀、湿"是该病核心病理因素，"毒"是诱因，"虚"是内因，"瘀"和"湿"既是病理产物，同时也是致病因素。

【诊断思路】

早、中期前列腺癌核心病机主要是以邪实为主，体现在"毒""瘀""湿"三个方面。贾教授总结为纵欲过度或思欲不遂，相火引动，使前列腺处于充血状态，日久以致瘀血内停；外邪乘虚侵入下焦，致使肾与膀胱气化失司、气血津液运化失常，癌毒蕴结于下焦，三者促使前列腺癌形成。而大部分晚期前列腺癌患者经过手术、放疗、内分泌治疗、化疗等治疗后，气血耗伤于内，加之中国前列腺癌患者多为超过 60 岁的人群，此时机体处于一个精血亏虚状态，患者可见疲乏、排尿无力、心悸怔忡、身疼腰痛、骨痛、贫血等症，疾病逐渐从以"毒、瘀、湿"为主的邪实状态转变成为以"气血亏虚"为主的虚实夹杂状态。

【治疗方法】

针对晚期前列腺癌的病机及病位，贾教授提出治疗以"益气养血、健脾补肾"为主法，同时辨证加减结合"解毒、活血、祛湿"法则。贾教授常以圣愈汤为底方加减化裁，临床收效甚佳。对以上主法贾教授进一步阐明，"补肾健脾"之法可化于"益气养血"之中，如《冯氏锦囊秘录》云："气之根，肾中之真阳也；血之根，肾中之真阴也。"而肾精乃化生气血之根本；且脾土为后天之本，气血生化之源，临床上健脾补肾与补气养血不可分。贾教授还指出：患者虽是处于虚实夹杂状态，此时"气血亏虚"是主要矛盾，攻补之间当以补法为主、辅以祛邪。若细究其补法亦有侧重："益气养血"以"益气"为先，"健脾补肾"以"健脾"为本。

【治疗绝技】

就前列腺癌的进程而言，"毒、瘀、湿"三者始终贯穿，邪实积聚于内不可忽视，故对于晚期前列腺癌的治疗不可一味用补法，应适时辅以祛邪法。根据疾病当下的"毒、瘀、湿"主次体现，祛邪药随证加减：癌毒显著，肿瘤标志物升高，前列腺肿物增大伴结节者，酌加解毒散结的中药以清热解毒、软坚散结，如半枝莲、半边莲、铁包金、石见穿、山慈菇、夏枯草、生牡蛎、莪术等；瘀象明显，出现小便中夹杂血块或舌象紫暗伴瘀斑或脉涩者，酌加红花、丹参、鸡血藤等以活血通络。但贾教授强调：晚期前列腺癌患者或经过手术、放疗、化疗等治疗后气血已是大亏，或年老体虚气血衰于内，或两者兼有，所以应用祛邪法时应掌握尺度，初始往往不可攻伐太过以致耗气伤血反不利，应缓缓图之待正气充足再加大祛邪力度。

【验案赏析】

患者，男，63岁，2015年9月7日初诊。现病史：2013年12月无明显诱因出现"腰痛6个月，加重伴肉眼血尿3天"，就诊于天津某医院，查t-PSA 54.59 ng/mL、f-PSA 31.56 ng/mL，提示前列腺癌。后查正电子发射计算机断层显像：前列腺周围异常浓聚信号，考虑恶性肿瘤；胸、腰椎，骨盆多处异常浓聚信号，考虑骨继发性恶性肿瘤。2015年6月复查t-PSA 56.11 ng/mL，f-PSA 27.44 ng/mL，彩超：前列腺占位性病变较前增大，右肾轻度积水，右输尿管上段扩张，膀胱黏膜增厚不光滑。

2015年9月7日于贾教授处初诊，刻下症：神清，精神弱，面色少华，周身疲乏，腰痛，纳差，夜寐欠安，排尿困难伴乏力，偶出现肉眼血尿，大便略溏、每日1行，舌淡暗、苔白，脉沉细涩。中医诊断：癃闭；辨证分型：气血亏虚、毒瘀互结。西医诊断：去势抵抗性前列腺癌。治法：益气养血、解毒利尿。处方：黄芪60 g，生晒参15 g，熟地黄15 g，白芍20 g，川芎15 g，当归10 g，刺五加15 g，山药15 g，桑寄生15 g，茯苓15 g，郁金10 g，姜黄10 g，白术10 g，白花蛇舌草30 g，夏枯草15 g。每日1剂，水煎服，每次150 mL，早晚分次服下。因患者为外埠患者，电话回访知其服药2周后，乏力症状明显缓解，嘱守方1个月。

2015年10月19日复诊：患者乏力好转，精神大好，排尿乏力较前明显减轻，肉眼血尿1周未见，仍腰痛伴腰酸，纳可，夜寐欠安，大便可、每日1行，舌淡苔白，脉沉细涩。10月15日复查t-PSA 50.36 ng/mL，f-PSA 22.89 ng/mL。处方：上方加牛膝15 g，合欢花15 g，鸡内金10 g，砂仁（后下）6 g，熟地黄加至30 g。水煎服如前，有效后守方6周。

2015年12月8日复诊：患者神清，精神可，无排尿乏力，无肉眼血尿，腰痛、腰酸好转，纳稍增，夜寐安，大便可、每日1行，舌淡红、苔薄白，脉沉细。11月16日复查t-PSA 45.66 ng/mL，f-PSA 20.17 ng/mL，查泌尿系统彩超示前列腺肿物未见进展。处方：前方减桑寄生、合欢花，黄芪改为45 g，加蜂房20 g，重楼10 g，生甘草10 g。水煎服如前，有效后守方8周。

2016 年 3 月 11 日复诊：患者神清，精神可，时有尿不尽，腰痛、腰酸好转，纳可，夜寐安，大便可、每日 1 行，舌淡红、苔薄白，脉沉细。诉 2016 年 2 月 25 日复查 t–PSA 18.17 ng/mL，f–PSA 9.66 ng/mL，泌尿系统彩超示前列腺肿物较前减小。处方：前方黄芪改为 30 g，余不变。水煎服如前，后平调守方，随访至 2018 年 10 月，其间患者病情稳定，精神状态较好。

【按语】

本案中圣愈汤的应用贯穿治疗全程，时刻不离补气养血的治疗大法。2015 年 9 月该患者初诊时，精神弱、周身疲乏、排尿乏力均为气虚之象，结合纳差及大便偏溏可知其脾气亦虚；面色少华，结合舌淡暗、苔白，脉沉细涩，加之血尿，血失于下，可知其血虚；癌毒久结于下焦，故小便不利、排尿困难；舌暗脉涩可知体内有瘀；脾肾亏虚故夜寐欠安、腰痛腰酸不适；结合患者年老体弱、正气素亏辨为：气血亏虚、毒瘀互结证。针对病机，贾教授初治时用圣愈汤作为基本方，以求益气养血恢复患者生机，黄芪用至 60 g，以期重剂起沉疴、气旺以生血，扭转病机。肾为先天之本，主水、主骨；腰为肾之府，肾精亏虚故腰酸痛。然贾教授此时弃补肾药不用，转用白术、茯苓、山药、刺五加等健脾药，佐桑寄生一味健脾补肾药物，一是考虑了补肾药对雄激素可能的影响，二是以后天滋先天之意，三是结合患者便溏、排尿乏力偏脾虚证，在补气养血的基础上加强健脾作用，而后天脾土旺亦能化生气血。郁金、姜黄以活血化瘀止痛；佐以白花蛇舌草、夏枯草解毒抗癌以利尿。后患者气血渐复，排尿情况亦好转，但腰酸痛仍作，故加牛膝，并加大熟地黄用量以加重养血填精之功，同时牛膝亦可引药下行，考虑患者睡眠欠佳故加合欢花以理气、安神、活络，另为防诸药滋腻阻碍中焦运化，故加用鸡内金及砂仁健脾理气。接下来患者诸症皆减，西医检验指标也随着改善，知患者气血已复，脾肾渐充，正为消癌杀毒时机，故去部分补益之品以防敛邪，加用重楼、蜂房解毒抗癌以祛邪，后患者症状进一步改善，故黄芪改为 30 g 以维持治疗。

【参考文献】

[1] 李文杰，贾英杰，牟睿宇，等. 贾英杰教授应用"圣愈汤"治疗晚期前列腺癌经验总结 [J]. 天津中医药，2020，37（11）：1241–1244.

第五章 其他疾病

第一节 鞘膜积液

崔云教授从肝肾论治睾丸鞘膜积液临证经验探析

【经典名方】

柴胡疏肝散（源于《景岳全书》）

组成：陈皮、柴胡各 6 g，川芎、枳壳、芍药各 4.5 g，甘草（炙）1.5 g，香附 4.5 g。

原文：若外邪未解而兼气逆胁痛者，宜柴胡疏肝散主之……柴胡疏肝散，治胁肋疼痛，寒热往来。

【学术思想】

崔云教授认为肝肾经络联络和维系睾丸，是保证水液代谢和睾丸生理功能正常的前提，肝肾功能失调引起的水湿聚集、流注下焦，困遏睾丸鞘膜，是导致睾丸鞘膜积液形成的关键。治疗上重视肝肾的调理，并主张利水之法贯穿始终，或补益肝肾利水，或滋阴疏肝利水，或温阳疏肝利水，并重视瘀血与水湿的关系，通过配入活血化瘀药物以达"血行水亦行"之意。

【诊断思路】

崔云教授认为，肝肾维持睾丸生理、促进其水液代谢，肝肾功能的异常可表现为水液代谢障碍，留滞睾丸，排泄不及时，变为睾丸鞘膜积液。导致肝肾异常的原因很多，首先是先天禀赋不足，尤其对于小儿稚气未充，肝肾不足，常易内湿不化，御邪无力；成人房劳失节，肾精亏耗，肾阳亦随之而泄，蒸腾之力下降，精亏则肝血不化，肝体不足则肝阳不用，不足以利水，综合导致水湿内聚；而情志致病者，多因生活压力增大、工作不遂等导致肝气郁结，肝郁则水滞不行。诸多原因导致水液积聚体内，水性趋下，睾丸居于下焦，故常受水湿困遏之弊。崔云教授指出，仲景言"血不利则为水"，实际上水不利则脉道亦不通，加上肝气郁结、肾气不化、外感诸邪等，常使脉道受阻不利而为瘀，且肝肾同受脾胃之精，脾能运化水液，因此在论肝肾与睾丸鞘膜积液关系时，要结合脾虚和血瘀的因素。

【治疗方法】

对于睾丸鞘膜积液而言，证属肾虚肝郁者亦多，而湿邪是疾病形成的关键要素，因此属阴虚肝郁者，当滋阴疏肝利水；阳虚肝郁者，当温肾疏肝利水，另重视脾阳与肾阳、湿邪之密切关系，温脾以达助温肾、利水之功。对于先天禀赋不足、肝肾皆虚者，当补益肝肾利水，尤其重视温养。另外，水不利则瘀亦成，瘀作为睾丸鞘膜积液发生的重要因素，当于以上诸法之中配入化瘀法，以使血行水亦行。

崔云教授从肝肾论治睾丸鞘膜积液，分阴虚肝郁、阳虚肝郁、肝肾不足三型。治疗阴虚肝郁证，见胸脘胁痛，口苦口干，舌红少津等，崔云教授以滋阴疏肝法，用一贯煎合柴胡疏肝散化裁，口干不著者，常减去北沙参、麦冬之滋；口干明显者，加葛根、天花粉或石斛，配茯苓、白芷、黄芩、萆薢、滑石等清热利湿；血瘀明显者，柴胡疏肝散中常以赤芍易白芍，并配刘寄奴、牛膝、川芎等增强活血化瘀之力。治疗阳虚肝郁证，见胁肋胀满，四肢不温，神倦体乏，舌淡苔白等，予以温肾疏肝法，用桂枝加龙骨牡蛎汤化裁。本方原治女子梦交、男子失精，但崔云教授认为，桂枝汤原为小建中汤化裁而来，具有温补中焦之功，中焦得温则脾阳充养肾阳，而龙骨、牡蛎皆归肝、肾经，既可固护肾气、敛阳气下沉于肾水，又可疏解肝气之郁结，诸药配伍而成温阳解郁之效果。温肾可配乌药、淫羊藿、补骨脂、干姜等；疏肝可配川楝子、荔枝核、橘核、柴胡等；利水可配猪苓、泽泻、白术等。治疗肝肾不足证，见腰膝无力，眩晕耳鸣，舌红苔薄等，以六味地黄汤为基础方，三补肝、脾、肾之虚，三泄湿浊之蕴结，精亏明显用熟地黄，并加黄精、制狗脊、五味子等；见烦热、口干、失眠者用生地黄，并配百合、天冬、远志等。而不论何证，辨证论治的前提下，利水为必需，化瘀为辅佐。清热、化瘀药的使用不可过量，以防清利之品伤及正气。

【治疗绝技】

由于睾丸居于下焦，药物难以发挥直达病所之效，崔云教授主张内外合用，即中药内服的基础上，配合中药坐浴，通过浸泡阴囊，使药物直接与阴囊皮肤接触，被皮肤有效吸收。在用药方式上，或内外合用，即药物煎煮内服后配合药渣坐浴；或是单纯煎煮外用浸泡，1 次 / 日，每次温水浸泡20 ～ 30 分钟为宜。

【验案赏析】

黄某，男，34 岁，已婚，2020 年 8 月 2 日初诊。诉 3 个月前出现右侧阴囊坠痛，伴小腹坠胀，未予重视。后阴囊逐渐肿大，胀痛感增加，遂于6 月 13 日至宁波市第一医院行阴囊 B 超：睾丸左侧 39 mm × 18 mm，右侧36 mm × 19 mm，双侧睾丸内均见数个点状强回声，右侧睾丸鞘膜腔内见液性暗区，深约 31 mm，内见分隔。诊断：右侧睾丸鞘膜积液；双侧睾丸内微石症。余检查未见明显异常。考虑炎症，予以左氧氟沙星配合迈之灵治疗，症状未见明显改善，拒绝手术治疗后求治中医。问诊知平素容易发怒，脾气差，加之更换工作后压力增大，常有头目胀、嗳气及胸闷感，口臭明显，且晨起口苦，睡眠欠佳，便干。刻诊：患者右侧阴囊卵圆形肿大，透光试验阳性，舌边尖红，苔薄黄腻，脉细数。诊断为睾丸鞘膜积液，阴虚肝郁、湿热蕴结证，拟以滋阴疏肝、清热除湿，用柴胡疏肝散化裁，方药如下：柴胡8 g，生白芍 15 g，川芎 10 g，枳实 8 g，陈皮 6 g，甘草 6 g，香附 10 g，赤芍 15 g，生地黄 15 g，栀子 10 g，黄芩 15 g，泽泻 10 g，绵萆薢 15 g，白芷10 g。7 剂，水煎服，1 剂 / 日，分 3 次服。睡前药渣坐浴。嘱调畅情志，注意休息。

2020 年 8 月 9 日二诊：诉阴囊胀痛感缓解，口干口苦略有改善，睡眠欠佳，胸闷嗳气仍存。前方加茯苓 15 g，郁金 10 g，再进 7 剂。

2020 年 8 月 16 日三诊：诉阴囊胀痛轻微，望其阴囊外观光亮度降低，略有缩小，透光试验仍阳性。前方去栀子，加功劳叶 10 g，再进 7 剂。余同前。

2020 年 8 月 30 日四诊：诉无胀痛，口干口苦改善，唯入睡困难，宁波市中医院查腹股沟/双阴囊彩超：右侧阴囊内见范围约 24 mm × 28 mm 的液性暗区。鞘膜积液较前明显减少。前方去赤芍、生地黄、郁金，加生黄芪 15 g，生白术 15 g，再进 14 剂。

2020 年 9 月 13 日五诊：喜诉睾丸大小基本恢复如初，未诉不适，因患者自觉无恙，未再行检查。原方再进 7 剂巩固治疗。电话随访至今，未再复发。

【按语】

患者平素易怒，加之工作压力大，肝气疏泄失常，气机失却畅达，阻碍水液运行，水湿下注，形成积液。结合舌脉，辨为阴虚肝郁、湿热蕴结证，以柴胡疏肝散为基础方，重在疏肝解郁，配合赤芍、栀子清肝热；白芷止痛，兼能燥湿；黄芩、泽泻、绵草薢共用以清热除湿；生地黄滋养耗损之阴；且川芎、赤芍相配可消瘀滞，诸药共用，疏肝理气、清热除湿、滋阴消瘀兼备。二诊时，药中病机，症状缓解，考虑睡眠欠佳明显，故加茯苓祛湿宁心，郁金疏肝宁心。三诊时，疼痛已轻微，去苦寒之栀子以防苦寒败胃，加功劳叶清热养阴。四诊时，症状缓解明显，考虑寒药久用伤正，故去赤芍、生地黄、郁金，并加生黄芪、生白术，扶正之余更能利水祛湿，药用 14 剂后收效明显。

【参考文献】

[1] 徐新宇，费辰宇，徐谦，等. 崔云教授从肝肾论治睾丸鞘膜积液临证经验探析[J].湖北民族大学学报（医学版），2021，38（3）：66-68，72.

林季文主任中医师治疗小儿鞘膜积液学术经验

【名医简介】

林季文主任中医师现为广东省中医院名老中医，出生于中医世家，曾师从岭南名医文子源先生，从事中医临床近 60 年，对治疗小儿水疝尤有独到见解，其立方精简、疗效卓著。

【经典名方】

五苓散（源于《伤寒论》）

组成：猪苓12 g（去皮），泽泻20 g，白术12 g，茯苓12 g，桂枝8 g。

原文：太阳病，发汗后，大汗出，胃中干，烦躁不得眠，欲得饮水者，少少与饮之，令胃气和则愈。若脉浮，小便不利，微热，消渴者，五苓散主之。

【学术思想】

林老研究中医古籍，并结合多年临床体会，提出诸病气源理论，认为小儿诸病与气的充盈或亏损，以及气机紊乱等密切相关，而小儿鞘膜积液的发病则与肝、脾、肾密切相关。

【诊断思路】

林老认为小儿鞘膜积液病位在肝经，与脾、肾相关。肾阳虚寒，不能温煦脏腑，是水湿内停的根本原因；脾阳虚寒，水液运化失常，是水湿结聚的重要基础；肝木不升，阴邪停聚随厥阴下陷，是鞘膜积液的直接原因。病性总属本虚标实，病机总属脾肾虚寒、水湿下陷。

【治疗方法】

林老针对小儿鞘膜积液"脾肾虚寒，水湿下陷"的病机，提出"温阳化气，逐水利湿"的主要治则。临证基础方用五苓散，于原方基础上易桂枝为肉桂。同时，处方用药兼顾气机调理，灵活加减；临床结合生活护理，重视健康宣教。

1.古方化裁，溯本求源

林老认为，小儿鞘膜积液治当攻补兼施，以温阳化气、逐水利湿为主要治则。基础方用五苓散，并易桂枝为肉桂。五苓散出自汉代《伤寒杂病论》，医家评其"五苓散者，通行津液，克伐水邪，以行治节之令也"，是化气行水的代表方。林老解读认为，原方中泽泻、猪苓利尿渗湿，散已聚之水；白术、茯苓健脾渗湿，绝生湿之源；饮为阴邪，非温不得化，故佐以桂枝助阳化气，通利水道。而林老处方易桂枝为肉桂，则是治疝关键所在。肉桂味辛、甘，性大热，归肾、脾、心、肝经，功能补火助阳，散寒止痛，温经通脉。桂枝、肉桂同为肉桂树的药用部分，桂枝为其干燥嫩枝，性温，质轻走上；肉桂为其干燥树皮，性大热，质沉入下。桂枝助阳而不能补阳，功在解表通脉，适用于寒凝经脉的病证；肉桂能温补命门之火，功在补火助阳、益阳消阴，适应于阳虚类的病证。鞘膜积液病机基础为肾阳虚寒，是来源不足而非动力不足，药用肉桂比桂枝更为切合。《本草求真》评肉桂能"大补命门相火，益阳治阴"。若命门火旺，诸脏得温，脾土可运，肝木可升，则水湿可散，疝肿自消。

2.兼顾理气，处方灵活

针对小儿鞘膜积液的治疗，林老处方用药亦重视气机调理，符合《景岳全书》"治疝必先治气"的观点，也切合该病厥阴下陷、气机紊乱的病机关键。常用药为小茴香、柴胡、升麻、川楝子、荔枝核、橘核等，气陷者举之，气结者破之，气虚者益之。处方随症变化，灵活应用：湿重者加苍术、薏苡仁以利水渗湿；寒重者加吴茱萸、干姜以温阳散寒；久病夹瘀者加丹参、桃仁以活血化瘀；湿郁化热者加通草、石韦、白茅根以清热利尿。

3.结合生活，重视宣教

林老还强调，服药期间，忌生冷、避风寒，以免复感外邪；避免剧烈哭闹、活动，及时治疗便秘以免腹压剧增诱发疝内容物突出。若有先天性巨大疝囊或发生粘连的难复疝及疝肿嵌顿等外科急症，应及时复位，并配合西医外科治疗。疝肿消散后，仍需巩固治疗一段时间以加强疗效。林老临证近60年，治疗小儿鞘膜积液多例，屡治屡效，轻症可纯用中药治愈。

【治疗绝技】

鞘膜积液是小儿时期的常见外科疾病，对于该病，临床医学以手术治疗为主要干预手段，但往往较难为患儿及其家长所接受，而中医药在治疗小儿鞘膜积液方面有一定疗效和独特的优势。林老提出诸病气源理论，认为小儿鞘膜积液病位在肝经，与脾、肾相关。肾阳虚寒，不能温煦脏腑，是水湿内停的根本原因；脾阳虚寒，水液运化失常，是水湿结聚的重要基础；肝木不升，阴邪停聚随厥阴下陷，是鞘膜积液的直接原因。病性总属本虚标实，病机总属脾肾虚寒、水湿下陷，并提出"温阳化气，逐水利湿"的主要治则。临证基础方用五苓散，于原方基础上易桂枝为肉桂。同时，处方用药兼顾气机调理，灵活加减；临床结合生活护理，重视健康宣教，治疗效果卓著。

【验案赏析】

患者，男，4岁6个月。2016年8月8日因"发现左侧阴囊囊性肿大1年余"初诊。症见左侧阴囊肿大，约鹌鹑蛋大小，局部无溃疡、皮疹；患儿平素易烦躁，纳一般，眠不安，大便溏，小便偏黄。舌淡红，苔厚腻，脉弦。查体：外观左侧阴囊明显大于右侧，质软，透光试验（+），触痛（-）。泌尿系统彩超提：左侧精索鞘膜积液（交通性）。家长对手术治疗有所顾忌，故求诊于中医。中医诊断：水疝（脾肾不足，寒湿下陷）；治法：温阳化气，逐水利湿。方药：肉桂（焗服）1.5 g，茯苓、猪苓、泽泻各10 g，白术、小茴香、柴胡、川楝子、通草、石韦、丹参各5 g，甘草3 g，麦芽15 g。12剂，每日1剂，水煎，分3次温服。

2016年8月20日二诊：患儿左侧阴囊肿物较前明显缩小，烦躁减，多汗，仍纳欠佳，眠可，小便调，舌淡红，苔白腻，脉细滑。方药：肉桂（焗服）1.5 g，茯苓、猪苓、泽泻、荔枝核、山药、浮小麦各10 g，白术、小茴香、丹参、黄芪各5 g，甘草、陈皮各3 g。15剂，每日1剂，水煎，分3次温服。

2016年9月10日三诊：患儿左侧阴囊肿物进一步缩小，出汗稍减，无烦躁，纳眠可，二便调，舌淡，苔白微腻，脉滑。方药：肉桂（焗服）1.5 g，茯苓、猪苓、泽泻、荔枝核、山药、浮小麦各10 g，白术、党参、黄芪各5 g，甘草、陈皮各3 g，莲子15 g。15剂，每日1剂，水煎，分3次温服。随访至2016年10月，患儿共治疗8周后，两侧阴囊大小基本对称。

【按语】

患儿肾阳不足，火不暖土，中土虚寒，水湿结聚，加之水不涵木、土不载木，阴邪下陷肝经，发为鞘膜积液。平素易烦躁，脉弦，为肝气不调之象；纳一般，大便溏，舌苔厚腻，为中土虚寒、湿浊内停之象；湿郁化热，故虽肾气虚寒，但见小便偏黄，为本寒标热之象。首诊方以五苓散加减。方用肉桂温阳化气；茯苓、白术、猪苓、泽泻渗湿利水；配合小茴香温升厥阴，柴胡升阳解郁，川楝子行气散结；湿郁化热，加用通草、石韦以清热利尿；脾虚夹滞，加用麦芽消食化积；久病夹瘀，加用丹参活血化瘀，疏通水道。二诊患儿诸症改善，新见自汗，考虑为土不生金、肺卫气虚、腠理开泄之象，处方于前方基础上去麦芽、川楝子、柴胡以防耗散之弊，去通草、石韦以防寒凉伤阳，加用荔枝核辛温行气，山药、陈皮培土生金，黄芪、浮小麦益气固表。三诊患儿疝囊进一步缩小，邪实渐消，故以补益虚损为主，患儿兼具肺、脾、肾虚弱，遂去小茴香、丹参，加用党参、莲子，以五苓散合四君子汤合玉屏风散加减善后。本案中患儿疗程中出现自汗，体现小儿生理肺、脾、肾常不足，病理易寒易热、易虚易实的特点。林老处方用药，体现出"选药灵活、切中病机"的遣药理念和处方特色。

【参考文献】

[1] 杜洪煊，杨文海，杨京华.林季文主任中医师治疗小儿鞘膜积液学术经验［J］.中国中医急症，2017，26（11）：1950-1951，1957.

俞景茂教授运用疏肝利湿法治疗小儿鞘膜积液经验

【名医简介】

俞景茂教授系第四批全国老中医药专家学术经验继承工作指导老师，浙江省名中医，从事临床、教学、科研工作50余年，对中医药治疗小儿呼吸系统疾病有深入的研究，善于治疗儿科疑难杂症。

【经典名方】

1. 五苓散（源于《伤寒论》）

组成：猪苓12 g（去皮），泽泻20 g，白术12 g，茯苓12 g，桂枝8 g。

原文：太阳病，发汗后，大汗出，胃中干，烦躁不得眠，欲得饮水者，少少与饮之，令胃气和则愈。若脉浮，小便不利，微热，消渴者，五苓散主之。

2. 小柴胡汤（源于《伤寒论》）

组成：柴胡24 g，黄芩、人参、半夏、甘草（炙）、生姜各9 g，大枣（擘）4枚。

原文：伤寒五六日中风，往来寒热，胸胁苦满、不欲饮食、心烦喜呕，或胸中烦而不呕，或渴，或腹中痛，或胁下痞硬，或心下悸、小便不利，或不渴、身有微热，或咳者，小柴胡汤主之。

【学术思想】

俞教授强调，在治疗本病时需使用行气理气之药。因温肾暖肝、利水渗湿之剂易于耗伤阴津，故需酌加滋润养阴之品。久病必瘀，寒湿之邪久滞肝经可致瘀血内生。

【诊断思路】

小儿鞘膜积液分为精索鞘膜积液、睾丸鞘膜积液和交通性鞘膜积液，系胚胎期睾丸从腹膜后间隙下降时，由两层腹膜构成的盲袋，即腹膜鞘状突，经腹股沟管进入阴囊。除睾丸部鞘膜外，一般在胎儿出生前后即闭合，如闭合不全则形成不同类型的鞘膜积液。表现为局部肿物，透光试验阳性。本病亦可因创伤、感染（如附睾炎、睾丸炎）、睾丸扭转或肿瘤所致。

肝经绕阴器而过，睾丸乃肝经经脉循行之处，为阴器之末（中医称睾丸为"外肾"）。小儿脏腑娇嫩，形气未充，寒湿之邪易于留滞厥阴肝经，肝失疏泄，气机郁结，气滞则水停，或因外伤所伤，以致气滞血瘀，三焦水道气机不畅，水湿循肝经积聚于阴器而病；小儿先天禀赋不足，下元虚冷，化气行水无力，水湿下注，聚于阴部；或脾常不足，脾虚健运失司，津液输布失常，水湿内聚，进而影响肝的疏泄，使水湿下流阴器而病，故见阴囊肿胀如水晶，不疼不痛，舌淡、苔白、脉沉等寒湿之象。俞教授认为本病病位主要在肝肾，亦与脾脏密切相关，肝郁水停为本病的基本病机。

【治疗方法】

1.疏肝散结以澄源

肝主疏泄，可调畅全身气机，促进津液的输布代谢。肝经外感寒湿或湿热之邪，或因外伤所伤，由此或因其他脏腑功能失调所致的水湿内聚于足厥阴肝经所循之处，均可使肝的疏泄功能减退，影响气的升降出入，使津液输布失常，或使已有的津液输布代谢障碍进一步加重。因此，非疏肝散结不足以澄源。

2.利水渗湿以治标

《素问·太阴阳明论》云："伤于湿者，下先受之。"湿为阴邪，易袭阴位，湿邪为病多见下部的症状。虞抟在《医学正传》中言："治湿不利小便，非其治也。"故以利水渗湿之法治其标，使结于阴器之水湿从小便而出。

3. 补脾益肾以固本

鞘膜为一层腹膜，兼有吸收和分泌之功。脾之运化水液功能减退，肾之温阳化气功能失常，易使水湿停聚而发病。以疏肝利湿之法虽可使鞘膜积液短期内消除，但欲使其不复发，须有赖于脾的运化和肾的气化。小儿具有"脾常不足、肾常虚"的生理特点，应补脾益肾以固本，防止鞘膜积液复发。

4. 注重扶阳与护阴

《类经》云："疝者，寒气结聚所为。"寒湿凝结，非温通则无以化，俞教授常以小茴香、荔枝核入厥阴肝脉温阳散结，取"益火之源，以消阴翳"之意。因温燥之药易劫津伤阴，利水渗湿之药使用时间过长亦能耗伤阴液，俞教授在治疗本病时常以石斛、生地黄、玉竹等滋润养阴之品顾护阴液。

【治疗绝技】

《素问·至真要大论》云："结者散之。"《素问·阴阳应象大论》云："其下者，引而竭之。"因此对于本病，俞教授多以疏肝散结、利水渗湿之法治之。验方药物组成：车前子、猪苓、茯苓、泽泻、白术、桂枝、黄芪、小茴香、荔枝核、青皮、赤芍、牛膝、甘草。方中车前子、猪苓、茯苓、泽泻甘淡，利水渗湿；荔枝核、青皮、赤芍疏肝散结；小茴香、桂枝温肾散寒；白术、黄芪健脾助运、化湿利水；牛膝既可利水渗湿、滋补肝肾，又可引药下行、活血化瘀；甘草调和诸药。如肝气郁结可加柴胡、橘核、枳壳；脾失健运可加太子参、党参、薏苡仁、山楂、麦芽、砂仁；肾阳不足可加乌药、补骨脂、巴戟天、菟丝子、桑螵蛸、韭菜子；阴液亏损可加石斛、生地黄、玉竹；便秘可加火麻仁、决明子；汗多可加酸枣仁。

【验案赏析】

李某，男，3岁，2010年9月21日初诊。左侧睾丸鞘膜积液2月余。查体：生长可，心肺听诊无殊，左侧阴囊内可触及光滑肿物，透光试验阳性，咽稍红，舌淡红、苔白稍腻，脉沉。患儿既往体质欠佳，易感冒，否认有肺炎、哮喘、手术、外伤等病史。西医诊断为鞘膜积液，中医诊断为水疝，治以疏肝散结、利水渗湿，兼和解少阳，处方：津柴胡6g，荔枝核6g，橘核6g，青皮3g，炒白术6g，车前子（包煎）12g，怀牛膝6g，泽泻6g，猪苓

9 g，茯苓 9 g，生黄芪 6 g，炒赤芍 6 g，炙甘草 3 g。7 剂，水煎取 200 mL，早晚分服。

2010 年 9 月 29 日二诊：左侧鞘膜积液未消，胃纳一般，生长可，心肺听诊无殊，咽稍红，舌淡红、苔白稍腻，脉沉，治以温肾暖肝散结、健脾利水渗湿，处方：泽泻 9 g，猪苓 9 g，茯苓 9 g，炒白术 6 g，怀牛膝 6 g，薏苡仁 12 g，炒小茴香 6 g，青皮 4.5 g，铁皮石斛（先煎）6 g，炒赤芍 9 g，车前子（包煎）9 g，生黄芪 6 g，炙甘草 3 g，7 剂。

2010 年 10 月 5 日三诊：左侧鞘膜积液减少，稍咳嗽，胃纳一般，生长可，心肺听诊无殊，咽红，舌淡红、苔白稍腻，脉浮数。治以温肾暖肝散结、健脾利水渗湿，兼宣肺止咳，处方：炒白术 6 g，怀牛膝 6 g，泽泻 9 g，猪苓 9 g，茯苓 9 g，薏苡仁 12 g，车前子（包煎）9 g，炒小茴香 6 g，荔枝核 6 g，青皮 4.5 g，铁皮石斛（先煎）6 g，生黄芪 6 g，炒赤芍 9 g，苦杏仁 6 g，浙贝母 9 g，炙甘草 3 g，7 剂。

2010 年 10 月 12 日四诊：左侧睾丸鞘膜积液渐吸收，咳渐平，纳稍启，咽红解，心肺听诊无殊，舌红、苔薄白，脉浮数。治以温肾暖肝散结、利水渗湿，兼理气宣肺，处方：炒白术 6 g，怀牛膝 6 g，泽泻 6 g，浙贝母 6 g，茯苓 9 g，车前子（包煎）9 g，青皮 3 g，荔枝核 9 g，炒枳壳 6 g，苦杏仁 6 g，生黄芪 6 g，铁皮石斛（先煎）6 g，炙甘草 3 g，7 剂。

2010 年 10 月 19 日五诊：诸症同上，咳嗽初平，纳可，大便偏干，舌红、苔薄白，脉浮数。治以疏肝散结、利水渗湿，兼宣肺止咳、滋阴润肠，处方：炒白术 6 g，泽泻 6 g，茯苓 9 g，生地黄 9 g，炒赤芍 6 g，荔枝核 9 g，青皮 3 g，车前子（包煎）9 g，火麻仁 9 g，浙贝母 6 g，苦杏仁 6 g，生黄芪 6 g，炙甘草 3 g，怀牛膝 6 g，铁皮石斛（先煎）6 g，7 剂。

2010 年 10 月 26 日六诊：左侧睾丸鞘膜积液已吸收，咳嗽已平，大便稍干，舌红、苔薄白，脉浮数。治以疏肝散结、利水渗湿，兼润肠通便，处方：炒白术 6 g，泽泻 6 g，茯苓 9 g，车前子（包煎）9 g，炒赤芍 6 g，青皮 3 g，铁皮石斛（先煎）6 g，苦杏仁 6 g，火麻仁 9 g，决明子 12 g，生黄芪 6 g，炙甘草 3 g，7 剂。继以疏肝利湿、补益脾肾之法治疗 1 个月后停药，电话随访 1 年，睾丸鞘膜积液未再发。

【按语】

一诊中患儿左侧鞘膜积液 2 月余，平素体虚易感，以疏肝散结、利水渗湿、和解少阳之法治之，俞教授认为小儿反复呼吸道感染常表现为病情时缓时著，往来不已，认为此乃少阳枢机失利之证，常以和解少阳之法治之，方用五苓散合小柴胡汤加减，方中津柴胡既可疏肝气，又可解表邪；生黄芪既利水渗湿消肿，又与炒白术相伍以成玉屏风散之意。二诊中鞘膜积液未见明显消退，故守方续用，适当加大温化寒湿之力，方用茴楝五苓散加减，炒小茴香温肾暖肝；薏苡仁健脾利水渗湿；铁皮石斛既养胃阴又滋肾阴，以防利水渗湿之药过于伤阴。三诊中初见成效，守方继进，患儿稍有咳嗽，故酌加宣肺止咳之品。四诊同三诊治法，因大便稍干，故去炒小茴香，加炒枳壳既能宽肠通便，又能宽中理气化痰。五诊中胃纳改善，大便偏干，考虑为阴津亏损所致，故加生地黄、火麻仁养阴润肠通便。六诊中患儿咳嗽已愈，故去宣肺止咳之品，大便仍干，续用苦杏仁、火麻仁的同时加决明子以增强润肠通便之功。

【参考文献】

［1］李国芳.俞景茂教授运用疏肝利湿法治疗小儿鞘膜积液经验［J］.中医儿科杂志，2017，13（4）：20-22.

第二节 男性乳房发育症

崔云运用补肾疏肝法治疗男性乳房发育症经验

【经典名方】

一贯煎（源于《续名医类案》）

组成：北沙参、麦冬、当归身各9 g，生地黄18～30 g，枸杞子9～18 g，川楝子4.5 g。

原文：胁痛，吞酸，吐酸，疝瘕，一切肝病。

【学术思想】

崔云教授认为，男性乳房发育症的治疗需要秉持标本兼治、身心同调的理念，针对其病机之核心，采取补肾疏肝治其本，针对病理之关键，采取化痰除瘀治其标，用药的同时又当注重调节患者情绪，综合治疗从而达到最大限度提升疗效的目的。

【诊断思路】

男性乳房发育症，又称男性乳房女性化，是男性内分泌失调所引发的一类病证。典型表现为男性乳房肥大，单侧或双侧结节，或伴有胀痛及乳汁样分泌物，好发于青少年和中老年男性，占男性乳房疾病的 60% ~ 80%。

崔云教授总结肾虚肝郁是乳房发育的核心、内在病机，并指出，肾虚有阴虚、精亏和阳虚之别，其各自的形成原因和病机衍变是有所差异的，如肾阴虚多由肝郁化火伤及肾阴所形成，肾精不足和肾阳虚主要责之脏腑的虚衰，脾虚不能运化精微、肾精肝血不能相互滋生导致肾精不足，脾肾阳气、肝阳肾阳不能相互资助导致肾阳亏虚，均可引起肝木升发障碍，形成肝郁证。所以不论是肝郁导致肾虚，或是肾虚引发肝郁，肾虚肝郁是肝肾异常的最终结局。

崔云教授认为，单纯的肾虚肝郁并不会导致肿块的形成，乳房形成肿块必是有实邪留滞局部，诚如《医学入门》所言"痰瘀凝滞，亦能结核"，导致乳房发育的根本虽在肝血精血亏虚，但导致乳房内结成肿块的直接原因仍在于痰瘀凝滞，且这些实邪的形成同肾虚肝郁关系密切。肾为气之根，肝的疏泄保证气机的运行，一旦形成肾虚肝郁证，必然导致气化无力、运行障碍，气无法促进津液代谢、推动阴血内行，则滞血成瘀，聚湿为痰，痰瘀互结于肝肾经络，达到其循行部位，则局部有实物阻滞，发为乳房内肿块，致局部气血不通，并发疼痛。崔云教授还指出，气郁则滞，气虚推动无力亦滞，脾气失却推动，则运化水液、固摄和推动阴血运行脉内的功能均有减退，亦是痰瘀形成的重要因素。且肝血、肾精的滋润亦需脾胃运化的水谷精微，脾在滋养肝肾、保证机体代谢方面发挥重要作用，因此，论治之时也须兼顾脾胃的调理。

【治疗方法】

崔云教授常言，补肾疏肝治其本，需要抓住其肾阴虚、肾阳虚、肾精不足、肝郁等病机要素，探寻各个要素的有效治疗方剂，总结阴虚肝郁、阳虚肝郁、精亏肝郁在症状表现上的特异性，采用细致辨证确立证型后，再使用针对性的方剂或合方治疗，才能够抓住治疗的根本。

①阴虚肝郁型。此型的特点在于肝郁已然化火，或有化火之势，肾阴已受其损，患者情绪不稳，偏于动态，包括暴怒、不耐烦等。一贯煎滋养肾阴、疏肝清热兼顾，对于此型患者颇为适宜。崔云教授常用一贯煎合四逆散化裁治疗，情绪亢进明显者，将四逆散换为柴胡加龙骨牡蛎汤，并配郁金、香附增强疏肝清热之效。②阳虚肝郁型。此型的特点在于肝郁并无化火之势，更多在于情志抑郁，患者偏于安静，以面容愁苦、沉默寡言等为主。且肾阳虚中夹有肾精不足的表现。崔云教授常用柴胡疏肝散合肾气丸化裁。崔云教授常言，肾阳依赖中阳温煦，肝木升发亦需脾气升提，阳虚肝郁证的形成有时可责脾阳不足。因此患者神疲乏力、容易出汗、食欲缺乏或饮食不化明显时，可以补中益气汤、归芪六君子汤等为基础方，再配入疏肝解郁、温补肾阳和对症之品。③精亏肝郁型。精亏的直接原因在于肾、肝、脾三脏虚衰，所以治疗上常用六味地黄汤合逍遥散化裁，前者补益三脏，重在补肾，后者疏肝之中不忘健脾，恰适合于精亏肝郁证的治疗。

王清任创制"五逐瘀汤"遵循"调气＋活血＋引经"的原则，即瘀血的消除需要借助于气血关系。一方面调气以使血行；另一方面通过引经药物的加入，使得化瘀药达到瘀血停滞之处，发挥清除瘀血之功。同样，痰瘀的消除也要注意气机的调节和引化痰药和消瘀药达于乳房部。肝肾借助于经络联系乳房，运用补肾疏肝药物时，便包含调气和引经之意。气重在行，喜温药行之，为加强理气效果，上述药物中也可适证配入陈皮、青皮、香附、枳实、枳壳等性偏于温或平的理气药物。

【治疗绝技】

崔云教授从生物–心理–社会医学模式出发，主张调节患者情绪与用药相结合，采用身心同调的方式治疗该病。首先，他善于从男性乳房发育症的年龄相关性、治疗有效性角度向患者解释，使患者了解疾病真相，明确下一步治疗方案，清晰的认知和疗效的显现往往能够减轻患者负担；其次，他善于同患者交流家乡特色、职业特点等，建立医患间的信任，减轻患者的就医压力，树立战胜疾病和坚持治疗的信心和决心；最后，他主张饮食疗法与运动疗法相结合，引导患者主动参与到治疗中。饮食上包括少食豆制品，如豆浆、豆干、豆腐等，减少雌激素摄入量。运动疗法以每天快走、慢跑为主，距离控制在 3 千米左右。

【验案赏析】

汪某，男，25 岁，职员，2019 年 11 月 16 日初诊。诉左侧乳房胀痛伴性欲减退 2 月余。患者 2 个月前出现左侧乳房胀痛，伴性欲减退，阴茎勃起不坚，难以完成房事，曾服逍遥丸、夏枯草口服液等，疗效不佳。既往体质尚可，经常熬夜，否认肝炎、肝硬化、高脂血症、高血压、心脏病、糖尿病等病史，否认特殊药物服用史。体格检查：左侧乳房呈女性乳房样，乳晕下可触及结节状肿块，边缘光滑，边界清楚，硬度中等，具有一定的移动性。胀痛轻度，压之加重。乳头无明显渗液，右侧乳房无殊。喉结、生殖器发育正常，阴毛分布正常。辅助检查如下。①乳腺彩超：左乳头后方探及乳腺组织回声，直径约 36 mm × 5 mm；左乳腺发育；右乳未见异常。②脑垂体磁共振正常。③性激素五项：雌二醇 53.17 pg/mL，催乳素 15.64 ng/mL，睾酮 4.30 ng/mL，卵泡刺激素 7.08 mIU/mL，黄体生成素 5.30 mIU/mL。④甲状腺激素全套正常。⑤生化全套：谷丙转氨酶 52.05 U/L，余正常。刻诊：左侧乳房胀痛，口干，伴腰酸痛，神疲乏力，易烦躁，二便调，舌质偏红，苔少，脉弦细。诊断为男性乳房发育症，肾虚肝郁证。法宜滋水涵木、调畅气机，拟方一贯煎加减。拟方：生地黄 30 g，北沙参、麦冬、枸杞子各15 g，川楝子 6 g，当归 15 g，制香附 10 g，浙贝母、橘叶各 15 g，生谷芽、生麦芽各 30 g。14 剂，水煎服，每天 1 剂，早晚温服。

2019 年 11 月 30 日二诊：诉服药后乳房胀痛减轻，性功能较前改善，仍有口干，腰酸痛，纳眠可。查性激素五项：雌二醇 50.25 pg/mL，催乳素 12.90 ng/mL，睾酮 4.52 ng/mL，卵泡刺激素 7.35 mIU/mL，黄体生成素5.06 mIU/mL。雌二醇及催乳素较前下降，余正常。前方去川楝子，加太子参15 g，继进 14 剂，服法如前。

2019 年 12 月 14 日三诊：患者诉左侧乳房胀痛消失，无口干，劳累后有腰酸痛，舌淡，苔薄白，脉弦细。复查彩超：左乳头后方探及乳腺组织回声，直径约 7 mm × 5 mm；左乳腺发育，较上次检查明显减小；右乳未见异常。查体：左乳未触及明显肿块，压痛（－），乳头无明显渗液，右侧乳房无殊。查性激素五项：雌二醇 39.14 pg/mL，催乳素 9.62 ng/mL，睾酮 4.01 ng/mL，卵泡刺激素 6.99 mIU/mL，黄体生成素 5.21 mIU/mL。雌二醇及催乳素均维持在正常水平。前方加淫羊藿 10 g，续断 15 g。再进 14 剂。此后至五诊，诸症均消失，以六味地黄丸善后，未再复发。

【按语】

男性乳房发育症的病因复杂，分类较多，包括生理性、病理性、特发性等，临床诊疗程序混乱，故常有原发病遗漏、过度诊疗的状况发生。导致乳房发育的关键在于雌雄激素的失衡，雌激素增多，乳腺组织对雌激素的敏感性增加。老年患者睾酮水平降低，雌激素水平相对偏高而刺激乳腺组织，可导致增生，而一些肝病患者因肝功能损害，影响雌激素代谢，或高血压、冠心病、糖尿病患者因服用治疗药物，包括利血平、地高辛、西咪替丁等，也可引起乳房发育。崔云教授认为，中医药较早干预，尤其在腺体增生活跃时期采用中医药手段治疗最为有效，若腺体发生纤维化和玻璃样变，则组织对药物的敏感性大大降低，中药和西药均难以起效。本病患者起居失常，经常熬夜，导致肾阴暗耗、癸水不足无以滋养肝木，则肝失疏泄，肝气郁结导致气机不畅、水湿及阴血运行障碍，导致气郁痰凝，阻于乳络，不通则痛，见乳房肿胀疼痛不适。一贯煎乃滋阴补肾、疏肝理气之方，崔云教授重用生地黄 30 g 以养阴生津、补益肝肾，枸杞子、当归滋阴养血柔肝，北沙参、麦冬滋养肺胃，一为佐金平木，二为扶土抑木，佐以川楝子、制香附、橘叶疏肝行气止痛，浙贝母化痰散结，诸药合用，肝肾同调，兼顾实邪，标本皆治。二诊仍有阴虚之象，去苦寒之川楝子，加太子参益气生津，固护脾胃。三诊诉劳累后仍有腰酸，故以淫羊藿、续断补益肝肾，此二药辛温，在补阴药中加入二药，既可于阴中求阳，达到阴平阳秘的状态，又可防止养阴药物太过滋腻。后继续以滋阴疏肝为基础化裁用药，症状持续好转，后以六味地黄丸巩固治疗，以期肝肾同调。

【参考文献】

［1］徐新宇，李洁心，应志康，等 . 崔云运用补肾疏肝法治疗男性乳房发育症经验［J］. 浙江中西医结合杂志，2022，32（4）：297-300.

第三节 男性更年期综合征

杨锡燕教授治疗男性更年期综合征经验

【名医简介】

杨锡燕,主任医师,硕士研究生导师,任世界中医药学会联合会老年医学专业委员会副会长、天津市中西医结合学会老年医学专业委员会主任委员、天津市医师协会老年医学科医师分会副会长等职。从事中西医临床 30 余年,擅长治疗各种内科杂病。

【经典名方】

柴胡疏肝散(源于《景岳全书》)

组成:陈皮、柴胡各 6 g,川芎、枳壳、芍药各 4.5 g,甘草(炙)1.5 g,香附 4.5 g。

原文:若外邪未解而兼气逆胁痛者,宜柴胡疏肝散主之……柴胡疏肝散,治胁肋疼痛,寒热往来。

【学术思想】

杨教授认为此病本于肝、肾,可涉及心、脾,男性随着年龄增长,肝肾逐渐衰弱,因不同人禀赋差异而有不同症状,根据其临床症状辨证论治,在整体治疗中则注重祛邪为主,理气为要;滋补肝肾,阴阳同补;情绪管理,生活调控。

【诊断思路】

杨教授认为男子在 50 ～ 60 岁出现的多种躯体不适症状,若排除实质性改变,则均属于此病范畴。而随着生活压力的增加及生活水平的大幅改善,患者群年龄有向 40 岁及 70 岁人群扩展的趋势。杨教授认为此病的起病,肝、肾衰弱为因,心、脾为之受累。若男子以肾脏衰弱为主,则多表现为阳痿、早泄、性欲下降等肾阳、肾精虚损之证；或潮热盗汗、腰膝酸软等肝肾阴虚之证。若以肝脏衰弱为主，则多表现为情绪低落、悲观欲哭、胁肋不适、抑郁等肝气郁结之证。若累及心、脾，则多表现为失眠、寐差、上热下寒的心肾不交之证；或食少、腹胀、五更泄泻等脾肾阳虚之证。

【治疗方法】

杨教授结合临床将此病大体分为肾阴阳两虚、肝肾阴虚、肝郁脾虚、心肾不交、脾肾阳虚等五类证型，辨证论治，临证加减。肾阴阳两虚证选用地黄饮子加减。肝肾阴虚证选用六味地黄丸，加以麦冬、女贞子、墨旱莲、楮实子等滋养肝肾；若肝阳上亢明显则加天麻、生龙骨、钩藤、决明子等清泻肝火，潜镇肝阳。肝郁脾虚型则用柴胡疏肝散，加茯苓、生白术、木香、砂仁等行气健脾之药。心肾不交证选用六味地黄丸合交泰丸加减；若心火上炎则加栀子、淡豆豉以清心火；若失眠则加酸枣仁、柏子仁、茯苓、远志、菖蒲等养心安神，加夜交藤、鸡血藤养血安神，重者加珍珠母、生龙骨、生牡蛎、龙齿重镇安神；脾肾阳虚证则选用四神丸加仙茅、淫羊藿，以茯苓、陈皮、法半夏等健脾化湿升阳。

对于男性更年期综合征患者，杨教授更是注重心理疏导，帮助患者正确认识疾病、接受疾病，嘱咐患者规律作息，增加有氧运动量，增加与他人的交流沟通，有意识地调控情绪变化，在中药干预的基础上配合情绪和生活方式的调节，临床效果显著。

【治疗绝技】

1. 祛邪为主，理气为要

在临床实践中，杨教授认为"邪去正自安"，此病虽多为虚损之证，然体虚邪扰，病久多虚实夹杂之证，若实邪已成，则先去其邪，恐擅补而滋邪；然而本为虚损之体，祛邪须予轻清平和之药，并佐以理气之物，以增强祛邪之力。此病若累及脾脏，常致脾虚而兼夹痰湿之邪，则加藿香、佩兰等轻清之品。祛邪的同时，更须注重理气，邪实多因气机失常导致。若气机升降出入正常，邪难侵，湿难聚，痰难成，祛邪之方须佐以厚朴、炒白术、木香等行气之药。以轻清之品，祛邪而不伤正，加理气之药，以调畅气机，增强祛邪之力，增加扶正之功。

2. 滋补肝肾，阴阳同补

此病本于肝肾衰弱，故在临床上须滋补肝肾，阴阳同补，气血同调，随证加减。肝肾衰弱是随年纪增长而出现的生理上的变化，脏腑功能已弱，故在滋补肝肾时不能用过于滋腻之品，同时也不能使用较大的剂量，须少少与之，如雾露之溉。肝肾之气大衰，本于肝肾阴阳俱衰，故须阴阳同补，虽不同个体阴阳衰弱程度各有差异，但仍应本于阴阳俱衰而治，就临床症状加以侧重。阴阳互根互用，气血同源又相互依存，故补阳者须佐以补阴之药，补气者须佐以补血之品。

3. 情绪管理，生活调控

男子随年纪增长，身体功能的衰弱不如女性明显，又加之生活压力等因素，常常忽略身体变化，并且对于医疗知识了解较少，难以对于自身状态有较为清晰的认知。男性更年期综合征在中国发病率约为40%。而相关调查显示，雄激素缺乏人群对男性更年期综合征的认知率不到1/4，能够说出一种症状的仅7%。并且在临床中男性更年期综合征程度越严重，患者对于此疾病的接受率越低。对于男性更年期综合征患者，杨锡燕更是注重心理疏导，帮助患者正确认识疾病、接受疾病，嘱咐患者规律作息，增加有氧运动量，增加与他人的交流沟通，有意识地调控情绪变化，在中药干预的基础上配合情绪和生活方式的调节，临床效果显著。

【验案赏析】

王某，男，54岁，2020年12月23日初诊。因失眠1年余就诊，症见失眠加重，夜间易醒，醒后难寐，伴乏力疲劳感，情绪急躁易怒，偶有头晕，口干，口苦，口黏，纳少，胃胀，大便2～3日1行，不成形，小便可。舌暗、舌尖红、苔黄腻，脉弦。西医诊断：男性更年期综合征。中医诊断：不寐（肝郁脾虚证）。治疗以疏肝解郁、健脾安神为法。选方以柴胡疏肝散加味，予方药如下：北柴胡10g，醋香附10g，白芍15g，陈皮10g，川芎10g，石菖蒲30g，栀子10g，淡豆豉10g，炒决明子10g，郁金15g，合欢花15g，砂仁（后下）6g，木香10g，茯苓15g，炒白术10g，煅磁石（先煎）30g，制远志10g，炒酸枣仁15g。7剂，1剂/日，水煎2次，共400 mL，分早晚饭后温服。

2020年12月30日二诊：患者仍失眠，情绪稍好转，胃胀，口苦减轻，大便已成形，舌暗、苔黄腻，脉弦。前方去合欢花、砂仁、木香，加首乌藤30 g。7剂，1剂/日，水煎2次，共400 mL，分早晚饭后温服。

2021年1月6日三诊：患者失眠减轻，乏力疲劳感减轻，情绪好转，口干，舌暗、苔黄稍腻，脉弦。前方去栀子、淡豆豉，加知母10 g，关黄柏10 g。7剂，1剂/日，水煎2次，共400 mL，分早晚饭后温服。后电话随诊患者诉诸症皆轻，嘱调控情绪，规律作息。

【按语】

患者正值中年向老年转变阶段，平素多思少言，易急躁，此阶段肝肾渐衰，肝气疏泄功能减弱，急躁易怒则伤及肝气，肝气弱则郁，郁久化火上亢致头晕、口干、口苦；肝火上炎扰及心神致不寐易醒。患者平素多思少言，为脾虚之象，肝木郁化火，日久累及脾土，致脾虚气弱，运化不力，升降失司，故食少、胃胀、大便不成形。肝气衰，筋脉不盛，脾气虚，清气不升，难以输布周身，周身失于濡养，故周身疲乏。结合舌苔脉象，总属肝郁脾虚之证，治以疏肝解郁、健脾安神，选方以柴胡疏肝散加味。方中北柴胡、醋香附、郁金、合欢花疏肝解郁；川芎行气，助解郁之力；炒决明子清肝经郁久虚火；白芍养血柔肝，防虚火再生；栀子、淡豆豉清心除烦；陈皮、炒白术祛湿化痰；砂仁、木香、茯苓行气健脾，以增祛湿之力；制远志解郁安神；石菖蒲祛湿开窍，助制远志安神之效；炒酸枣仁养心、煅磁石镇心共助安神之功。二诊患者急躁情绪减轻，失眠未明显改善，加藤类入络，增强养血安神之力。三诊诸症皆轻，口干，加少量养阴清热之物。并嘱以调控情绪，予以生活指导。

【参考文献】

[1] 刚智超，杨锡燕.杨锡燕教授治疗男性更年期综合征经验 [J].光明中医，2022，37（9）：1555-1557.

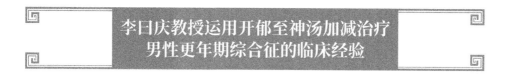

李曰庆教授运用开郁至神汤加减治疗
男性更年期综合征的临床经验

【经典名方】

开郁至神汤（源于《辨证录》）

组成：人参3g，香附9g，茯苓6g，白术3g，当归6g，白芍15g，陈皮1.5g，甘草1.5g，炒栀子3g，柴胡15g。

原文：头痛颊疼，胃脘饱闷，甚则心胁相连膜胀，膈咽不通，吞酸吐食，见食则喜，食完作楚，甚则耳鸣如沸，昏眩欲仆，目不识人。

【学术思想】

李老认为男性更年期综合征的基本病机是肾虚肝郁、湿热互结。开郁至神汤是陈士铎治疗郁证的经典名方，李老灵活运用此方加减化裁治疗男性更年期综合征，取得了较好的临床疗效。

【诊断思路】

男性更年期综合征的出现是对身体各系统生理性衰老不适应的表现。中医古籍中虽没有对此病名的记载，但有较多类似男性更年期综合征的症状与相关疾病的描述。如孙思邈的《千金翼方》中记载："人年五十以上，阳气日衰……饮食无味，寝处不安。"《素问·上古天真论》记载："五八，肾气衰，发堕齿槁……八八……则齿发去。"肾阴肾阳是五脏阴阳之本，是各脏腑发挥正常功能的保障。男性处于"六八"至"八八"的年龄段，肾中所藏的精气会逐渐亏虚，导致肾阴无力与肾阳调和，因此，阴阳失和是男性更年期综合征的病机基础。男性更年期综合征与肾、肝、脾关系密切，可出现虚、郁、湿、热等多种变化。

【治疗方法】

男性更年期综合征往往发生在35岁之后，此乃肾气渐衰的阶段，故种种变证均以肾虚为基本。肾中所藏的精微物质有精、气、阴、阳之分，肾精为生长之根，损耗过度则髓消筋痿；肾气为生长发育的推动力，损耗过度则腰酸膝软；肾阴为濡养机体之源，损耗过度则血燥肤糙；肾阳为温煦筋骨的启始力，损耗过度则腰寒膝冷。肝为血脏，主藏血统气，体用互相依托，血虚则头晕头痛，气郁则寡言多怒。脾为土脏，生养万物，主运化饮食水谷，运化失司、升降不调则纳呆、眩晕；中气虚衰、无力斡旋，致清气不升、浊气不降、阴阳失调而产生诸多疾病。李老认为，人至中年，肾元渐衰，同时很多中年人起居无常、饮食不节，使得虚损进一步加重，精亏而不能化生新血，肝之阴血难以涵养阳气，肝脏失养，以致疏泄失常、气机逆乱。肾虚无法充分温养后天，则脾运中焦之力也会受到影响，进而内生水湿、困阻四旁，湿邪郁久又可化热，湿热一旦形成，如油入面，难以祛除，进而又会逐渐耗伤肝肾之阴，加重病情。因此，李教授治疗男性更年期综合征时，多以补肾疏肝、清热利湿为法。

【治疗绝技】

开郁至神汤出自陈士铎的《辨证录》，是治疗木克中土之方，可滋肝胆之气而养肝胆之血。开郁至神汤由人参、白术、栀子、香附、茯苓、当归、陈皮、甘草、柴胡组成，是由逍遥散与四君子汤合方加减化裁而来，有疏肝健脾、益气养血、泄热除烦之效，全方无耗气伤阴的峻猛药物，却具有良好的理气效果。该方最大的特点是在解散之剂中用补益的药物，加补益的药物可增强解郁之力，防止泄热的药物损伤正气。男性更年期综合征的主要病机为肾虚肝郁、湿热互结，开郁至神汤可解肝之郁，祛脾胃之湿热，同时资后天以养先天。李老认为此方与男性更年期综合征的主症极为契合，故常用此方加减治疗男性更年期综合征，取得了良好的临床疗效。若水湿较重，酌加泽泻 12 g，猪苓 12 g，薏苡仁 20 g；若肾虚较明显，酌加巴戟天 20 g，淫羊藿 15 g；若热象较重，酌加金钱草 12 g，车前草 10 g，知母 15 g；若瘀血较重，酌加丹参 15 g，红花 9 g，牡丹皮 12 g。临证根据具体症状灵活变通。

【验案赏析】

曹某，男，45 岁。主因忧愁烦闷、精力体力下降半年，加重 1 周，于 2019 年 6 月 12 日就诊。患者半年前出现忧愁烦闷、精力体力下降，近 1 周症状加重，遂来我院就诊。刻下症：忧愁烦闷，喜怒无常，精力体力下降，勃起不坚，平时工作压力较大，易倦怠，失眠多梦，小便淋沥，大便正常。查体未见明显异常。舌体胖大，边有齿痕，舌质暗，苔薄黄，舌底络脉迂曲，左脉沉弦，右脉沉细。男性激素 5 项：催乳素 13.37 μg/L，卵泡刺激素 2.25 IU/L，睾酮 0.95 μg/L，雌二醇 25.9 ng/L，促黄体素 2.42 IU/L。中医诊断：郁证。辨证为肾虚肝郁、湿热互结、兼夹瘀滞。西医诊断：男性更年期综合征。治法：补肾疏肝、清热利湿散瘀。予开郁至神汤加减。处方如下：人参（单煎）3 g，五加皮 10 g，茯苓 15 g，白术 9 g，当归 12 g，白芍 15 g，陈皮 6 g，炒栀子 9 g，柴胡 12 g，丹参 15 g，通草 3 g。14 剂，水煎服，1 剂／日，分早晚温服。

　　2019 年 6 月 26 日二诊：患者情绪较前稳定，精力体力有所恢复，仍失眠多梦，小便淋沥。舌体胖大，边有齿痕，舌质暗，苔薄黄，左脉沉弦，右脉沉细。上方加巴戟天 20 g，石菖蒲 12 g，萆薢 9 g。14 剂，水煎服，1 剂／日，分早晚温服。

　　2019 年 7 月 12 日三诊：患者情绪稳定，精力体力基本恢复如常。舌质红，苔薄黄，脉沉缓。予上方加郁金 9 g，枸杞子 12 g。14 剂，水煎服，1 剂／日，分早晚温服。1 个月后随访，患者已无明显不适。

【按语】

　　患者为中年男性，肾元衰半，精力体力出现生理性衰退。肾司开阖的功能不能正常发挥，故小便淋沥；同时工作压力较大，暗耗肝血，血虚不能养心，故失眠多梦；肝血难以涵养气机，气机逆乱，故喜怒无常；肝主筋脉，血虚气郁则不能濡养宗筋，故勃起不坚。舌质暗、舌底络脉迂曲，乃瘀血内结的征象；舌体胖大，边有齿痕，乃脾虚湿盛的征象；苔薄黄则显示内有热象。基于以上因素，诊断为郁证，辨证为肾虚肝郁、湿热互结、兼夹瘀滞，以开郁至神汤加减治疗。方中人参、五加皮补肾壮骨，陈皮、柴胡疏利肝气，当归、白芍濡养肝血，丹参清热活血，茯苓、通草利湿通淋，炒栀子清热除烦，白术健运脾气，使诸药得以畅行药效。二诊时诸症均有减轻，仍睡眠质量欠佳，小便淋沥，加巴戟天补肾助阳、培补元气；加石菖蒲安神益志；加萆薢与茯苓、通草相合，增强利湿通淋之力。三诊时诸症较前又有减轻，加郁金解郁安神，加枸杞子补益肝肾，以巩固疗效。

【参考文献】

[1] 代恒恒，冯隽龙，王继升，等.李曰庆教授运用开郁至神汤加减治疗男性更年期综合征的临床经验[J].现代中医临床，2020，27（4）：43-45.

路艺主任医师治疗男性更年期综合征经验

【名医简介】

路艺教授，银川市中医医院泌尿外科主任，主任医师，硕士研究生导师，从事中西医结合、泌尿男科工作和教学30余年，在男性更年期综合征方面有独到见解。

【经典名方】

1.十宝汤（源于《普济方》）

组成：黄芪4两，熟干地黄1两，白茯苓1两，人参1两，当归1两，白术1两，半夏1两，白芍1两，五味子1两，桂1两，甘草半两。

原文：冷痢如鱼脑者。

2.柴胡疏肝散（源于《景岳全书》）

组成：陈皮、柴胡各6g，川芎、枳壳、芍药各4.5g，甘草（炙）1.5g，香附4.5g。

原文：若外邪未解而兼气逆胁痛者，宜柴胡疏肝散主之……柴胡疏肝散，治胁肋疼痛，寒热往来。

【学术思想】

路艺主任潜心研究男性更年期综合征多年，对于男性更年期综合征的发病及治疗有独特的思想和方法。路艺主任认为该病的发生主要病位为肾脏，涉及心、肝、脾、肺四脏，男性从中年向老年过度，形体由强而弱，肾精匮乏，肾气不足，天癸将竭，气血乏源，致心、肝、脾、肺四脏功能减弱。在治疗上，以补肾为治疗大法，在此基础上养心、疏肝、健脾、补肺，后期主要补肾填精。

【诊断思路】

路艺主任认为本病发病的根本病位在肾，涉及心、肝、脾、肺四脏。肾中天癸、肾精主宰男性生理活动和生殖功能。肾为阴精之海，元气之根，生命之本，是储藏先天精华之所。男性更年期综合征主要的发病病因以男性年老肾衰，天癸渐少，精血生化不足，阴阳平衡失调为本，致心、肝、脾、肺四脏功能减退为标。

【治疗方法】

肾与心具有水火既济、精血互生、精神互用的关系。路艺主任认为肾阴不足，则君火旺盛，故有潮热；虚火迫津外泄故盗汗；肾阴不济心火，心火独旺则五心烦热、心烦、失眠多梦、怔忡不安；心火炎上，循经上犯舌本则口苦咽干，上犯头目则眩晕，滋扰耳窍则耳鸣；腰为肾之府，肾虚不能壮腰故腰膝酸软；肾津不能滋宗筋，勃起无力而阳痿；相火旺，精关失固则早泄、遗精；肾精不足则形体消瘦。心主血，肾藏精，精血之间相互滋生，相互转化，肾虚则精不足，故血液化生无源，出现面色苍白、毛发不荣、头晕乏力。

治疗上以滋补肾阴为本，交通心肾为标，方选十宝汤与中和汤加减；针刺神门、内关、百会、足三里、三阴交、肾俞、太溪以交通心肾。肾与肺是呼吸运动和水液代谢的主要脏腑。路艺主任认为肾气不足则气不摄纳，故出现气虚无力、呼吸短促、自汗；肾气虚，肾阳不足，气化功能减弱，水液不运，上侵于肺，则肺宣降失利，故出现咳嗽、尿少、气喘。在治疗上以补肾宣肺为本，协调其他脏腑功能为标，方选十宝汤与麻黄汤加味；针刺肾俞、关元、命门、中极、三阴交、肺俞、中脘以补肾宣肺。肾与肝具有精血同源、阴液互养、藏泻互用的关系。路艺主任认为人过中年，阴气自半，阴虚则瘦人多，阴精不能上荣头目，故头晕目眩，水不涵木，肾阴肝血不能养目，则视力模糊减退；精血同源，不能养血之余，则须发早白，甚则脱发；肾精不能养耳窍，故耳鸣失聪；不能充骨之余，则牙齿松动早脱；肾水不济心阴，心神难以守舍，则健忘多梦；阴虚膀胱津亏则尿少；肠道津亏则大便干难下；肝肾阴虚，则血不荣宗筋，阴茎痿弱自当难免；肾精亏损则肝血不足，故出现头晕目眩、眼干耳聋。治疗上以滋养肝肾为本，协调其他脏腑为标，方选十宝汤与左归饮加减；针刺太溪、三阴交、肝俞、肾俞、行间、神门、内关以滋养肝肾。肾为先天之本，脾为后天之本，相互滋生。路艺主任认为命门火衰、少阴虚寒，为阳虚之征。火衰则御寒力弱，故畏寒喜暖，嗜睡蜷卧；腰为肾之府，肾又主骨，肾阳不足，则阳虚不能布达四肢腰脊，故四肢不温，腰膝酸冷，关节疼痛；肾为作强伎巧主生殖之官，肾虚则作强不能，性事不想或力不从心；脾阳虚则中气弱，故神疲乏力、懒言低声，脾虚不思，处事淡漠；阴器缺命火之温煦，则阴囊冷痛；肾与膀胱相表里，膀胱失却肾阳的温煦则气化不能，固摄无权，故尿频尿多；火不暖土，运化不及则大便溏稀。治疗上以健脾补肾为本，协调其他脏腑功能为标，方选十宝汤与温脾汤加减；针刺关元、命门、中极、肾俞、脾俞、足三里、三阴交以温补脾肾。

【治疗绝技】

路艺主任在临床上形成了从肾论治男性更年期综合征的方法及思想。路艺主任认为男性更年期综合主要病位在肾，涉及心、肝、脾、肺四脏，病机为肾虚为本，致心、肝、脾、肺四脏功能减弱为标，治疗应以补肾为主，协调肾与心、肝、脾、肺四脏的关系，临床上以十宝汤为主方，从患者体质和整体情况进行治疗，辨证加减，针药结合，疗效显著。

【验案赏析】

王某，男，49岁，2018年6月18日初诊。主诉性功能减退1年，加重伴头晕、耳鸣2个月。患者1年前无明显诱因出现阴茎勃起不坚，房事软而无力，性欲下降，偶有晨勃，近2个月，患者上述症状明显加重，伴头晕、耳鸣，且腰部冷痛，四肢冰凉，失眠多梦，心烦易怒，饮食无味，大便不成形，小便清利。刻下症：形休消瘦，精神不振，情绪低落，面色暗淡，毛发稀疏，黑白相间，以白为主，舌体胖大，边有齿痕，苔白滑，脉沉迟。否认高血压、糖尿病及其他慢性病病史，否认外伤及输血史。血常规、尿常规、肝肾功能检查均未见明显异常。诊断：男性更年期综合征。辨证：肾虚肝郁，心脾两虚。治法：补肾健脾，养心疏肝。处方：十宝汤合柴胡疏肝散加减。方药如下：白术15 g，白扁豆12 g，山药15 g，茯苓12 g，砂仁（后下）10 g，芡实10 g，补骨脂12 g，巴戟天12 g，肉桂12 g，韭菜籽10 g，熟地黄12 g，枸杞子12 g，柴胡12 g，合欢皮12 g，莲子心12 g，酸枣仁12 g。7剂，每日 1 剂，分早晚 2 次，水煎温服。温针灸阴陵泉、肝俞、行间、关元、命门、足三里、次髎、肾俞、脾俞，每日 1 次。嘱患者近期勿行房事，忌食辛辣。

2018 年 6 月 25 日二诊：患者诉勃起改善，硬度增强，腰膝酸软较前减轻，晚上睡眠可，梦减少，晚上易入睡，四肢冰凉已缓解，大便可成形，心情好转，舌质略胖大，舌边齿痕减少，舌苔略白滑，脉沉迟。路艺主任认为患者目前治疗方案正确，在原方基础上改白术 12 g，山药 12 g，茯苓 10 g，7 剂。温针灸关元、脾俞、命门、足三里、肾俞、次髎、二间，隔姜灸神阙。每日 1 次。

2018 年 7 月 3 日三诊：患者诉勃起有力，房事正常，无腰膝酸软，四肢冰凉已明显缓解，睡眠可，二便正常，舌苔薄白，脉沉缓。刻下症：形体略消瘦，精神可，面色红润。根据患者治疗后症状及体征，路艺主任对患者病情进行了综合评估，患者症状明显改善，恢复较好。治疗仍以补肾健脾为主，兼以养血，处方：白术 12 g，人参 12 g，山药 12 g，巴戟天 12 g，肉桂 12 g，韭菜籽 10 g，熟地黄 12 g，枸杞子 12 g，补骨脂 12 g，大枣 5 枚。7 剂。艾灸关元、次髎、神阙、足三里、命门、肾俞、脾俞，2 日 1 次。

【按语】

患者已过六八之年，天癸将竭，肾气渐衰，肾精生化不足，冲任失调，阴阳不和，故而性欲下降、头晕耳鸣、四肢冰凉；因肾气已衰、精血亏虚、肾中阴阳平衡失调，上不能滋于心，致心火旺盛，故失眠多梦；因肝肾同源，肾阴已亏，引起肝血化生无源，肝阳上亢，故情绪低落、心烦易怒；因天癸将竭，肾气渐衰，肾为先天之本，脾为后天之本，先天不足，后天无源，故五更泄泻。路艺主任认为该患者病机为肾虚肝郁、心脾两虚，治法应以补肾为主，健脾、补心、疏肝为辅，方用十宝汤合柴胡疏肝散加减。二诊时患者性功能方面的症状略有改善，心、肝二脏症状略有缓解，脾脏症状减轻明显，故方中健脾药物剂量略减。三诊患者症状明显改善，情绪良好，精神可，面色红润，舌淡红，苔薄白，舌边齿痕消失，脉沉缓，患者自诉大便成形，无失眠多梦，且心情良好，故去掉白扁豆、茯苓、芡实、柴胡、合欢皮、莲子等中药。后期嘱患者房事适度，治疗上重在健脾补肾，同时更偏重补肾填精益髓，故不针刺诸穴，续用艾灸温肾补阳，以补正气。

【参考文献】

[1] 马平，路艺，石东. 路艺主任医师治疗男性更年期综合征经验[J]. 陕西中医药大学学报，2019，42（5）：25-27.